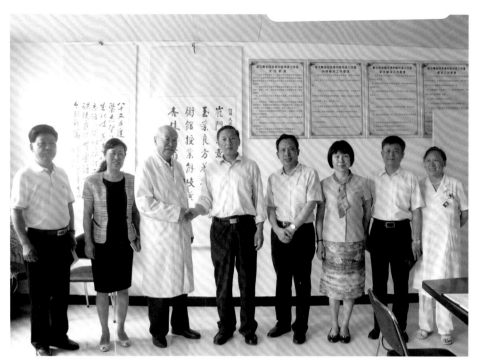

河南省人大、河南省中医管理局及开封市卫计委领导到崔玉衡名老中医传承工作室视察参观

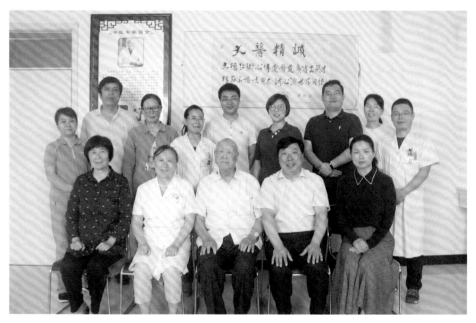

崔玉衡名老中医传承工作室成员与院领导合影

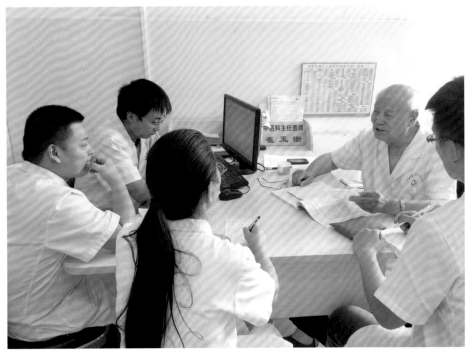

崔老在诊疗之余为学生授课

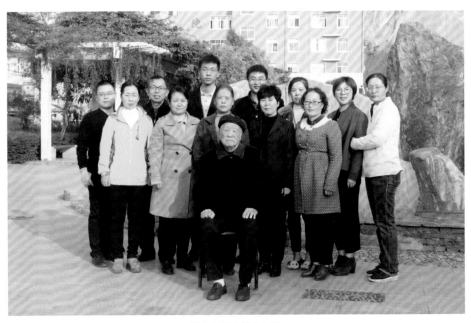

崔老与部分弟子合影

国家级名老中医临床经验实录丛书

崔玉衡

临证经验荟萃

主编◎赵　阳　王利平

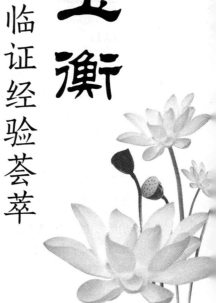

中国健康传媒集团
中国医药科技出版社

内 容 提 要

崔玉衡，享受国务院政府特殊津贴的全国名老中医药专家、主任医师、教授、全国第二批名老中医学术经验传承导师，国家中医药管理局确定的 2014 年全国名老中医药专家传承工作室建设项目专家。本书主要介绍崔老行医 70 余年之临床经验，分为医论医话、方剂、医案三个部分。主要介绍崔老关于中医理论、疾病治疗经验以及中药、方剂学等方面的医论。医案部分收载崔老经治的内、外、妇、儿疾病及其他杂病经典案例 100 余篇，读者可以从医案中学习其治疗经验。本书可供广大中医工作者阅读，尤其对临床人员提高辨证论治水平有极大的帮助。

图书在版编目（CIP）数据

崔玉衡临证经验荟萃 / 赵阳，王利平主编 . — 北京：中国医药科技出版社，2018.11

（国家级名老中医临床经验实录丛书）

ISBN 978-7-5214-0513-2

Ⅰ . ①崔…　Ⅱ . ①赵…　②王…　Ⅲ . ①中医临床—经验—中国—现代

Ⅳ . ① R249.7

中国版本图书馆 CIP 数据核字（2018）第 232019 号

美术编辑　陈君杞
版式设计　也　在

出版　**中国健康传媒集团** | 中国医药科技出版社

地址　北京市海淀区文慧园北路甲 22 号

邮编　100082

电话　发行：010 - 62227427　　邮购：010 - 62236938

网址　www.cmstp.com

规格　710 × 1000mm $\frac{1}{16}$

印张　24 $\frac{1}{2}$

字数　345 千字

版次　2018 年 11 月第 1 版

印次　2018 年 11 月第 1 次印刷

印刷　三河市百盛印装有限公司

经销　全国各地新华书店

书号　ISBN 978-7-5214-0513-2

定价　**69.00 元**

❧编委会❧

主　编	赵　阳	王利平		
副主编	杨　萌	刘春梅	贾淑丽	杜　鹃
编　委	王　雨	龚淑珍	罗　恒	陈　凯
	孙　娟	侯爱贞	牛浩奇	张　侗
	李杰一	杨瑞征	杨春龙	李新建
主　审	崔玉衡			

贺《崔玉衡临证经验荟萃》出版

崔师妙手起沉疴
济世活人恩泽多
一部奇书长造福
如同春雨润田禾

丁酉年夏 张磊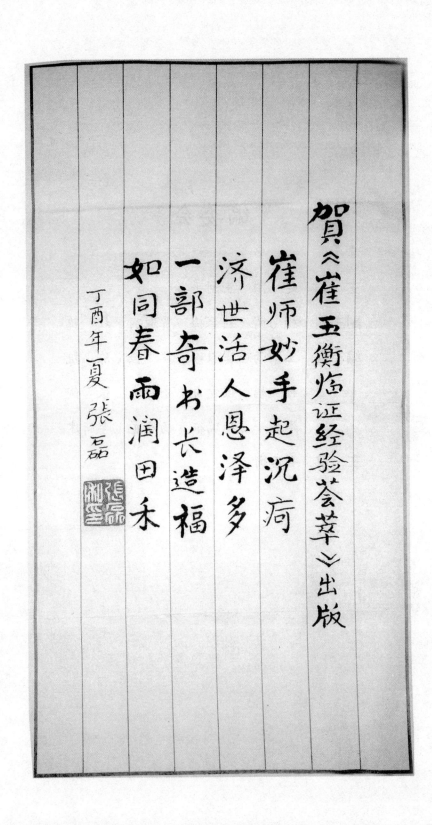

序　一

中医学是中国传统文化的重要组成部分，是一个伟大的宝库，千百年来，中医药以其独特的理论和良好的疗效为中华民族的繁衍生息做出了巨大贡献。中医四大经典，为中医学奠定了深厚的理论基础，而后世有志之士在不断总结临床经验、积累病例的基础上，创新思想，著书立说，百家争鸣，则极大地推动了中医学的不断发展。崔玉衡主任医师是我省著名的国家级名老中医药专家，擅长于治疗呼吸系统疾病、血液系统疾病、妇科疾病等疑难杂症，他行医70余年，治学严谨、博采众长、融会贯通，积累了丰富的临床经验。本书就是崔玉衡名老中医弟子门人对其多年来对疾病治疗的经验总结，对古典经文的理解，行之有效的方剂以及部分医案加以总结而成，其内容丰富，理法方药俱全，具有较高的实用性和指导性，是一本不可多得的好书。从本书中也可以看出崔玉衡先生治学严谨，博采众长，融会贯通，医德高尚，医术精湛，可谓后学之楷模。

我与崔玉衡先生相识三十余年，对先生淡泊名利、济世救人的精神甚感敬佩，相信本书的出版，对于提高中医的学术水平必将起到积极的作用，故乐为之序。

河南省卫计委副主任
河南省中医管理局局长　张重刚

序　二

名老中医的学术思想和临证经验，是中医学学术特点和理论特质的集中体现。因此，开展名老中医学术思想与临证经验的传承研究，让前贤名医的宝贵经验传承天下，具有十分重要的现实意义。

南朝著名的医学家褚澄在他的《褚氏遗书·辨书》篇说："师友良医，因言而识变，关省旧典，假筌以求鱼，博涉知病，多诊识脉，屡用达药。"意思是说把良医作为老师和朋友，学习他们的方法，识常达变；认真阅读研究古代医学典籍，如同凭借捕鱼工具而求鱼；博览群书而知病理，多次诊察而知脉象，屡屡妙用而通达药理。可见古人早就认识到学习名医、研读经典并进行临床实践的巨大作用。

开封市人民医院主任医师崔玉衡先生，已经年近90岁高龄，是全国第二批名老中医。先生幼年即习诵四书五经，诗词歌赋，稍长，随其父崔雨生先生（原河南医学院教授）学习中医经典及诸家学说，深得家传，而医名日起，每多良效。后被选中赴京深造，期间面聆袁鹤侪、施今墨、朱颜、于道济等诸位先贤训导，医术更加精进。先生悬壶70载，学验俱丰，成就卓著。擅长治疗中医内科疑难杂症，而尤精于妇科。而今已至鲐背之年，仍为患者诊疗疾病，辛勤工作，实在让人感佩。

早在2002年，崔先生曾携弟子藏俊岐、刘明照、王虹、王利平等人，将多年临证经验整理，出版了《崔玉衡临床经验集》一书。因其内容翔实，方药实用，深受读者欢迎。近年来，崔先生师徒在此书的基础上又不断补充加工，整理成本书。

本书分为三个部分。第一部分为医论医话篇，主要讲述崔先生对于常见疾病的认识及辨证论治心法，皆崔先生多年临证经验之总结。其医理精奥，分型合理，理法方药齐备。第二部分为方剂篇，皆是崔先生多年来屡用屡效之方剂总结，有自创新方，亦有对古方之加减化裁者。每方中君臣佐使，条理清晰，配伍用量，详斟细酌，注重实效。第三部分为医案篇，皆崔先生及学生近年收藏的有价值的医案，经斟酌筛选，分门别类，共录入百余篇。文末附有先生诗文篇，崔先生文功深厚，在诊疗之余，常填词赋诗，抒志兴怀。书中选择先生所撰诗文数十首附后，以供读者闲暇之余，鉴别赏析。

全书亦医亦文，医文并茂，浑然一体。从中可以看出崔先生丰富的临床经验和深厚的文化功底。俗话说：大医者必大儒也。从崔先生身上又一次得到了印证。可以说这是崔先生医生经验和智慧的结晶，诚为医者不可多得的一部好书。

我同崔先生相识 30 余年，相交深厚，每每在一起切磋学术，使我受益匪浅。《崔玉衡临证经验荟萃》一书得以付梓，我倍感欣喜。此书的出版，必将为我们中医学术的百花园壮色。承蒙先生不弃，嘱写序言，聊致数语，望先生教之。

河南中医药大学教授
河南省儒医文化研究会会长　许敬生
2018 年 6 月 12 日于河南中医药大学问学斋

前　言

中医学是一门实践性很强的学科，需要在熟读经典的基础上，不断临诊、学习、总结以积累经验，而名老中医经验是经过多年临床实践总结而来，显得更加珍贵。学习和总结名老中医经验是培养新一代中医人才的重要途径，也是中医数千年来薪火相传的基本保障。

本书是国家级名老中医崔玉衡先生毕生经验的总结。崔老1929年出生，祖籍河南长垣县，其家数世业医，父亲是原河南医科大学中医教授崔雨生先生，崔老自幼在父亲的严格要求下，熟读四书五经及中医经典读物，稍长，至汴随父行医，后至北京中医进修学校学习深造，得到了当时全国名宿的亲传，医术日益精进。崔老治学严谨，善于总结，行医70余年，在临床、科研、带教等方面均取得了优良的成绩，留下了大量珍贵的诊籍、教案、论著等原始资料。为了使名老中医经验得以传承，使更多的人能够从中得到启发、指导，从而惠及广大患者，我们根据长期跟师学习的体会，在崔老的指导下，对崔老70余年尤其是近20年来所保存的论文、论著、科研成果、经验良方以及所治病证的病案实录进行了整理、分类，编成本书。

本书内容丰富，包括了医论医话、方剂、医案三个篇章，从不同角度介绍了崔老对疾病的认识、治疗、预防及养生等方面的知识，力争系统、准确、真实地反映崔老的临床经验及学术特点。本书在编写过程中，得到了河南省及开封市卫健委、中医药管理局以及开封市人民医院崔巍院长、赵新爱副院长、医教科段颖科长、中医科张正标主任、高巧云护士长等同志的大力协助，更承蒙国医大师张磊教授、河南省中医药管理局张重刚局长、河南中医药大学许敬生教授在百忙之中为本书题词、作序，在此一并表示由衷的感谢。

　　由于我们水平有限，对崔老的部分经验理解不够深刻，加之时间仓促，虽然在整理过程中反复修改，力求无误，但难免有不当之处，希望广大读者给予批评指正。

编者

2018 年 9 月

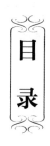

目录

医论医话篇

证治经验

治咳十法 / 002

治喘十法 / 008

分期、分型治疗哮证经验 / 014

肺系疾病治痰八法 / 035

肺心病的分期、分型论治 / 041

咯血证治 / 044

特发性肺纤维化治疗经验 / 050

结核性胸膜炎辨治经验 / 053

高血压病治疗八法 / 055

眩晕辨治七法 / 059

急慢性肾炎辨治经验 / 064

辨治胃病经验 / 069

便秘治验 / 074

运用下法经验 / 078

治疗紫癜病经验 / 086

分型论治下肢血栓性静脉炎 / 089

脱发治验 / 091

妇科病的治疗经验 / 097

治疗崩漏经验 / 103

治带八法 / 113

治疗痛经经验 / 120

不孕症的治疗经验 / 129

治疗乳癖经验 / 138

疏肝理气、化痰散结法治疗

乳核 / 139

乳痈分期论治 / 140

治疗结膜炎经验 / 142

狐惑病治验三则 / 144

方药经验

善用经方，辨治妇人病 / 147

调经散的临床运用 / 159

运用四妙散经验 / 161

阳和汤治验 / 167

当归芍药散在妇科中的应用 / 169

麻黄附子细辛汤治疗心动过缓

经验 / 173

黄芪赤风汤之尊生三则——

预防老年病诊疗思想 / 177

医理研究

慢性气管炎与肾虚的关系 / 180

治胃不成反伐肝 / 181

对《内经》《金匮》两条闭经经文
　的认识与体会 / 185

对"有故无殒，亦无殒也"
　的认识 / 187

方剂篇

养阴止咳糖浆 / 194

平哮汤 / 194

新拟定喘汤 / 198

气管炎防治丸 / 198

虚性哮喘丸 / 199

肺气肿丸 / 200

平喘抗纤汤 / 201

肺纤化宁汤 / 203

清渊饮 / 204

加味五参饮 / 205

衡心丹 / 208

降脂汤 / 209

消溃散 / 210

五金承气汤 / 211

乙肝平 / 214

头痛熏药 / 215

疏肝止痛汤 / 216

交心肾合剂 / 219

五藤二仙汤 / 220

颈椎活血汤 / 222

脉管炎方 / 223

镇痛汤 / 224

清上解毒汤 / 225

玉颜散 / 226

玉容汤 / 229

玉容散 / 230

当归七黄汤 / 232

消渴方 / 234

抗敏汤 / 235

脾肾双补汤 / 237

三才精胶补血汤 / 238

益肾生精汤 / 239

宫血丸Ⅰ号 / 240

宫血丸Ⅱ号 / 241

调经定痛汤 / 241

蠲带汤 / 242

阴痒外洗方 / 243

温肾暖胞助孕丸 / 244

保胎丸 / 245

乳核内消丸 / 246

消癖饮 / 246

医案篇

咳嗽

阴虚咳嗽 / 250

风燥咳嗽 / 251

痰湿咳嗽 / 252

痰热咳嗽 / 253

肝火咳嗽 / 254

体虚兼外感咳嗽 / 255

咳而遗尿 / 257

痰热蕴肺咳嗽 / 258

咯血

阴亏内热，痰湿内盛咯血 / 259

燥邪伤肺之咯血 / 260

喘证

痰热阻肺，邪实气逆喘证 / 261

阳虚寒饮喘咳 / 262

发热

湿浊发热 / 264

阴虚发热 / 265

心悸

气阴两虚心悸 / 267

阴阳两虚心悸 / 269

阳虚水泛心悸 / 271

胸痹

气虚血瘀胸痹 / 272

痰瘀互结胸痹 / 274

寒凝气滞胸痹 / 275

胃痛

肝胃不和胃痛 / 276

肝胃不和兼有脾虚胃痛 / 277

气滞胃痛 / 278

气阴两虚胃痛 / 279

痞满

痰湿中阻痞满 / 280

梅核气

痰气交阻梅核气 / 281

呃逆

胃气上逆呃逆 / 283

泄泻

脾肾阳虚泄泻 / 284

寒热错杂久泄 / 285

肾阳亏虚五更泻 / 286

久痢

脾虚久痢 / 288

痔疮

湿热下注痔疮 / 289

噎膈

痰瘀互结噎膈 / 290

胁痛

肝郁气滞胁痛 / 292

热结阴伤胁痛 / 293

肝郁气滞胁痛 / 294

眩晕

肾虚肝旺之眩晕 / 295

风痰上扰眩晕 / 296

肝阳上亢眩晕 / 297

肝肾阴亏眩晕 / 298

耳鸣

肝肾阴亏、肝阳上亢耳鸣 / 299

头痛

厥阴头痛 / 301

失眠

阴虚内热、痰瘀内阻失眠 / 302

中风

气虚血滞中风 / 303

消渴

气虚消渴 / 304

阴虚燥热消渴 / 306

厥证

风痰上扰厥证 / 307

癫证

痰郁化火癫证 / 308

小儿惊吓证

小儿惊吓证 / 310

盗汗

阴虚内热盗汗 / 311

视物不清

肝肾阴亏复视 / 312

肝肾亏虚视物昏花 / 314

水肿

风水相搏水肿 / 315

淋证

湿热下注淋证 / 316

癃闭

气虚兼瘀癃闭 / 317

痹证

气虚血瘀痹证 / 319

寒凝气滞痹证 / 320

湿瘀内阻鹤膝风 / 321

肝肾亏虚、经络不通颈痹 / 322

湿热瘀阻脉痹 / 323

湿热痹证 / 324

荨麻疹

气虚受风荨麻疹 / 325

血热受风荨麻疹 / 327

湿疹

湿疹气虚血瘀兼有湿热 / 328

肌衄

脾肾两虚肌衄 / 329

紫癜病

血热受风紫癜 / 330

脱发

肝肾阴虚兼受风邪斑秃 / 331

精亏血热脱发 / 332

疳证

脾肾双虚疳证 / 334

食积

湿热中阻食积 / 335

崩漏

肾虚兼瘀崩漏 / 336

痰瘀互结崩漏 / 337

肾虚血热崩漏 / 338

肾虚血崩 / 339

气虚兼瘀崩漏 / 340

血分有热之漏证 / 342

漏证兼痤疮 / 343

月经不调

月经先期之肾亏血热 / 344

湿瘀内阻，月经延期 / 345

瘀阻冲任，月经延期 / 346

气虚月经过多 / 346

月经过多 / 348

冲任虚寒闭经 / 349

痛经

湿瘀下阻之痛经 / 350

带下病

湿热带下 / 352

肝肾阴亏之带下过少 / 353

妇科杂病

湿热瘀阻之少腹痛 / 354

瘀热互结腹痛 / 355

中气下陷之阴挺 / 356

肝肾亏虚、湿热下注之阴痛 / 357

血瘀痰凝之乳癖 / 358

妇人脏躁 / 359

围绝经期综合征 / 361

不孕症

宫寒不孕 / 362

产后病

产后发热 / 363

产后腹痛 / 364

产后恶露不净 / 365

附：诗词选刊

医论医话篇

证治经验

治咳十法

咳嗽是常见的肺系疾病，是各种因素影响到肺气的宣发肃降，使肺气不利，转而上逆所致。崔老认为咳嗽的主要病机虽是肺气上逆，但引起肺气上逆的原因众多，有外感、内伤之不同，所以《内经》中有"五脏六腑皆令人咳"之说，因此用药需要根据不同的病因病机采用不同的治疗方法，方能收到良好疗效。

一、治法

（一）散寒化饮法

《内经》云："形寒饮冷则伤肺。"崔老认为：肺合皮毛，又为娇脏，不耐寒热，外感风寒，壅塞肺气，肺气不利则生咳嗽，或素有痰饮，又受风寒，水寒相搏而生咳嗽。常见的咳嗽急性发作或原有慢性咳嗽急性发作，咯稀白痰或泡沫痰，可伴鼻塞、流清涕、恶寒发热，头身疼痛等表证，脉浮紧或紧弦，舌淡苔薄白或水滑。

崔老认为此证治宜散寒解表，化饮止咳之剂，常用散寒止咳汤。

散寒止咳汤：麻黄 6~9g（有表证者用生麻黄，无表证者用炙麻黄），炒杏仁 12g，法半夏 10g，干姜 6g，细辛 3~9g，五味子 10g，前胡 10g，炙紫菀 15g，炙款冬花 15g，生甘草 6g，生姜 3 片。

方中以麻黄、杏仁、前胡、紫菀、款冬花宣肺化痰止咳；法半夏祛湿化痰；干姜、细辛、五味子温化痰饮。若表证较重者加荆芥、防风；无痰饮征象者去半夏、干姜、细辛、五味子或用五拗二前汤（崔老常用治咳方剂之一，为三拗汤加荆芥、防风、前胡、白前）治疗。

（二）清热化痰法

外感风热之邪，或寒邪入里化热，肺失清肃，发为咳嗽。症见咳嗽，咳声重浊，咳吐黄痰，或痰少而黏，咽干咽痛，口干而渴，可伴有鼻流黄涕、恶风、身热等表证，脉浮数或洪滑，舌苔薄黄或黄腻。

对于此证，崔老认为应重用清热化痰之药，但要配以宣降肺气之法，以防寒凉冰伏，迁延不愈，同时热痰伤津，有时还需稍配养阴生津之药。常用清金泄热汤。

清金泄热汤：鱼腥草 30g，金银花 20g，蒲公英 20g，炙麻黄 6g，杏仁 12g，百部 10g，炙桑白皮 15g，黄芩 15g，北沙参 15g，桔梗 10g，浙贝母 15g，炙款冬花 15g，炙紫菀 15g，甘草 6g。

方中鱼腥草、金银花、蒲公英清热消炎；百部、桑白皮、黄芩、浙贝母、款冬花清化热痰；杏仁、麻黄、桔梗宣降肺气；沙参养阴生津。若发热较重者加柴胡；咽痛明显者加板蓝根、玄参；邪入阳明，气分热盛，大便不通者加生石膏、知母；痰中带血者加三七。

（三）祛风脱敏法

风邪犯肺，郁闭肺气，肺气不利，则发咳嗽。症见咳嗽突然发作，阵发性加剧，或为呛咳，无痰或咳少量白黏痰，伴有胸闷气急，有时发喘等症状。常由冷刺激、闻异味、吸入油烟、雾霾等因素诱发，无明显寒热倾向，类似现代医学的咳嗽变异性哮喘、过敏性鼻炎等疾病。

崔老认为此类患者气道呈高敏状态，发病有过敏因素参与，故治疗以祛风脱敏为主。常用祛风脱敏汤。

祛风脱敏汤：麻黄 6~9g，杏仁 12g，地龙 15g，当归 15g，徐长卿 20g，蝉蜕 9g，乌梅 20g，荆芥 9g，防风 9g，蜈蚣 1~3 条。

方中以麻黄、杏仁宣降肺气；地龙、徐长卿、蝉蜕、乌梅、荆芥、防风、蜈蚣等药物祛风脱敏；当归活血养血，取治风先治血，血行风自灭之意。现代药理研究表明，上述药物具有镇咳、平喘、化痰及抑制过敏介质释放等作用，对咳嗽变异性哮喘、过敏性咳嗽等均具有较好的疗效。

（四）开痹止咳法

常有一类患者，呼吸道感染本身的急性症状基本消失，胸片及血常规等检查基本正常，但咳嗽仍然迁延不愈，通常持续 3~8 周，现代医学称为感染后咳嗽，患者多表现为刺激性干咳或咳少量白色黏液痰，无明显寒热倾向，亦无潮热、盗汗等阴虚征象。

崔老认为此类咳嗽为感受寒热，失治误治，邪气不得外出，郁闭肺气，肺气痹阻不利，导致咳嗽迁延。治当宣肺祛邪，通利肺气。常用方药为开痹止咳汤。

开痹止咳汤：炙麻黄6~9g，炒杏仁12g，旋覆花15g，炙枇杷叶30~60g，北沙参15g，百部10g，桔梗10g，牛蒡子10g，甘草6g。

方中麻黄、杏仁、桔梗、牛蒡子宣降肺气；百部、沙参润肺清热生津；此方关键在于枇杷叶和旋覆花二味，二药具有止咳化痰、清降肺胃之功，用之能使胃土右转，肺金顺下，津液流通，上下无阻，则呼吸顺畅，咳嗽可止。

（五）和解清热法

外邪客肺，如未能及时表散，邪入少阳，三焦气机不利，胆腑郁热，木火刑金，则咳嗽加重。症见咳嗽不愈，胸胁憋闷，甚则咳逆倚息不得卧，频吐白痰，量多而黏稠，食欲差，口干苦，低热，脉弦数。

崔老认为，热郁少阳，气机不利，津液不下，邪热蒸津成痰，是咳嗽加重的重要因素，故而应以和解少阳为主，调畅气机，通达津液，再佐以治肺之药，方能收效。常用小柴胡汤加味。

小柴胡汤加味：柴胡6g，黄芩15g，半夏15g，党参15g，炙款冬花15g，炙紫菀15g，前胡12g，桑白皮15g，杏仁12g，川贝母6g，甘草6g，生姜5片，大枣5枚。

本方以小柴胡汤和解少阳，调畅气机兼清胆腑郁热，舌苔厚腻者可减去党参；紫菀、款冬花、前胡、桑白皮、川贝母、杏仁理气化痰；甘草、生姜、大枣调胃和中。诸药合用使"上焦得通，津液得下，胃气因和"，若运用得当，效若桴鼓。

（六）补肺益气法

肺主气，司呼吸，受纳自然界清气与水谷之气相合，生成营卫之气，达于皮毛，卫护机体。若肺气虚弱，则卫外不固，易为外邪侵袭而生咳嗽，且气虚之人无力逐邪外出，又易导致咳嗽不易痊愈。患者常见面白无华，少动懒言，不耐寒热，反复感冒、咳嗽，咳声清朗，痰黏或咳少量稀白痰，舌质淡，苔薄白，脉细弱或细弦。

对于此证，崔老常用方药为益气止咳汤补肺益气为主。

益气止咳汤：黄芪 12g，太子参 9g，山药 15g，南北沙参各 15g，杏仁 12g，炙款冬花 15g，炙枇杷叶 15g，炙麻黄 6g，炙甘草 6g。

方中以黄芪、太子参、山药、沙参四药补肺益气；麻黄、杏仁复肺宣发肃降之职；款冬花、枇杷叶化痰止咳。咳嗽痊愈后改用玉屏风散加太子参、红景天等药物间断服用以益气固表，增强机体免疫力，防止咳嗽再发。

（七）健脾祛痰法

肺为金，脾胃属土，土能生金，金伤则土弱，是为子盗母气。咳嗽日久，肺金受伤，累及脾土，脾气失运，则痰浊内生，上贮于肺。症见咳声重浊，咳多连声，吐稀白痰而量多，纳差，乏力，畏寒怕冷，脉滑或沉弦，舌淡胖、边有齿痕、苔白或腻。

对于此证，崔老常用培土生金法，以绝痰之来源。常用方药为健脾祛痰汤。

健脾祛痰汤：炒白术 20g，茯苓 15g，太子参 15g，浙贝母 15g，海浮石 15g，法半夏 12g，橘红 15g，炙紫菀 15g，炙款冬花 15g，炙百部 15g，甘草 6g。

方中白术、太子参补脾气而助之升，橘红、法半夏理胃气而助之降，茯苓渗湿利水，浙贝母、海浮石二药味咸，专以燥湿化痰；紫菀、款冬花、百部理肺化痰而止咳。中焦脾胃升降恢复正常，饮食水谷运化畅通无阻，则痰无以生，痰不生则咳自止。正如崔老常言："脾胃爽朗，何痰之有。"若脾虚而内生痰热者宜加天竺黄、全瓜蒌等清热化痰药；脾损日久，累及脾阳亏虚，虚寒较甚而畏寒怕冷者，可于上述方药中加干姜、细辛、五味子以温化寒痰。

（八）补肾止咳法

肾为先天之本，元气之根，主纳气。咳嗽日久不愈，穷必及肾，出现咳嗽伴有喘息气急，即所谓"喘咳"。以老年人居多，症状以咳嗽夜间较甚，咳声嘎涩沉重，多为阵发性咳嗽，吐黏痰或浆液性痰，平素有畏寒怕冷、肢体肿胀、头晕心悸等阳气亏虚征象，舌质淡或紫暗，苔白滑，脉沉细而弱或弦细。

崔老认为，慢性肺系疾病发展到最后，多有肾阳亏虚症状，肾阳亏虚使机体生理活动减退，防御功能降低，气血流通缓慢，又兼有瘀血症状，故治疗当以培补肺肾之气兼活血化瘀，以促进血液循环，改善心肺功能。常用补肾止咳汤。

补肾止咳汤：淫羊藿 15g，制附子 6g，白果 15g，杏仁 12g，五味子 10g，丹参 15g，当归 12g，甘草 6g。

方中淫羊藿、附子补肾助阳，五味子味酸收敛，三药合用，阴阳双补，阴生阳长，壮旺肾气；白果、杏仁具有止咳之功，佐以当归、丹参活血化瘀，流通气血。若肾虚水泛，面浮肢肿者以真武汤为主加杏仁、款冬花、五味子、葶苈子等以温肾利水、止咳平喘。

（九）滋润肺肾法

久咳伤津，久咳伤气，肺胃气阴不足，虚火上逆，日久则累及肾阴不足，形成肺肾阴虚之证。症见咳嗽无痰或少痰，痰液多为结块痰或浓黏痰，咳吐不利，午后至黄昏时分咳嗽较甚，伴有口干咽燥、声音嘶哑、潮热、盗汗、手足心热等症，咳甚痰中可带有血丝，舌质干红，或有裂纹，苔少或无苔。

崔老治疗此证以滋润肺肾为主，常用麦门冬汤加味。

麦门冬汤加味：麦冬 20~40g，西洋参 6~9g，山药 20g，牡丹皮 12g，半夏 10g，川贝母 6g，杏仁 12g，百部 10g，紫苏子 15g，牛蒡子 15g，甘草 6g。

方中重用麦冬以清养肺胃之阴，配半夏之辛降则无滋腻之弊。改原方中人参为西洋参，以西洋参味甘性凉，补气养阴，清热生津，无人参温燥之弊，能除虚火劳倦，润肺止咳，为滋阴养肺之良药；再佐以杏仁、牛蒡子等下气利肺之品，合半夏以降胃气之逆，则肺胃顺降，上逆之虚火可除。以肾阴虚为主者，症状以午后及黄昏咳嗽为甚，干咳无痰，或吐结块痰、腥臭痰，多有喘促，脉细数而无力或尺脉虚大。治疗大法以补肾水、敛虚火为主，可用都气丸加味治疗。

（十）消食化积法

饮食积滞，胃气不和，气逆犯肺，肺气不利则发为咳嗽。此类咳嗽与现代医学中的胃食管反流性咳嗽颇为相似。患者咳嗽全天可见，多为阵咳，夜间较重。呈干咳或吐少量黏痰，可伴有嗳腐吞酸、痞满、恶食呕逆等消化系统症状，舌苔黄腻或不匀净，脉滑数。

崔老认为此类咳嗽用寻常宣肺止咳等方法多无效，这也是容易导致病情迁延的原因，治疗当以消食化积和胃为主，佐以化痰止咳。常用方药为保和丸加味。

保和丸加味：炒山楂15g，莱菔子15g，神曲15g，半夏15g，陈皮12g，茯苓15g，连翘20g，厚朴12g，枳实12g，大黄（后下）6g，紫菀15g，款冬花15g，百部15g，紫苏叶9g，甘草6g。

方中以保和丸合小承气汤消食化积，降胃通腑，饮食入胃，顺利下行，则无化积生热之弊，若胃中灼热、吐酸严重者加黄连、吴茱萸、瓦楞子。

以上是崔老治疗咳嗽常用的十种方法，临证时依据病情变化，灵活运用，随症加减，多能收到良好的效果。此外，崔老认为在治疗咳嗽时尚需注意以下几点。

二、治咳三要

（一）审因论治

咳嗽虽是肺经之病，但其病因甚多，《内经》有"五脏六腑皆令人咳"之说，巢元方有"十咳"之分。崔老认为：咳嗽是疾病的外在现象，是机体祛除病邪的表现，各种病因导致的肺气上逆才是咳嗽的根本原因。故而咳嗽的治疗当审因论治，不可见咳止咳，滥用止咳药物，以敛住邪气，从而导致迁延不愈，变生他证。只有从病因论治，消除病因，症状才能平息。一般新发暴咳，多属外感，病为单纯在肺，但辨其外感之性，给予辛散祛邪之剂，邪气去则咳嗽自止；久咳不已，多有其他脏腑病变，此时应详细辨别，注意顾护相关脏腑功能，火盛壮水、金虚补土、郁甚疏肝、气逆理肺胃、阳虚补脾肾、食积和中，随证治之，再稍佐理肺之剂，方为万全之策。

（二）因时辨治

中医治病，向来讲究因时、因地、因人制宜，重视四时气候及昼夜变化对疾病的影响。中医理论中有早晨咳、午前咳、午后咳、黄昏咳、五更咳、日轻夜重咳、睡咳、春咳、秋咳、夏咳、冬咳等诸多称谓，散见于诸家医书中，是咳嗽辨治的宝贵经验。

崔老认为：晨咳多是痰浊较重，滞留肺中，晨起身体行动咳嗽随之，痰出即止，治疗应着重化痰，宜加二陈汤之类；熟睡中忽作咳嗽，黎明时咳嗽较重，此为食积痰滞，阻塞气机，消其痰食则愈；咳嗽在黄昏时分，多由肾经衰弱，虚火上炎所致，当壮肾水以除虚火；午夜咳甚，多为肾阳不足，温化功能减退，则痰涎凝聚，郁涩滞碍肺气，气逆而咳，至日中则阴得阳化，咳即大减，宜温肾阳去宿痰为主；日轻夜重咳，多由于久咳之后，阴虚血少所至，当补益肺肾之阴佐以益气养血之药辅之。此外，四季春多风温，夏多炎热，秋季多燥，冬多寒冷，治疗时应跟随季节在方中酌加祛风、清热、润燥、温阳之药。

（三）标本主次

标本辨证，主要是用来分清疾病的主次本末、先后以及轻重缓急的关系。标本是矛盾的两个方面，既有区别又有联系，标本辨治在咳嗽特别是内伤咳嗽的治疗中占有重要的地位。崔老认为内伤咳嗽以脏腑病变为本，外邪侵犯为标，治疗当尊《内经》"急则治其标，缓则治其本""间者并行，甚者独行"之意，症状缓解期以治本即调理脏腑功能为主，注意辨别病在何脏，及脏腑之间的转化。

如慢性支气管炎的发生发展过程即有由肺到脾再到肾的转化，临床应根据证、舌、脉详细辨别。若在疾病的发展过程中感又受寒热之邪，出现咳嗽加重，痰量增多，此时则以治其标为主，运用辛温或辛凉之剂以迅速驱散外邪，缓解症状，否则标证加重亦会导致本证进一步恶化。待症状缓解后即宜标本同治，以扶正祛邪合而用之。此时应注意药物配伍问题，必以滋补与辛散共用，如麦冬其性滋腻，用时必佐以半夏之辛散，方能补不留邪，待外邪完全解除，则转以单纯治本为主。

治喘十法

喘证是呼吸困难的一种表现。临证见患者呼吸短促，吸之不能入，呼之不能出，张口抬肩，摇身撷肚，痛苦不堪，甚则因喘致脱，而见神志不清，面唇青紫，大汗淋漓，肢冷脉乱等急危重症。喘证可见于现代医学中的肺炎、气管炎、支气管炎、肺气肿、肺纤维化、肺心病、心源性哮喘等多种急慢性疾病的过程中。

喘证是一种治疗颇为棘手的疾病。崔老认为：喘与哮不同，喘证是多种急慢性疾病的一个临床表现，涉及多个脏腑病变，且多为本虚标实之证，本虚为肺、脾、心、肾虚损，标实为痰饮、瘀血、外感，且加重期多为虚实夹杂，如肺肾气虚兼有外感，脾肾阳虚兼有水饮，心肾亏虚，心脉瘀阻，水饮凌心等。治疗上补虚泻实，常需反复权衡，方能收效。崔老在治疗喘证时常以标本学说为主，认为喘证其标在肺，其本在脾、肾。急则治其标，以治肺为主，要辨邪气之寒热，施以祛邪利肺，开胸豁痰之剂，尽快缓解症状；缓则治其本，不但要辨别寒热，更要辨虚实，以益气健脾、补肾纳气为主，同时配合祛痰、利水、化瘀等方法。以下为崔老治疗喘证常用的十种方法，其中治标五法，治本五法，以肺系疾病慢性支气管炎、慢性阻塞性肺疾病、肺气肿等所导致的气喘症状为主，其他如心源性哮喘亦可参考施治。

一、宣肺散寒法

寒为阴邪，其性凝滞收引，寒气壅塞肺中，逼迫肺气上逆而作喘。发病前有感受风寒病史，症见闷气发喘，或原有闷喘症状加重，可伴有恶寒发热，头身疼痛等风寒表证，无痰或吐稀白痰，脉浮紧，舌淡润，苔薄白。

崔老认为治疗此证当以宣肺散寒，佐以降气平喘为法。常用方药为五拗二前汤加味。

五拗二前汤：麻黄 6~9g，杏仁 12g，荆芥 9g，防风 9g，前胡 10g，白前 10g，紫苏子 15g，炙款冬花 15g，细辛 6g，甘草 6g。

本方是崔老在三拗汤的基础上加入荆芥、防风、前胡、白前而成，具有良好的宣肺散寒，下气平喘之功。方中细辛一般用 6g，寒邪较重者可用至 9g，虽有细辛不过钱之说，但崔老根据长期临床实践，认为用 6~9g 于水煎剂中并不会出现不良反应。若患者体内素有痰饮，咳喘反复发作，除见上述症状外还可见痰多稀薄，舌苔水滑，脉弦紧等症，可采用仲景小青龙汤去芍药之酸收加杏仁 12g，紫苏子 15g，厚朴 12g 以理肺化痰平喘。

二、清热泻肺法

风热外袭，蕴结肺中，蒸津成痰，阻塞肺气，肺气因而不降，发为气喘。症见喘逆上气，息粗声高，喉中痰声辘辘，痰色黄质黏，可有身热、烦躁等症状，有汗或无汗，口干面赤，渴喜饮水，舌苔黄腻，脉洪滑或浮数。

对于此证崔老一般采用清泻肺中热邪，佐以宣肺平喘之法。若卫表症状较重，症见发热、恶风、头痛者用麻杏石甘汤加味。

麻杏石甘汤：麻黄 3~9g，杏仁 12g，生石膏 30~60g，黄芩 15g，板蓝根 15g，青蒿 20g，地龙 15g，百部 15g，鱼腥草 20g，生甘草 6g。

若外感表证不重，或经治疗发热症状已除，而单纯以热痰喘为重者，崔老常用自拟方新加定喘汤，组成：麻黄 9g，炒杏仁 12g，桑白皮 15g，黄芩 15g，白果 15g，紫苏子 12g，天竺黄 12g，炙款冬花 15g，金银花 20g，鱼腥草 30g，蒲公英 20g，金荞麦 15g，地龙 15g，葶苈子 15g，百部 12g，甘草 6g。

新加定喘汤是以定喘汤配以大剂量清热消炎化痰之品，变原方寒热并用为清热化痰为主，以除肺中痰热，同时加地龙、葶苈子等宣肺下气平喘之药，标本兼治，对于热痰作喘者具有良好的疗效。

三、解表清里法

外感风寒不解，入里化热，或以痰热内蕴之体，复受风寒之邪，出现表寒内热、寒热错杂、肺气上逆作喘的症状。症见咳喘气急，吐黄痰或黄白痰，同时伴有恶寒发热、头身疼痛、鼻塞流涕等卫表症状，脉浮数或滑数。

此证治法以外散寒邪，内清痰热为法。崔老常用定喘汤加味。

定喘汤加味：白果 15g，麻黄 6g，炙款冬花 15g，清半夏 12g，炙桑白皮 15g，紫苏子 15g，黄芩 15g，百部 15g，麦冬 15g，青蒿 15g，甘草 6g。

本方寒热并用，能外散风寒，内清痰热，宣利肺气。肺气通畅，无风寒痰热之郁，则喘证自除。若外感寒邪较重者可加荆芥、防风等辛温而不燥热之药以助麻黄解表之功。

四、祛痰降逆法

痰浊阻肺，肺气壅塞不畅，失于宣降而发喘证。症见喘而胸中满闷不舒，吐白痰而量多，口中黏腻，可伴痞满呕吐，心悸不安，头晕目眩等证，苔白腻，脉滑或濡。

此证因痰浊阻滞肺中，故治疗以祛痰降逆为主。常用二陈汤合三子养亲汤加味。

二陈汤合三子养亲汤加味：陈皮15g，清半夏15g，茯苓15g，紫苏子15g，炒莱菔子15g，葶苈子15g，麻黄6g，杏仁12g，瓜蒌仁15g，海浮石15g，浙贝母15g。

临证时若伴有痞满呕吐者加姜汁、竹沥汁；头晕目眩者宜加天麻、钩藤以除眩晕。若慢性疾病后期继发感染，出现严重呼吸困难，咳喘加重，吐白黏痰或黄绿浓痰，发绀明显加重，头痛、嗜睡、昏迷或神志模糊者，当给予清热豁痰，开窍醒神之剂：胆南星9g，石菖蒲9g，全瓜蒌15g，远志9g，川贝母9g，杏仁12g，鲜竹沥100ml，葶苈子20g。有烦躁不安，四肢颤动、循衣摸床等肝风内动征象者，加龟甲15g，生龙牡各15g，海浮石15g，地龙12g。

五、补肺平喘法

肺气虚弱，肺叶失其开合之力，宣发肃降失常，发为喘促。症见喘促短气，气怯声低，自汗畏风，面白无华，神疲乏力，气短懒言，不耐寒凉之气，喘促每于天气转冷时加重，舌淡润苔薄白，脉细弱无力。

崔老治疗此证一般以补肺益气，理气平喘为主。方用加味葶苈大枣泻肺汤。

加味葶苈大枣泻肺汤：黄芪20g，北沙参15g，麦冬15g，葶苈子30g，麻黄6g，杏仁12g，百合20g，百部15g，浙贝母15g，甘草6g，大枣3枚。

方中之意，用黄芪补益肺气，沙参、麦冬润肺生津，且制黄芪之燥热；葶苈子下气除满，与麻黄、杏仁等药物合用，具有宣理肺气的作用，可减诸补药之壅。书中皆谓葶苈子泻肺平喘之力甚峻，久用则伤肺，崔老在治疗咳喘时常重用葶苈子一药，剂量在15~30g之间，且无论虚实皆可配伍应用，效果良好，未见明显不良反应。全方且补且通，滋补而不腻，使肺气充盛而开合自如，毫无滞涩之感，则喘证自除。

六、健脾平喘法

肺属金，脾属土，土能生金，脾主运化功能正常，则土旺金盛不受邪，脾气不足,肺金受损,卫外不固,驱邪无力,不但易受外邪侵袭而发为喘证,而且导致喘证缠绵难愈。症见喘促不已,有痰而量多,伴有中满纳差,气短乏力,肢体困重,大便溏薄等脾虚症状,舌淡润或水滑,边有齿痕,苔白腻或黄腻,脉弱或滑而无力。

脾气不足,痰浊内生,治疗当以健脾为主,佐以化痰、平喘之品。常用方药为自拟实脾平喘汤。

实脾平喘汤:白术15g,茯苓18g,党参15g,干姜6g,清半夏12g,炙麻黄6g,杏仁12g,橘红12g,地龙12g,甘草6g,大枣3枚。

本方以六君子汤健脾理气,佐以干姜之温,补中焦阳气而助脾运化水谷之力,如此则脾气健旺,运化有权,水谷津液运行正常,肺气充盛,抗邪有力;又用麻黄、杏仁宣发肃降开肺气之郁;地龙化痰平喘;甘草、大枣辅助健脾之功。诸药有补有通,虽补而不腻,于脾虚作喘者甚合。

七、益气活瘀法

喘发日久,肺脾肾三脏俱虚,先天元气与后天宗气受损,气虚则推动无力,血行缓慢,血瘀于内,肺脉滞涩,肺叶开合不利,宣降失常,导致喘证加重。症见喘促不愈,伴有唇舌青紫,肌肤甲错,心悸乏力等症,舌淡暗,苔润,脉细涩。

崔老认为血为气之主,气为血之用,欲使血脉流通者,须以补气和活血药物联合应用,方能收效。其常用方药为平喘化瘀汤。

平喘化瘀汤:红参6g,当归15g,丹参30g,党参15g,南北沙参各15g,炙麻黄6g,炒杏仁12g,白果15g,浙贝母15g,地龙15g,细辛6g,甘草6g。

方中以红参、党参补脾肺后天之气;佐以丹参活血通络,当归养血化瘀,所谓补气血而流通之,则血脉和利,瘀血得化,新血生,畅通无阻;用沙参者,取其能滋润肺阴,补益肺气,能治瘀血日久所生之热,且肺津充足,则有利于肺之开合,以上为治本之法。麻黄、杏仁、细辛、白果诸药宣肺定喘;浙贝母、地龙清热化痰,是为治标之法。如此标本兼治,则瘀血作喘可逐渐减轻。

八、温阳利水法

喘促日久,累及脾肾阳虚,脾虚而不能制水,肾虚膀胱不得气化,则水饮外而泛滥肌肤，内而随冲气上干于肺。症见喘促不愈，面浮肢肿，畏寒怕冷，腰膝酸软，神疲乏力，舌淡润，苔水滑，脉濡或沉细无力。

肺为清虚之脏，不容纤毫，水饮渍于肺中，则呼吸不利而作喘，故治疗当以温阳利水为法。常用方为利水平喘汤。

利水平喘汤：茯苓 15g，桂枝 6g，白术 20g，党参 15g，生山药 30g，红参 9g，麻黄 6g，杏仁 12g，磁石 15g，地龙 12g，甘草 6g。

方中以苓桂术甘汤温补脾肾之阳，佐以党参、山药、红参补益脾肾之气，则脾旺可制水，肾旺可行水；磁石镇摄上逆之冲气，则水不随冲气上渍肺中；麻黄，杏仁开宣肺气，肺气得通，则水肿易消，属于"开鬼门"的治法；地龙化痰平喘。诸药合用，则水气去，喘证除。

九、滋润肺肾法

痰喘日久，又可伤及肺肾之津，津亏则虚火内生，气火上逆，肺气不降，肾不纳气，出现阴虚作喘。症见喘咳而呛，痰少质黏，烦热而渴，咽喉不利，面颧潮红，心慌动悸，腰膝酸软，舌红少津，脉细数或浮大无根。

崔老认为，对于此类喘证当以滋润肺肾为主。常用方药为益肺补肾汤。

益肺补肾汤：北沙参 15g，西洋参 6g，葶苈子 15g，五味子 10g，山萸肉 15g，熟地黄 15g，茯苓 15g，炙桑白皮 15g，麻黄 6g，杏仁 12g，甘草 6g。

方中用北沙参滋补肺阴；熟地黄、山萸肉滋补肾阴；五味子收敛肺肾之气；西洋参性凉而补气养阴；茯苓渗湿利水行诸药之滞；麻黄、杏仁、葶苈子开宣肺气；桑白皮清阴虚所生之热；甘草调和诸药。肺肾气阴充足，开合有力，则喘证自除。

喘证后期，不唯阴虚，亦多有阴伤及阳，阳损及阴之阴阳两虚之状，既有畏寒怕冷、腰膝酸软、肢体肿胀等阳虚征象，又可见口干少津、形体消瘦、自汗盗汗、潮热等阴虚征象。对于此证，崔老拟方固本平喘丸，阴阳双补，常服可收良效。

固本平喘丸：红参 30g，蛤蚧（去头足）2 对，地龙 50g，紫河车 50g，丹参 50g，代赭石 20g，南北沙参各 60g，橘红 30g，甘草 20g。上药共为细末，炼蜜为丸，每服 3~6g，日 2 次，3 个月为 1 疗程。此方阴阳双补，兼以补气活血，开宣肺气，镇冲降逆。对于喘证日久，肺肾阴阳两虚，冲气自下上冲而作喘且兼有瘀血者皆有良效。

十、补肾纳气法

肺为气之主，肾为气之根，肾阳不足，则摄纳无权，气不下行，呼多吸少，而成喘证。症见喘促日久，动则加重，呼则难出，吸则难降，腰膝酸软，神疲乏力，畏寒怕冷，唇舌青紫，舌淡苔白而润，脉微细。

此证的治疗当以补肾纳气为主。崔老常用方药为金匮肾气丸加味。

金匮肾气丸加味：熟地15g，生山药15g，山萸肉15g，肉桂6g，附子6g，枸杞15g，五味子10g，紫苏子12g，炙甘草6g。

本方以金匮肾气丸为主温补肾气，稍佐紫苏子一味以理肺降气。此证虚损已久，需坚持服药，以图缓缓收功。若畏寒怕冷较重，肾阳亏虚明显者，可加蛤蚧、淫羊藿、肉苁蓉、紫石英之类以温肾阳；若服后觉胃中壅满，碍于饮食者，可加砂仁以减药物之滋腻；若素体肺肾亏虚，复为外邪所束，而致咳喘加重，上盛下虚者，可用苏子降气汤以降气祛痰，温肾纳气；若喘甚而真阳外脱者，症见喘促不得卧，汗出肢冷，神昏烦躁，面见戴阳之象者可用上方加重山萸肉用量，并加人参以补气，沉香、代赭石以降气平喘，还可配合黑锡丹冲服。

分期、分型治疗哮证经验

哮喘属现代医学的支气管哮喘的范畴，中医学称为哮证，是一种顽固的反复发作的痰鸣气喘性疾病。小儿及青少年较为多见，中老年多伴有喘证，其治疗较为棘手。因其有"宿根"，故屡屡发难，不易治愈。张景岳云："喘有宿根，遇寒即发，或遇劳即发者，亦名哮喘。"陈修园云："寒伏俞中哮证根。"许叔微在《本事方》中说"此乃肺窍中积有冷痰，乘天阴寒气，从背、口鼻而入，则肺胀作声，此病有苦至终身者，亦有母子相传者。"既阐发了寒伏肺中为本病之"宿根"，又强调了本病的难治性与遗传性。若治疗及时得法，坚持发作急治，缓解后采取各种方法进行预防，多数患者是可以治愈的。其病因正如《证治汇补》所云："哮为痰喘之久而常发者，因内有壅塞之气，外有非时之感，膈有胶固之痰，三者相合，闭拒气道，搏击有声，发为哮病。"指出了哮喘的发生，外因"非时之感"（过敏性气体、物质，以及反常气候、不正之气），内因"壅塞之气"（支气管平滑肌痉挛，气道狭窄，以呼气性为主的呼吸困难）和"胶固之痰"（支气管内分泌物增多），痰、气和外在之邪"三者相合"相互影响，为本病发生的主要病因病机。初病在肺，在气机不利，而有寒热之不同，久则损肾，累及他脏，有阳虚阴虚之别。正虚者邪易侵，本固者病不发。依据以上理论，对哮喘证进行辨证施治，祛邪与扶正交替进行，取得了较为满意的效果。

一、病因病机

1. 外因

六淫、疫疠、不洁气体、烟尘、农药、理化刺激、环境、气候、季节、花草水果等。《时方妙用》云："哮喘之病，内外相应，遇风、寒、暑、湿、燥、火之伤即发。"

2. 内因

①肺气虚，热邪郁滞，肺失宣降；②肾气虚，不纳气、呼吸不畅，体质弱；③肝气郁，木叩金鸣、气郁肺闭；④脾虚生湿生痰，阻塞气道；⑤情志之五志过激、七情偏盛等。

3. 饮食

酒、盐、醋、鱼、虾、蛋类、不洁食物、肥甘厚味等。

4. 劳倦

劳累过度、房劳等。

5. 宿根

宿有痰、饮、虚、瘀、寒，或过敏体质，遗传等因素有关。

二、诊断与鉴别诊断

哮证发作时带有哮鸣音（即吼鸣声）的呼气性呼吸困难，甚至张口抬肩，不能平卧，或口唇发绀，两肺可闻及哮鸣音或干湿性啰音，有过敏病史，血常规嗜酸性粒细胞可增加。

其发病有如下特点：①发病急，缓解快；②个别患者发病季节性规律强；③哮以声响言，咽喉有喉鸣，声高气粗，呼气性呼吸困难；④青少年居多；⑤哮多实证以外邪为多。

喘证多见于中老年人，有慢性咳嗽病史，喘息时常或伴有喉间痰鸣存在，有加重期，多有肺气肿体征，两肺常可闻及水泡音或哮鸣音，先咳嗽逐渐引起哮喘、喘息等症。

其发病特点为：①发病较慢，缓解亦慢；②一般多发在冬季；③喘以气息言，出气不继，呼多吸少，吸气性呼吸困难，多有肺气肿征象；④中老年人居多；⑤喘多虚证，以肾虚为主，动则喘甚；⑥喘要辨虚实。

哮与喘在病因病机、证候转化、治疗原则等方面常有极为密切联系，在诊断上应该认识和鉴别二者的不同。哮多兼喘，喘者不一定兼哮。病久体虚，治疗不当也可互为转化，但二者是不同的。

其他：心源性哮喘、支气管肺癌、变态反应性肺浸润。

三、分期分型

1. 分期

（1）发作期：哮喘症状突然发作，咽喉痰鸣，张口抬肩，不能平卧或影响睡眠，听诊两肺可闻及哮鸣音，脉浮数而滑或浮紧而滑，舌质红润，苔薄。

（2）持续期：各症虽均减轻，但仍有时哮喘存在，咽喉不利，两肺可闻及哮鸣音，有时可持续1到数周，或时间更长。

（3）缓解期：各症均缓解或消失。

2. 分型

现代医学分为：过敏型（哮喘发作伴流鼻涕，咽喉发痒，咳嗽，痰稀白），感染型（发热、黄痰或黏稠痰黄白相兼），混合型（低热或不发热，咳嗽、吐白黏痰或稍带黄痰，听诊均可闻及哮鸣音）。

中医学分为：寒哮型、风哮型、热哮型、寒热夹杂型，症状基本同现代医学三型（均需有哮喘发作症状）。此外，重症可表现为寒热转化、气滞血瘀、喘脱、痰厥昏迷。

四、治疗

（一）急发期

哮喘突然发作，胸闷气憋，咽喉不利，呼吸困难，热哮不明显。

1. 平哮灵胶囊

［方药］洋金花 0.3g，川椒目 3g，地龙 5g，一次量，共为极细末，装胶囊在哮喘急发期服用，每次 4~6 粒，每日 2~3 次。

［方解］洋金花能缓解支气管平滑肌痉挛，有平哮平喘速效功能，但不能多用，量大可使人窒息；川椒目辛温开闭理肺气；地龙咸寒脱敏，活血解痉。合用共奏脱敏解痉、理肺启闭平哮之目的。一般在服后 20 分钟起效，为辨证用药赢得时间。

［禁忌］热哮、孕妇及青光眼患者。

2. 哮喘气雾剂

咽喉是呼吸道的门户，内外相通，可直接作用于气管，发挥治疗作用。

［方药］苦参、地龙、金银花、鱼腥草、黄芩、百部。上药研成极细面加水蒸气雾化经口吸入，可缓解哮喘急性发作，对哮证发作期、热哮、寒热夹杂哮均有治疗作用。

3. 外用擦搓剂

"皮毛者，肺之合也"，用药擦搓背部俞穴起效亦速。

［方药］荆芥、防风、透骨草、细辛、徐长卿、杏仁、鱼腥草、甘草。煎汁，趁热洗搓背部，可缓解哮喘发作。

4. 肛门栓剂

"肺与大肠相表里"，肛门给药也有一定疗效。

［方药］鱼腥草、杏仁、桔梗、苦参、地龙、细辛、大黄、川椒目。共为细面炼蜜制成栓剂，纳入肛中，由其自然溶化。

5. 直肠高位灌肠

[方药] 同4，煎至30~60ml，保留灌肠。

以上方药在急性发作期均有缓解哮喘作用。亦可作为持续期治疗方法之一。

（二）持续期

1. 寒哮（过敏型）

[主症] 哮喘证候，有过敏史，流清鼻涕，吐稀白痰，畏寒怕冷，脉浮紧或滑数，舌质淡润，舌苔薄白。

[治法] 散寒宣肺，解痉平哮。

[方药] 三拗二前蜈龙汤：麻黄6~9g，杏仁12g，前胡12g，白前9g，蜈蚣1~2条，地龙12g，甘草6g。

[方解] 本方主治外感风寒，邪侵肺系，肺失宣降，气机受阻，发为哮喘。肺为娇脏，畏热恶寒，属金而主皮毛，肺气外行可润泽于皮毛，肺气内降可达于膀胱，通调水道。风寒束表伤肺，致使肺气外不能宣发，内不能肃降，因而气急上逆，发为哮喘。方中麻黄味辛，微苦性温，发汗解表，宣肺平喘，治外感风寒及咳嗽喘逆，寒邪重者可重用。一般平哮用炙麻黄以缓其辛温，配杏仁润肺止咳定喘疗效更佳。地龙有镇痉缓急、脱敏平哮、舒张支气管平滑肌作用，与麻黄相配，麻黄解表宣肺，通调水道，其性属阳，地龙凉血、平喘息风通络、其性属阴，二药一阴一阳，一理气、一活血，地龙去麻黄之辛燥，麻黄减地龙之咸寒，相得益彰。蜈蚣味辛性温，为镇痉主药，对支气管哮喘之气管平滑肌痉挛有显著缓解作用。前胡味苦辛，性微寒，归肺经，降气平喘止咳祛痰，善除内伤外感之风邪，配白前降气化痰，治肺气不宣之咳嗽气急不畅有特效。甘草味甘性平，能调和诸药而善解毒，生用清火，炙则温中，清咽利膈，解痉祛痰。纵观全方，有散寒宣肺，解痉平哮之作用。此外小青龙汤、射干麻黄汤、平哮汤（详见后述）均可加减运用。

2. 热哮（感染型）

[主症] 畏寒，身热，有汗，气促胸高，喉中哮鸣，面赤，口渴喜饮，溲黄便秘，胸闷烦躁，吐黄痰或黏稠痰，脉浮滑数或有力，舌质红润，苔黄腻。

［治法］清热理肺平喘。

［方药］加味麻杏石甘汤、加味越婢汤、加减定喘汤、平哮汤等治疗。

［加味麻杏石甘汤组成］麻黄6~9g，杏仁15g，甘草6g，生石膏18~30g，金银花20~30g，蒲公英30g，鱼腥草30g，黄芩15g，地龙12g。

［方解］麻黄味性辛温，在外开表宣肺而治哮，在内疏肺下逆而治喘；杏仁下气止咳定喘。麻石用量一般1:2，常用量多为1:5之间，麻黄用量小于石膏，一则制其辛温，使本方变为辛凉，二则功专清宣肺热。麻黄、甘草用量，一般1:2或等量，甘草大则制麻黄发散之功，少则恐其发散太过而伤阳气，若内热甚，则麻黄可大甘草数倍，以清里热，甘草甘润可护肺气、止咳祛痰。哮喘之症肺气易伤，益肺之品，又恐恋肺，麻甘相配，实有相成之效。肺部郁热，炎症较重，加入金银花、蒲公英、鱼腥草、地龙、黄芩等药以清热润肺、消炎抗菌。地龙又有解痉脱敏平哮的作用，确能提高疗效。

［加味定喘汤］炒白果9~15g，麻黄6~9g，紫苏子6g，款冬花9g，杏仁12g，黄芩9~15g，清半夏9g，桑白皮15g，地龙12g，蝉蜕9g，细辛6g，徐长卿15g，甘草6g。

［方解］麻黄发散风寒又宣肺平喘，白果敛肺气、化痰浊、定喘咳，二药相伍，既可增加止咳平喘之效，又使宣不致太过，收不致留邪，收散相配，正适肺司开合之职，故以二药为君。臣以桑白皮清肺消痰，降气平哮；黄芩清泻肺火。佐用紫苏子降气消痰；杏仁理肺化痰止咳；半夏燥湿化痰，降逆消痞；款冬花润肺下气，止咳化痰。使以甘草调和诸药。诸药合用，共使外邪散而肺气宣，痰热清哮喘平。

以上两方皆可治感染型哮喘咳嗽等。

3. 寒热夹杂哮

［主症］哮喘反复发作，多由受寒诱发。症见平素畏寒怕冷，四肢不温，发作时胸闷气喘，吐白黏痰，脉细而数，舌淡润，苔黄。

［治法］宣肺清热，平喘脱敏。

［方药］炙麻黄6g，地龙10g，太子参15g，茯苓15g，射干10g，炙桑白皮15g，炒杏仁15g，徐长卿15g，当归10g，乌梅6g，北沙参15g，白果15g，甘草6g。

[方解] 黄痰属热，白痰属寒，如果吐白黏痰的话一般属于寒热错杂性质的疾病，多见于平素体质虚寒，感受外邪后入里化热，导致寒热夹杂的情况。本方中用麻黄、杏仁、桑白皮、地龙、射干、白果宣肺平喘，解痉脱敏，寒热并用以理气机，使气道宣通，哮喘自平。

4. 风哮

[主症] 哮喘症无大寒热者。症见咽喉不利，喉中痰声辘辘，胸闷气息，咳嗽吐痰。

[治法] 祛风化痰，解痉平喘。

[方药] 一二三四汤或平哮汤。

[一二三四汤组成] 地龙 12g，炙麻黄 9g，麻黄根 6g，葶苈子 20g，炒莱菔子 15g，紫苏子 12g，炒桃仁 15g，炒杏仁 12g，郁李仁 12g，白果 15g。

[方解] 外风引动体内伏痰，风痰相搏，壅塞肺气，肺气不利则发为哮喘。本方中地龙咸寒有解痉脱敏作用，配麻黄疏解宣肺，二药相配，互能纠偏，有去副留正功效；麻黄根止汗收敛，亦有宣肺平喘之效，三药相配，平哮定喘疗效更捷，而无辛散过度之弊。葶苈子泻肺平喘，增加了肺的通调水道之功能；莱菔子调中和胃，理气祛痰；紫苏子降逆下气，止咳豁痰；杏仁祛痰止咳，下气平喘；桃仁、郁李仁活瘀通便，以助肺气之降，四子三仁，理肺祛痰，泻肺降逆，活瘀通便，下气止咳，合二麻、地龙，可使肺气得以肃降，气道得以宣通，祛风脱敏解痉，痰去喉清，哮喘自平。

[平哮汤组成] 炙麻黄 6~9g，炒杏仁 13g，桑白皮 20g，地龙 13g，蝉蜕 6g，蜈蚣 1~3 条，当归 12g，石韦 20g，细辛 6g，徐长卿 20g，甘草 6g。偏热者加僵蚕、生石膏、鱼腥草；偏寒者加干姜、桂枝、重用细辛；痰盛气逆者加葶苈子、半夏、茯苓；气虚者加黄芪、太子参、白果；咳剧者加款冬花、白前、枇杷叶。

[方解] 方中麻黄解表宣肺，通调水道，其性属阳，地龙凉血、平喘、息风通络，其性属阴。二药一阴一阳，一理气、一活瘀，地龙去麻黄之辛燥，麻黄减地龙之咸寒，二药均俱解痉脱敏作用。徐长卿镇痛止咳，活血解毒，蝉蜕散风热，宣肺定痉，二药均有脱敏作用。桑白皮清泄肺气之逆，北细辛温开气道之闭，二药寒热并用，去副留正相得益彰。石韦镇咳祛痰平

喘利水，对哮喘大量或单味应用均有效。哮喘反复发作，造成肺气宣降失常，必然导致肺络瘀阻，当归活血能达血运而助气行。《本草经》载其治"咳逆上气"，现代药理研究有活血脱敏作用。蜈蚣咸温有毒，具有息风解痉，解毒散结，通络止痛之效，故用其义，以缓解支气管平滑肌痉挛，使哮喘缓解，因其能搜剔经络"凡气血凝聚之处，皆能开之"（张锡纯语），协当归活血通络，改善肺及气管血液循环，改善气管通气量，从而增加肺组织对炎症的吸收，减少痰液分泌而达到治喘平哮的目的。其他如僵蚕、全蝎、土元、穿山甲等虫类药物，亦均有解痉通气，行瘀开闭之效，临证时可酌情选用。

5. 木叩金鸣型

〔主症〕哮证寒热夹杂，或略有寒热感，可由情志刺激而诱发，伴有口苦咽干，胸胁胀满，咽中不利等症。

〔治法〕清肝泻火，化痰平喘。

〔方药〕加减柴半汤：柴胡 15g，黄芩 12g，党参 6g，清半夏 12g，厚朴 12g，茯苓 12g，杏仁 12g，槟榔 12g，青皮 9g，紫苏叶 6g，甘草 6g，生姜 6g。

〔方解〕无论是外邪侵入少阳，还是内在情志不调，皆可导致肝胆气机不畅，郁而化火，火热循经上逆干肺，蒸津成痰，痰火相攻，肺气壅塞，发为哮喘。小柴胡汤为和解少阳的主方，半夏厚朴汤为治咽中如炙脔，痰凝气滞结于咽喉的主方，二方合用治疗本型哮喘，确有很好疗效。方中柴胡、黄芩并用，一散一清，外解表邪，内清里热；党参益气缓急；半夏祛痰降逆气；茯苓利湿行水气；槟榔豁痰理气；青皮疏肝顺气，配柴胡、黄芩，可泻肝胆之火，抑肝木之逆气，不使犯肺叩金而鸣。《伤寒论》第18条提到：喘家厚朴杏子佳，说明厚朴、杏仁能调中顺气，理肺镇咳平喘。甘草、生姜、紫苏叶，可理胃气以调中，诸药合用升降协调，清泻肝胆，通利咽喉，气行痰消，气畅哮平，气机调达，能使"上焦得通，津液得下，胃气因和"，肺气通调，痰气自消。

（三）缓解期

崔老认为：哮证发生的根本原因为脏腑虚损，其中以肺、肾两脏最为关键，根据《内经》急则治其标、缓则治其本的原则，在缓解期以补益肺肾为主，尽量减少发作次数直至治愈。常用方药有以下三种。

1. 虚性喘哮丸

[组成] 西洋参30g, 蛤蚧（去头足）2对，麻黄45g, 川贝母30g, 杏仁60g, 丹参60g, 五味子30g, 徐长卿50g, 地龙45g, 甘草30g。

[功效] 益气固肾，解痉定喘。

[主治] 久病体弱之虚性喘哮。症见喘息气促，动则喘甚，喉间痰鸣，形瘦神疲，面青唇紫，舌质淡暗，脉沉涩或滑数。

[用法] 上药共研细末，炼蜜为丸或制成水丸，每次6~9g, 每天2次。

[方解] 西洋参味苦微甘、性寒，入肺、肾经，有益气养阴生津之功。张锡纯认为："西洋参性凉而补，凡欲用人参而不受人参之温者，皆可以此代之。"蛤蚧咸平偏温，亦归肺、肾经，长于补肺益肾，摄纳肾气以定喘，为治肺肾虚喘之要药。麻黄辛温，开宣肺气，利水平喘，所含麻黄碱有显著松弛支气管平滑肌作用，能解除因支气管平滑肌痉挛而引起的呼吸困难；杏仁苦泄降气，止咳平喘；甘草润肺止咳，补脾益气，可增强麻黄平喘作用；川贝母性凉而甘能清肺化痰止咳，兼有润肺之功，用于肺虚久咳；五味子酸温，入肺、肾经，长于收敛肺气而滋肾水，虽五味具备，但以酸咸为主，其性虽温，但温而不燥，与麻黄相合，一宣一敛，多用于久咳虚喘，体虚多汗，全身衰弱，既防麻黄过度宣散，又不致使五味子酸敛留邪。另据研究，喘哮日久，有微循环障碍存在，这与中医之久病入络、久病多瘀理论相符，故加丹参活血化瘀，提高疗效。地龙咸寒入肺、肾经，虫类善行，既能入络搜剔，又能清肺平喘，与麻黄相配，一气一血，解痉平喘，相得益彰。徐长卿辛温，本为祛风湿药，镇痛作用最广，在本方中，取其有较强抗过敏，解痉通气之功，验诸临床，功效卓著。诸药合用，有较好地扶正固本作用，可使喘哮症状逐渐减轻以至痊愈，适宜于长期服用。

2. 益气补肾汤

[组成] 熟地15g, 制附子6g, 白果15g, 五味子9g, 麻黄根15g, 太子参15g, 紫菀12g, 款冬花12g, 射干12g, 地龙12g, 徐长卿15g, 甘草6g。

[用法] 水煎服，隔日1剂或1周3剂。

[功效] 温肾助阳，益气敛汗，扶正固本。

［主治］哮喘基本稳定，时有盗汗或气短有痰，咳嗽喉间不爽等。

［方解］熟地、附子、白果有补肾助阳、平喘纳气之功；五味子、麻黄根敛汗化饮，理肺平哮；太子参、地龙、徐长卿均能脱敏解痉，祛痰止咳；射干、紫菀、款冬花、甘草清利咽喉，止咳化痰。诸药合用以达益肺气，补肾虚，固卫气，化痰饮，具有平治喘哮和减少复发的作用。

3. 益肺固肾丸

［组成］黄芪 12g，白术 12g，防风 10g，熟地 15g，当归 9g，地龙 9g，太子参 12g，五味子 6g，徐长卿 15g，杏仁 12g，菟丝子 12g，甘草 6g。

［用法］可先煎服汤剂 3~10 剂，2 周后改服丸剂，日 2~3 次服，每次 6~9g。

［功效］固表益气，补肾理肺，活血脱敏。

［方解］白术、太子参补脾健中，益胃祛痰；黄芪益气固表，防风走表而祛风邪，与白术、黄芪、太子参合用，散中寓补，补中兼疏，相得扶助。熟地、五味子、菟丝子补肾固本，以旺肾气，佐杏仁、地龙、当归、徐长卿以止咳、脱敏、活血行瘀。诸药合用使邪祛正复，血行气盛，可达培本固元，御邪固表之功。

（四）按发病时间施治

哮发作有时，四季昼夜不同，治应同中有异。《素问·阴阳应象大论篇》指出："法阴阳奈何？岐伯曰：阳胜则身热……能冬不能夏，阴盛则身寒……能夏不能冬，此阴阳更胜之变，病之形能也。"阴阳偏胜的病理和时令的关系甚为密切，由于人的体质有差异，其病亦有阴阳之偏，故发病时间不同，有的患者多发于夏季，天气越热，哮喘发作越重或者频繁。有的患者多发于冬季，遇寒则发。有的多发于春季花开季节。有的多发于秋天燥气偏胜之时。多发时令不同，治疗亦应在宣肺平哮，解痉脱敏之际，春加祛风清温，夏加滋阴养阳，秋加清燥理肺，冬加辛温开闭等药。再结合体质强弱，在主方之中佐 1~2 味，与时令气候有关的药物，疗效多能满意。

此外，有的患者多发于晨时及白昼，有的则多发于黄昏及子夜，二者亦应辨别，晨起哮喘发作，多为痰湿阻滞肺系而引起。午前哮多阳虚，午后哮多阴虚，黄昏及子夜发作，一因痰滞食积阻塞气机所致，但多数则由于肾精衰弱，虚火上炎所致。

崔老曾治一例患者，素有哮喘病史，就诊时又持续发作 1 个月余，已经数医诊治，疗效不显。经询问：其哮喘多发于睡前或夜间，影响睡眠，并伴有咳嗽闷气，吐痰不多。脉滑数尺弱，舌淡暗。听诊：两肺哮鸣音满布，考虑患者肾不纳气所致，用补肾平喘汤。方药：熟地 15g，山萸肉 15g，五味子 10g，菟丝子 12g，白果 15g，炒杏仁 12g，茯苓 15g，北沙参 15g，徐长卿 20g，太子参 15g，蜈蚣 2 条，炙麻黄 6g，槟榔 12g，甘草 6g。服药 3 剂，闷喘已轻，于原方减麻黄 3g，服 10 余剂而愈。此例治疗即因其久病肾虚，又多发于黄昏及子夜，闭藏失职，肾气失纳，上逆于肺而发哮喘，用补肾纳气为主，佐以宣理气机，使肾气固，肺气宣则哮喘自平。

（五）其他原因哮喘施治

1.咳嗽变异性哮喘（2 例）

案 1 冯某某，女，47 岁，2006 年 6 月 15 日初诊。

患者经常感冒发热，继则咳嗽，入夜较甚，伴有喘息，难以入眠。曾在广州请著名呼吸病专家钟南山教授会诊，诊断为"变异性哮喘"，认为中药疗效较好，建议当地名中医治疗。现咳嗽兼有喘息已有 10 天，体温波动在 37~37.4℃之间，痰黄而稠，舌质红苔白腻，脉弦数。

［辨证］少阳枢机不利，痰热蕴肺，肺失宣肃。

［治法］和解少阳，清热化痰，宣肺止咳平喘。

［方药］柴胡 18g，黄芩 12g，厚朴 12g，陈皮 12g，川贝母 8g，浙贝母 8g，徐长卿 15g，地龙 12g，百部 12g，麻黄 6g，射干 12g，知母 12g，甘草 6g。3 剂，水煎服，日 1 剂。

二诊：6 月 19 日。发热已退，咳嗽气喘减已轻，痰较前易于咯出，有时仍喘，纳差，乏力，晨起流涕较重。

［方药］上方柴胡减为 15g，加蜈蚣 1 条，白僵蚕 9g，太子参 15g，3 剂。

三诊：6 月 22 日。服上方咳嗽流涕已明显减轻，有时仍闷气，痰少而黏，已不发热，柴胡、黄芩更减其量。

［方药］柴胡 12g，黄芩 9g，厚朴 12g，陈皮 12g，川贝母 8g，浙贝母 8g，徐长卿 15g，地龙 12g，百部 12g，鬼箭羽 9g，射干 12g，知母 12g，当归 12g，蜈蚣 1 条，僵蚕 9g，太子参 15g，南沙参 15g，北沙参 15g，甘草 6g。5 剂。

四诊：6月29日。服上方后，咳嗽已明显减轻。药已中鹄，上方去厚朴、陈皮，加威灵仙 12g，继服 6 剂。

五诊：7月6日。服上方咳痰喘均已大减，未再发热，痰已不黄，内热已轻。

［方药］炙麻黄 6g，炒杏仁 12g，炙桑白皮 15g，地龙 15g，蜈蚣 1 条，僵蚕 9g，蝉蜕 9g，当归 15g，南沙参 15g，北沙参 15g，百合 30g，射干 12g，威灵仙 12g，川贝母 8g，浙贝母 8g，徐长卿 15g，鬼箭羽 9g，甘草 6g。16 剂。

六诊：9月14日。服上药后哮喘已平，近几日因感冒出现咳嗽咽痛、咽微红，脉浮，舌质暗红、苔干。治用清热润肺止咳化痰之剂。

［方药］炙桑叶 15g，炙枇杷叶 30g，桑白皮 15g，炙麻黄 6g，知母 12g，石膏 15g，白前 12g，款冬花 12g，百部 15g，川贝母 8g，浙贝母 8g，徐长卿 15g，杏仁 12g，荆芥 6g，甘草 6g，地龙 12g，蜈蚣 1 条，葶苈子 20g，青皮 12g。6 剂，水煎服，日 1 剂。

七诊：9月21日。上药服后感冒已愈，有时咳嗽，痰少。

［方药］柴胡 15g，黄芩 12g，乌梅 15g，山药 12g，防风 6g，五味子 10g，地龙 12g，桑白皮 15g，杏仁 12g，徐长卿 15g，炙枇杷叶 30g，荆芥 9g，细辛 5g，蝉蜕 9g，僵蚕 12g，甘草 6g。

八诊：9月28日。服药咳嗽已止，自觉身体较前好转，拟丸药以缓图。

［方药］南沙参 30g，北沙参 30g，柴胡 30g，黄芩 20g，乌梅 30g，青皮 20g，陈皮 20g，厚朴 20g，荆芥 15g，防风 15g，五味子 20g，地龙 25g，桑白皮 30g，桃仁 30g，杏仁 30g，徐长卿 30g，枇杷叶 30g，细辛 15g，蝉蜕 20g，僵蚕 20g，麻黄 20g，蜈蚣 6 条，太子参 30g，威灵仙 20g，党参 30g，当归 25g，甘草 20g，另加红参、西洋参各 30g，打粉水泛为丸每次 6~9g，每日 2~3 次。

按：变异性哮喘以咳嗽为主要表现，常规抗感染治疗效果不佳。属于不典型哮喘，容易误诊。此例先重用柴胡、黄芩和解少阳枢机，辅以清热化痰、宣肺止咳之剂。发热退后即逐渐减柴胡、黄芩用量，加重平喘扶正之品，诸症减轻后以自拟平哮汤巩固疗效。后时逢秋凉气燥，感冒后又用清热润肺之剂调治。感冒痊愈后以平哮汤、过敏煎合用为丸以巩固之。后年余随访未再复发。

案 2 张某某，男，51 岁，2008 年 9 月 6 日初诊。

阵发咳嗽 2 个月余，咽喉发痒，吐白黏痰，量少不易咯出，胸闷气急，口干，咽干咽痒。曾在某医院用消炎止咳、输液等法治疗，效果不明显，后经省某三甲医院诊断为咳嗽变异性哮喘。刻下阵发性咳嗽，气急，咽痒、痰少不易吐出。脉略浮滑，舌体红润，苔薄燥。证属哮喘，风邪犯肺，痰阻气道。脉浮为有表证，多与风寒之邪有关，滑主痰湿阻肺系，舌质红润、苔薄燥，为内有蕴热，伤气耗津之象。

［治法］宣肺疏风，祛痰利咽喉，佐以清肺止咳。用平哮汤加祛风清热之品。

［方药］炙麻黄 6g，炒杏仁 12g，炙桑白皮 15g，地龙 12g，徐长卿 15g，蝉蜕 6g，荆芥 9g，细辛 6g，川贝母 9g，石韦 15g，百部 12g，黄芩 12g，炙枇杷叶 20g，甘草 6g。6 剂，水煎服，日 1 剂。

二诊：9 月 14 日。服药后咳喘气急减轻。仍咽痒、口干，咯痰不爽，上方加知母 12g，麦冬 12g，佛耳草 15g。6 剂。

三诊：9 月 22 日。各症明显减轻，精神好，尚有轻度胸闷乏力，咳嗽、气急，咯痰症状。用上方去蝉蜕、荆芥，减黄芩为 6g，细辛 3g。继服 8 剂。

四诊：10 月 4 日。仍有气急，轻度咳嗽，咽喉不利感。上方加五味子 10g，乌梅 12g。8 剂。此后在此方基础加北沙参、百合、白术、太子参等以润肺健脾之药，巩固疗效。又服月余，随访已痊愈。

按：此症因风、痰、热三者互为因果，相搏于肺，故咳而不爽，气急不畅。风盛则气道挛急，用麻黄、蝉蜕、荆芥、徐长卿疏风解痉，宣散肺气。杏仁、枇杷叶、细辛镇咳止嗽。《内经》有"诸逆上冲，皆属于火"，《丹溪心法》云"干咳嗽，难治，此系火郁之证，痰郁其中，邪在其中"，故用黄芩、百部、桑白皮、石韦、知母以清肺利咽。四诊加入乌梅、五味子二药，取《内经》"肺欲急，急食酸以收之"之意。纵观全方有散、收、宣、降、清、润之功，通调气机，祛风解痉，清热祛痰，方药对证，病告痊愈。

2. 喉源性哮喘

案 1 李某某，男，45 岁，2008 年 7 月 20 日初诊。

近 3 年来经常咳嗽伴有气喘，咽喉不利，症状呈发作性，时轻时重，吐稀薄痰，喷嚏时作，春、夏季容易犯病，耳鼻喉科检查有慢性咽喉炎、鼻炎，刻下咽喉发痒有痰，闷气发喘，夜间有时发作，影响睡眠。曾用消炎止咳药物、输液等，疗效不明显，就诊前夜间又发作一次，吐稀白黏痰。脉浮滑略数，舌质微红苔薄，咽喉部略红胀，扁桃体不肿大。

［听诊］两肺有哮鸣音（++）。

［诊断］喉源性哮喘。证属寒邪伏于肺俞，日久化火伤阴，风邪侵及咽喉，痰窠结于肺膜，三者相互搏击，损伤肺气而发病，此症属寒热夹杂，热邪偏重。用平哮汤合射干麻黄汤加减治疗。

［方药］射干9g，麻黄9g，细辛6g，紫菀9g，款冬花15g，半夏12g，川贝母9g，黄芩15g，杏仁12g，徐长卿15g，蜈蚣2条，地龙12g，金莲花15g，牛蒡子12g，甘草6g，生姜3片。

服药6剂，咳喘大减，听诊哮鸣音（＋），效不更方，继服8剂，喉中痰鸣消失，各症均大减，哮鸣音消失，在上方基础上，减少黄芩、金莲花、麻黄、细辛用量，加太子参12g，共治疗月余病愈。

按：麻黄宣理肺气，平喘止咳；射干利咽喉，开痰结；细辛、半夏、紫菀、款冬花除痰下气，止咳平喘；黄芩清肺热；川贝止咳逆；杏仁理肺止咳平喘；金莲花清利咽喉；牛蒡子利咽祛痰；徐长卿、地龙、蜈蚣解痉脱敏；甘草调和诸药，润肺祛痰；生姜有温散水气之功。全方共有宣肺祛痰，清利咽喉，下气降逆，脱敏平哮之功。

3. 胃、食管反流性哮喘

案1　黄某某，男，49岁，2006年7月8日初诊。

患者近20年来经常闷气发喘，伴咳嗽，咽喉不利，有痰，症状以夜间较重。素有胃病史，常胃中灼热、泛酸，曾行胃镜检查提示为反流性食管炎。刻下胃部不适、胃中灼热、泛酸、咳嗽、闷喘。脉象弦滑、舌红润、苔微黄略腻。听诊：肺部哮鸣音（＋）。

［诊断］胃食管反流性哮喘。肝气犯胃，胃失和降，痰邪阻滞咽喉，呼吸不利发为哮喘。用平哮汤合左金丸加减治疗。

［方药］麻黄8g，杏仁12g，当归12g，桑白皮15g，地龙15g，细辛6g，石韦15g，徐长卿20g，吴茱萸6g，黄连12g，陈皮12g，半夏15g，煅瓦楞子

20g，蜈蚣 1 条，厚朴 12g，甘草 6g，生姜 3 片。8 剂。水煎服，日 1 剂。

二诊：7 月 17 日。服药后症状大减，仍时有咳嗽闷气感，哮鸣音消失，胃中灼热、泛酸减轻。在上方基础上略有加减，共服 20 余剂。上述各症基本消失。

按：胃食管反流性哮喘的原因是由于胃液反流，反复刺激上呼吸道而导致的慢性咳嗽病，老年人多见。其临床特点为阵发性咳嗽，以夜间睡眠中或平卧状态下发作频繁，白天活动时及站立后症状减轻。此外，患者可伴有不同程度的胸骨后疼痛、烧灼感等反流症状。通过胃镜检查和食管 pH 检测能明确诊断。此方系在平哮汤的基础上加入吴茱萸、黄连、陈皮、半夏、煅瓦楞子、厚朴等药，健脾和胃，清肝制酸，以达标本兼治之效。

五、巩固疗效

哮喘病缠绵难治，一则在其病有"宿根"，过敏体质，免疫功能低下，不能抵御外邪，故不易根治。另一方面在于治疗不彻底，想根本治愈，就需在症状得到控制后，坚持从多方面，包括减少和不接触已知的过敏源，内服外敷药物进行治疗，锻炼身体，以增强体质和防御能力。

六、病后预防

（一）病后如何服药和停药

哮喘是一种慢性病，而且是一个比较顽固难愈的疾病，服药时间较长，部分患者怕产生副作用而不愿服药，病情稍有缓解即自动停药或减少药量，这对治疗非常不利。不论中西药物在有效或缓解后，都要在医生指导下进行逐渐减量直至病情完全缓解 1~3 个月后再适当停服。预防和巩固疗效药物，有的要服半年以上，次年在多发季节还要再服 1~3 个月，依据患者体质，药量可随时增减，因人而异，更要结合季节天气而选择抗过敏药和增强体质药或肺肾兼顾药物。

（二）孕妇及儿童

妊娠期间在 3 个月内尽量少服药，若发作急骤、气急受阻、呼吸困难，亦要迅速治疗。《内经》云"有故无殒，亦无殒也"，有病则病当之，"衰其大半而止"。对于妊娠禁忌药要慎用，要中病即止。"亦无殒也"，只要孕妇能耐受得住，无大碍时，即可少服药或停服药，治疗孕妇哮喘者的处方既有宣肺启闭，又要有护胎扶正之品。总之，对孕妇用药应少而精，对胎儿无损害为主。

本病在儿童及青少年时期发病率较高，尤其幼儿稚阳之体，正气未充，邪气易侵，在治疗时应祛邪扶正，二者兼顾，急则治标，缓则治本，坚持防治结合。对学龄儿童要晓以利害，使其明了此病的终身危害性和能治愈的信心，坚持治疗多数能在发育成熟期即可痊愈。

（三）谨慎起居，预防外邪

哮喘病是一种突然发作性疾病，来去较为匆匆（持续期除外），所以患者要时刻注意起居有常，生活规律，居住室内要清洁、通风，床单被褥要常洗涤，室内尽量少有新的油漆家具，少接近猫、狗、鸟类及有过敏性的花草，"虚邪贼风"要"避之有时"，遇有戾气、浊气及各种不正之气要尽量不与接触，以减少外邪刺激而发病。

（四）膳食要合理，勿食有过敏性食物

哮喘患者体质较为虚弱，很需要营养以补助体质，但一定要合理，少食过甜过咸，过冷过热，尤其是辛辣、烹炸、煎炒、鱼虾海鲜之类，以减少和避免对呼吸系统的刺激性的食物侵袭而诱发哮喘。饮食宜清淡，易消化，营养均衡。多食富含蛋白质较多食物，如鸡蛋、瘦肉、豆制品，多食富含维生素 C、维生素 A 的食物，如：蔬菜、水果、木耳、胡桃、花生、竹笋、莲子、藕、白果、桃仁、杏仁、薏苡仁、黑芝麻、百合、山药、乌梅、猕猴桃、枣花蜜等有辅助治疗作用的食品，亦要注意不能多食，以防"饮食自倍"脾胃受伤，注意饮食调养。

（五）适度锻炼，增强体质

"流水不腐，户枢不蠹"，经常运动能使周身气血流通，促进哮喘患者的新陈代谢，改善呼吸功能，以提高机体对外界环境气候的适应性及耐受能力，但不要过度，即："形劳而不倦"。因哮喘患者体质多虚，过则伤正、伤神。对天气变化和季节亦要相结合，"勿违天时"。对"虚邪贼风"要避之有时，因

其本虚的原因，锻炼要循序渐进持之以恒。精神愉快，将锻炼视为一种健身祛病的一种动力，一种乐趣和爱好，体质自能强健，不发病或少发病。

（六）情绪乐观，精神内守

对于哮喘病要有战胜信心，乐观情绪，尤其中老年人要保持良好的心理状态。其发病常与心理情绪有关，哮喘病比较顽固，又常突然发作致使患者心情急躁、恐惧和悲观，丧失信心，失于调养，病更难愈。要树立一定能治愈的决心，有乐观积极的战胜疾病的信心，认识该病发生发展规律和治疗预防法则，正确对待疾病，既来之，则安之。"精神内守"，"心安而不惧"，病可顺其自然逐渐痊愈。

附：哮喘食疗方——摘自《中国中医药报》

1. 寒性哮喘

① 杏仁三子粥：杏仁 10g，紫苏子 10g，白芥子 10g，莱菔子 15g，粳米 100g。将中药煎煮 30 分钟，取汁与粳米同煮成粥。

② 生姜大枣粥：生姜 30g，大枣 10 枚，糯米 150g。按常法煮粥食用。

2. 热性哮喘

① 萝卜汁炖豆腐：白萝卜 1000g，豆腐 500g，白糖 50g。白萝卜洗净、去皮、榨汁，与豆腐同煮 5 分钟（开锅算），少加入白糖食用。

② 葶苈大枣粥：葶苈子 10g，大枣 10 枚，粳米 100g，冰糖适量。葶苈子纱布包好，与枣、米共煮成粥，调入冰糖食用。

3. 虚性哮喘

① 山楂胡桃茶：胡桃仁 200g，白砂糖 150g，山楂 50g。山楂煎煮 3 次，每次 20 分钟，取汁 1000ml，泡胡桃仁半小时，磨成茸浆，加入白糖，烧至微沸，即可食用。

② 虫草炖肉：冬虫夏草 5g，瘦猪肉 150g。将虫草、猪肉、调料一起放入锅内，急火煮沸，慢火炖烂，肉、药、汤俱服。

③ 栗子炖猪肺：栗肉 100g，猪肺 100g，猪瘦肉 50g，山药 100g，百合

50g，白果 20g，调料少许，煮熟食用。

④ 核桃炖乌鸡：核桃仁 30g，枸杞 20g，白果 10g，乌鸡 1 只，调料适量，共炖食之。

附：三伏贴应用临床观察

"春夏养阳"，"秋冬养阴"，冬病夏治是我们中国遵照传统的中医防病治疗的一种方法之一，它起源很早，《素问·四气调神大论》早有论述，依据人与自然规律，人体阳气春夏季生发而旺盛，秋冬多收藏而衰弱的"天人相应"的理论，我们在研究慢性气管炎的基础上，对气管炎进行冬病夏治贴敷治疗系统观察 760（例次），取得了一定疗效，经过 3 年的疗效观察，治愈率 5.39%，显效率 24.87%，有效率 52.63%，总有效率为 82.89%，疗效尚属满意，得到患者的好评。同时也贴敷一些哮喘患者，因当时未作研究观察对象，故未作详细统计，但常有哮喘患者来访，谈贴敷后病情发展情况，有的经过贴敷后哮喘未再复发，有的症状及复发有所减轻，故本文作为一种预防方法推荐之。现将 3 年贴敷慢性气管炎完整资料介绍如下。

1. 一般情况

760 例中，男性 357 例，女性 403 例，年龄最大者 83 岁，最小者 2 岁，城市 267 例，农村 493 例。病程最长者 43 年，最短者 2 年，以上情况可以看出本病患者农村多于城市，这和我们以前所做的发病率调查报告相同。

2. 适应证及禁忌证

（1）适应证：经常咳嗽，时轻时重，遇寒加重，冬季尤甚，有时喘咳发作，咽喉不利，有痰鸣声，胸闷气憋或动则发喘。吐痰量多，或清稀泡沫，或黏稠，或胶黏不易咯出，或呈青色而稠，色白有时略黄，或伴有口淡无味，纳差肢冷等。

（2）禁忌证：发热、口苦、咽干、喜饮、痰黄稠而多，咳嗽伴有咯血、盗汗或哮喘发作期吐黄痰，舌质红绛少津，脉数而浮者。

3. 药物制法和贴敷法

依据《张氏医通》所著，但在药物、药量及贴敷方法略有变通。

（1）药物：白芥子、细辛各 21g，甘遂、延胡索各 12g。

（2）制法：将上药共为细末，用鲜姜取汁调成糊状，将药分放六块布上或油纸上，用麝香 1.5g 分放在药饼中央，每穴位敷贴面积直径约为 3cm。

（3）穴位：肺俞（第三胸椎棘突下旁开 1.5 寸）、膏肓（平第四胸椎棘突穴下，督脉旁开 3 寸）、百劳（大椎上旁开 5 分处）、大椎（第七颈椎与第一胸椎棘突间）、定喘（大椎穴旁开 0.5 寸）、膈俞（第七胸椎棘突下旁开 1.5 寸）。

（4）贴法：患者取端坐位，两手抱肘，身稍俯伏，医者将穴位用 75% 的酒精棉球消毒，然后用手指按压所取之穴位，患者应有酸胀感，将制成的药饼贴于穴位上，用胶布固定。有哮鸣音者，加百劳、定喘及天突穴（部位喉咙下面两锁骨中间的凹陷处）；痰多加丰隆；脾胃虚弱加足三里、脾俞；胸闷气急加膻中穴（部位当两乳头连接线中间处）；脾肾阳虚者加大椎穴；胸闷咳喘甚者加膈俞穴。每次贴敷 1.5~2 小时，根据个体差异，若发现发痒、酸沉、胀痛感，皮色发红可将药饼取下，不宜时间过长。尤其是儿童，药饼宜小，直径不超过 1cm，贴敷时间宜短，一般不超过 1 小时为宜，以免局部起泡，患者惊恐或引起感染。贴敷药后，经过药物的发散、走窜及穿透力，患者感到背后有发热感，心中感到舒适、轻松，发热甚至传及前胸者疗效较佳。

（5）每次敷贴穴位 6 个为宜，少则 4 个，多则 7 个，凡是双穴者多是两侧同时贴敷。

4. 贴敷时间及注意事项

（1）时间：于每年的初、中、末伏的第一天，各敷贴一次，3 年为一个疗程，一般一个疗程即可取得较满意的疗效。

（2）注意事项：贴敷期间，防感冒、勿过劳、戒烟戒酒，少食生冷及刺激性食物。贴敷后若起泡，可将水泡用消毒针刺破，用消毒纱布擦净渗出液体，涂龙胆紫药水，3~7 天结痂而愈，切不要用手抓破，以免引起局部感染。

5. 体会

（1）守方守药，亦可变通灵活。冬病夏治，三伏天背部穴位贴敷，此方法及药物是依据《张氏医通》用法、药量略有增减。在药物炮制方面，张氏白芥子用生，根据临床经验，白芥子以炒深黄为宜，生用或炒轻者局部刺激性较大，容易起泡，炒过火发黑者，降低疗效。用麝香能加强药物疗效，但临床中不用亦可，也能收到满意效果。

（2）知常达变，穴位有常有变。穴位贴敷法主要适用于慢性气管炎迁延期及缓解期，以及哮喘之寒哮及持续期、缓解期等。选肺俞穴温通肺气；膏肓穴益气平喘，治疗咳嗽气喘、脾胃虚弱；百劳穴属奇穴，能疏通三阳经气，此三穴均有治疗慢性支气管炎之咳嗽、闷喘等作用，故以此三穴为主，以利肺气、补肾气，健脾祛湿，以达止咳化痰，祛邪理气治病防病功能。若见喉中如水鸡声，喘息甚，听诊有哮鸣音者，以奇穴定喘穴或膻中、天突为主穴，以宣肺祛痰平哮。大椎穴为手足三阳经及督脉之会，温通一身之阳气，如若体弱自汗，食少纳呆，便溏，四肢沉重，腰膝酸软等阳虚者，用大椎穴以温阳固卫。痰湿过盛，吐痰甚多，症兼胸膈满闷，恶心纳呆，用膈俞、丰隆以祛痰化饮，宽胸利膈。

（3）时间虽固定，运用可不同。原贴敷是在三伏天的第一天开始，10天贴敷1次，三个伏天共贴敷3次，经过10余年的临床试用，在整个三伏天都可贴敷。在冬季应以大椎为主穴，有止咳平喘作用，但疗效不如夏季。夏季三伏乃阳盛之时，为扶正固本之良时，亦是支气管炎患者症状较轻，机体之抵抗力最强，病情缓解之最好季节，治疗能更好地提高机体抗病能力，冬季可不发病，或减轻发病症状。但最主要的是选穴部位要准，贴敷要有连续性，最少每年贴3次，最好连续贴3年，方能巩固疗效。

6. 敷贴起泡似过失，实则中病效更佳

穴位药物敷贴，多有局部反应，有热辣痛感者较多，亦有不少起泡者。根据临床观察，局部有反应者疗效较好，起到类似针灸刺激之作用，特别是起泡者，类似针灸学中之瘢痕灸。对局部起泡问题，临床中效果多较佳，这在很多病例中已证实，有以敷贴起泡法作为治疗气管炎及支气管哮喘者，崔老认为，在炎热的三伏天进行敷贴，患者不但精神紧张，亦有恐惧心理，而且擦洗亦不方便，有时能引起局部感染，所以不采用起泡疗法。

7. 明确主治，依据药性，喘咳哮非皆可用

慢性气管炎的主要表现是咳嗽、吐痰、闷气、发喘。而咳、痰、喘之病因系由外感和内伤引起，外感多由于风寒和风热，病邪经皮毛或鼻孔入肺。

内伤因肺肾功能失调，或肝肾阴虚，灼伤内脏而发病，故本病多与肺、脾、肾三脏有关。肺主气，司呼吸，主宣发肃降，通调水道，敷布津液。脾主运化水液，升清降浊。肾主水主纳气，温煦蒸化津液。肺脾功能失调，即可聚湿生痰，痰滞于内，肺气不利，故见咯痰喘等症。而白芥子辛温，入肺胃经，能利气豁痰，温中散寒，主治痰饮咳喘，胸胁胀满等症；细辛辛温，入肺肾两脏，能祛风散寒，又能行水开窍，配合白芥子共治痰饮咳逆。甘遂甘苦，入肺脾肾三脏，它可助细辛行水饮，以平喘咳。元胡辛苦气温，苦能导郁通经，辛能行散宣滞、利气，以达除痰、散寒、平喘之目的。生姜辛温，入肺、脾、胃经，可发表散寒，止呕开痰，治感冒风寒、呕吐、痰饮、喘咳。取其汁更能助药渗透，祛冷开痰力更强。又有麝香辛温开窍通腠理，引药透达肺系，故能收到止咳嗽、平哮喘、祛痰液之效。

现代医理认为，此类药物具有消炎、止咳、祛痰、平喘利尿，以及强心等作用。慢性支气管炎，在缓解期或迁延期的虚寒证象与贴敷药物的辛温性质是相适应的。因此，单用此药贴治疗效果颇为满意，总有效率为 82.89%，但对肺热咳嗽，热痰蕴肺以及阴虚咳嗽、阴虚火旺、内热、急性发作期和哮喘热邪较重等均不适宜。可服用自拟的热痰方及热哮方疗效较佳，对缓解期患者再配合服用我们研制的气管炎防治丸或益气固肾汤。经过十余年的临床观察，确能起到预防复发的目的。

8. 有效机理，古今均有论述

中医认为经络是人体运行气血，联络脏腑，沟通内外，贯穿上下的经路，腧穴是人体经络脏腑之气输出而聚集于体表的部位，特别是背部五脏腧穴是脏气转输聚会的地方，也是"阴病行阳"的主要处所，为治脏病的要穴。《灵枢·背腧》篇载："五脏腧穴皆出于背者"是也。从病理上来说，经络是疾病表现于体表的反应系统，腧穴就是疾病在经络上的反应点。因此，经络和腧穴同属于一个系统，在生理、病理和治疗方面是密切联系的。夏季暑热，机体表皮腠里松弛，汗孔开放，阳气易于发散，药物易通过背部俞穴透入肺系，灌精气而营阴阳，发挥药物之理气祛痰，散寒逐饮之效，合《内经》"春夏养阳"之旨，以达养阳固卫之功能，使其"阴平阳秘"邪祛正复，"正气存内，邪不可干"。

现代医学认为其机理可能通过压力、温热、化学痛觉感受器及皮肤经淋巴管的吸收而取效。可能与神经体液的作用有关。药物刺激穴位反射性地刺激了大脑皮质，调整了其兴奋与抑制过程，药物的内吸收，使体液中的免疫球蛋白 IgE、CAMP/CGMPC（环磷酸腺苷 / 环磷酸鸟苷）比值显著提高，嗜酸细胞减少，过敏状态减低，从而达到止咳平喘之效。另外，该药对机体内分泌系统也有一定影响，这与皮质控制的下丘脑和神经系统得到调整有关，疗效巩固的原因可能是：①药物的刺激，在皮层形成一个新的兴奋灶，遗留下痕迹反射，长期地抑制作用改变了丘脑 – 垂体 – 肾上腺皮质系统的机能状态；②药物吸收后，使免疫系统发生变化，同时使肺内有关内感受器也产生相应改变，进一步使肺表面活性物质得以调整，增强了身体的抗病预防能力。

肺系疾病治痰八法

痰是肺系疾病常见的病理产物，也是导致咳嗽、哮证、喘证等肺系疾病加重和迁延不愈的重要原因。崔老在治疗肺系疾病时非常重视痰的因素，认为痰不但是辨别肺系疾病寒热虚实和判定疾病转折进退的重要参考因素，亦是治疗疾病的重要切入点。有时甚则舍其脉证，而专以痰主，其常云："治咳者，祛痰为先，痰去则咳自平"，非但治咳，在其他肺系疾病的治疗中亦持同样观点，并提出痰有寒热之别，虚实之分，强调从痰的性质、痰量、痰色等方面仔细辨别，并给予相应的治疗，临床收到较好疗效，其常用治痰之法有八种。

一、散寒化痰法

［适应证］肺系疾病如咳、哮、喘等吐稀白痰或泡沫痰，量不多，伴有鼻塞、流清鼻涕、恶寒、发热、头身疼痛等表证，脉浮，舌淡润或水滑。

［常用方药］五拗二前汤加味：炙麻黄 9g，杏仁 12g，白前 15g，前胡 15g，荆芥 12g，防风 12g，炙紫菀 15g，炙款冬花 15g，桑白皮 15g，桔梗 10g，紫苏叶 6g，紫苏子 12g，生姜 3 片。或用小青龙汤、止嗽散加减。

［方解］外感风寒之邪束于皮毛，而致肺气不利，肺气不利则肺中津液

不能通调输泄，留而成痰，因其为新感，而未伤及脾肾，故而有痰而量不多，其色青白者，乃是寒邪之象，《内经》云"诸病水液，澄澈清冷"是也，有泡沫者则是风之象。治疗当散寒邪，开肺气，佐以化痰之法，则津液输布顺畅，痰自可消。五拗二前汤为崔老自拟方（见咳嗽篇中），具有散寒理肺之功，再加以紫菀、款冬花、桔梗、紫苏子、桑白皮等化痰药物，标本兼治，则肺气清，痰浊化，为治疗寒痰的效药。

二、清肺泻热法

[适应证] 咳嗽、闷喘等肺系疾病伴痰黄稠量多，咳声重浊或喘而气粗声高，口渴欲饮，咽喉疼痛，可伴有身热不恶寒，流黄涕等症，脉多滑数或浮滑有力，苔黄腻。

[常用方药] 鱼腥草 30g，金银花 20g，蒲公英 30g，杏仁 12g，百部 10g，板蓝根 15g，浙贝母 15g，桔梗 10g，桑白皮 15g，茜草 15g，甘草 6g。

[方解] 黄痰属热，多由气管和肺部炎症所致。崔老认为：有一分黄痰，即有一分热邪，要驱邪务尽，待痰色完全转白，方能用敛肺止咳之剂，以免留邪为患。方中重用鱼腥草、蒲公英、金银花、板蓝根、茜草等药物，清热消炎，配以桑白皮、浙贝母、桔梗、百部、杏仁清热化痰，火清则气顺，气顺则痰消。若伴有大便不通者加大黄、枳实、厚朴以泻热通腑。痰为津液所化，而热痰又易伤津，临证时亦可少佐南北沙参、芦根、天麦冬之类甘寒药物 1~2 味以达清润肺金之效。

三、和解清热法

[适应证] 肺系疾病缠绵不愈，常自觉痰黏难出，色黄白相间，口干口苦，咽部不适，胸满胁胀，舌质淡，苔薄白或微黄，脉弦数。

[常用方药] 小柴胡汤加味：柴胡 12~15g，黄芩 12g，半夏 15g，党参 15g，槟榔 15g，青皮 12g，葶苈子 15g，浙贝母 15g，杏仁 12g，甘草 6g，生姜 3 片，大枣 4 枚。

[方解] 本症多因疾病日久不愈，外邪入侵少阳经，手少阳三焦气机不畅，则津液运行失调，足少阳胆气不畅，则郁火内生，熬津成痰。口干口苦、胸闷胁胀、脉有弦象等皆是少阳气机不畅的表现。治疗当和解少阳，清热化

痰。本方以小柴胡汤清泻少阳郁火，通畅三焦，津液运行通畅，郁火得清，则痰浊可消。同时佐以葶苈子、杏仁降气利水化痰，助气津通畅；青皮、槟榔畅中焦肝胆郁滞之气；浙贝母咸寒化已生之黏痰。若痰黏较甚，可加海浮石增强化痰之功。

四、清肝泻火法

[适应证] 吐痰黏稠，咳吐不爽，甚则痰中带血，伴胸胁胀痛，烦躁易怒，头晕目赤，溲黄便秘，脉弦有力，舌边尖红，苔黄。

[常用方药] 丹栀逍遥散加减：柴胡 6g，生白术 15~20g，茯苓 15g，当归 15g，赤芍 15g，牡丹皮 12g，栀子 10g，青黛 6g，黄芩 10g，川贝母 6g，浙贝母 12g，杏仁 12g，天竺黄 15g，甘草 6g。

[方解] 此证多因平素七情不调，肝气不舒，气郁津液不顺而成痰，且气郁亦导致肝胆暗生内热，痰热相合，逆于肺中。或猝然暴怒，肝火上冲肺中，痰因火动，其气上冲肺中而不得出，故虽有痰却咳吐不利，即所谓木火刑金。治疗当疏肝气，清肝火，肝气舒则不上逆，火气清则痰不生，而诸症可随之缓解。丹栀逍遥散具有疏肝气、清肝热之效果，配以青黛、黄芩清肝经火热；贝母、天竺黄清化热痰；杏仁下气利肺，诸药合用，疏肝气、折肝火以治其本，化热痰，利肺气以治其标，标本兼治，使气机畅达，津液得以疏布，则痰自消。

五、健脾化痰法

[适应证] 病发日久，吐痰量多，色白，质稀，晨起吐痰较多，可见食少纳差，中满腹胀，大便溏泄，怠惰嗜卧，面色无华等脾虚症状，脉或濡或滑，重按无力，舌淡润，苔滑或腻，边有齿痕。

[常用方药] 香砂六君子汤加味：陈皮 12g，清半夏 15g，木香 9g，砂仁（后下）6g，党参 15g，白术 15g，茯苓 15g，葶苈子 10g，炙麻黄 6g，桔梗 10g，甘草 6g。

[方解] 此证多得之脾虚不能化湿，清者不升，浊者不降，水谷精微尽化痰涎，上渍肺中，同时饮食水谷不能化生气血以濡养周身，故而身体日益虚衰，而见诸虚证候。补脾之药，如参、术、芪之类，其性多滞，单用之补未必有效，其滋腻之性反于脾之运化有碍，当佐以理气健脾之品，香砂六君子汤最

妙，其中既有党参、白术、茯苓、甘草之补，又有木香、砂仁、陈皮、半夏之行，攻补兼施，寓补于功，是以陈修园将其归入治痰七法之和法，亦是取其祛痰而不伤正之意。再稍佐理肺气，利水湿之品如麻黄、葶苈子等，则堪称完备。如脾气虚日久而见阳虚征象者，如畏寒怕冷，肢体肿胀等，应尊仲景"温药和之"之意，于方中加入干姜、细辛、五味子或改用苓桂术甘汤加味。

六、补肺化痰法

[适应证] 吐痰清稀质薄，平素气短乏力，声低懒言，面色淡白，自汗畏风，易感冒，舌淡苔白，脉细弱。

[常用方药] 六君子汤加味：党参 15g，黄芪 15g，白术 15g，清半夏 15g，陈皮 12g，茯苓 15g，浙贝母 15g，炙紫菀 15g，前胡 12g，炙甘草 6g。

[方解] 肺为水之上源，主水液的通调布散。肺气虚弱，则津液不得布散，聚而为痰。肺在五行为金，脾为土，土能生金，治疗肺气虚弱，当以培养中土以生肺金。六君子汤能健脾益气，培土生金，配以黄芪益气固表。诸药合用能大补胸中之气，气旺则行津，津行则痰消，再配以浙贝母、炙紫菀、前胡诸药，化痰力强，消已成之痰，则标本兼治，痰自可消。

七、温补脾肾法

[适应证] 吐痰量多，质稀，色白或痰中带有黑点，伴有畏寒怕冷，肢体肿胀，气短不继，心慌悸动，形体消瘦，神疲乏力，腰膝酸软，腹胀纳差，口唇色暗等症，脉多沉弱无力，舌淡润色紫暗，苔多水滑。

[常用方药] 肾气丸、真武汤、乌梅丸等。

[方解] 此证乃脾肾两虚之证，多由气虚日久，伤及阳气。脾为生痰之源，肾为生痰之本，脾肾阳虚，推动无力，气化失常，水液运行障碍而化为痰，肾阳虚则浊阴上犯，脾阳虚则土不制水，则痰饮尽归于肺中。治疗当以温补脾肾，佐以流通气血之药，使先后天阳气壮旺，则气化随之而行，气血流通顺畅，何痰之有。以腰膝酸软、肢体肿胀、气短不续为主者以肾气丸、右归丸等温补肾气之药为主，水肿明显者用苓桂术甘汤合真武汤，以上诸药皆宜加丹参、桃仁、红花等活血之剂。又有其人脾肾亏于下，邪热盛于上者，而见寒热虚实错杂之象。既有吐黄痰或黄白相间痰，口干而渴，或口苦咽干等邪热内蕴

之象，又有咳嗽、气喘等症以夜间为甚，畏寒怕冷，肢体肿胀、腰细酸软等虚寒表现。此类患者崔老多用乌梅丸寒热并用，虚实同调，辛散与酸收相合，清热与温阳并用，则祛其邪气又不伤正气，不失为治疗此类疾病之良方也。

八、滋润肺肾法

[适应证] 痰黏稠如块，量少难咯，短气息促，常伴有潮热盗汗，颧红口干，心慌动悸，腰膝酸软等症，脉细数无力，舌质红少苔。

[常用方药] 麦门冬汤加减：西洋参 9~12g，北沙参 15g，麦冬 15g，五味子 10g，法半夏 10g，当归 12g，杏仁 12g，桔梗 6g，百部 10g，炙枇杷叶 30g，甘草 6g。

[方解] 此证多因久病损伤阴液，导致肺肾阴伤，水不制火，虚火灼津成痰。治疗宜滋补肺肾之阴以制虚火，同时佐以化痰之药以化已生之痰。以肺阴虚为主者用麦门冬汤甘寒润肺泻火，火息则痰平，其方义及方中重用西洋参代替人参之理前文中已有叙述，兹不赘述。以肾阴虚为主者用都气丸为主，其方以六味丸壮肾水以制火，更以五味子收敛上浮之虚火，亦取其火息而痰平之意。

在治痰常用的八种方法的基础上，崔老认为在临床上尚需要注意以下几点。

（一）治痰要辨痰的量、色、质

从临床表现来看，清稀痰属寒，泡沫痰属风，此二者多因外感风寒之邪壅遏肺气所致；黄痰属热，多因外邪入里化热，肺气不利，或过食辛辣刺激，肥甘厚味之物，脾湿生热，津停成痰。若热邪结聚，腐蚀血脉，则形成吐腥臭浓痰之肺痈；若咯吐白黏痰或白稠痰，多属寒热错杂证或外寒内热之证；咯青绿色痰者多属肝胆有热；长期咯吐大量稀白痰者，多属脾脏阳气亏虚，不能运化水湿，湿聚成痰；咯稀痰而色灰黑或中带有黑点者，多属肾阳虚而浊阴上犯为痰，痰黏稠而结块者多是肺肾阴虚，虚火灼津之象。

（二）治痰应理气

宋代医家庞安常曾云："善治痰者，不治痰而治气，气顺则一身津液随气而顺矣。"诚是治痰之大法。痰为津液代谢失常，水液停聚而成，而气为津之帅，气行则津行，气滞则津停，而气滞的原因，则有虚实两端。虚者，气虚推动无力，实者，气机郁滞而不行，《内经》云"饮入于胃，游溢精气，上输于脾。脾气散精，上归于肺，通调入道，下输膀胱"一句，提示津液运行与肺、脾、肾、膀胱、三焦等脏腑密切相关，而肝主调畅全身气机，亦是推动全身水液代谢的重要脏腑。所以理气治痰者，应重点调理上述脏腑之气。如外邪犯肺，肺气不利而生痰者，则以祛外邪为主，邪气去则肺复宣降，痰液自消；肺气虚而津液代谢失常而生痰者，则以补肺气为主，肺气旺则推动有力，津液运行顺畅，则亦能消痰；脾为生痰之源，脾虚生湿或湿气困脾皆能导致脾气不升、胃气不降，津液运行失常而生痰，所以应针对病因或以健脾为主，或以燥湿为主，必使脾胃气机调畅，则痰浊自消；肾能化气行水，肾气亏虚则气化不利，水液内停为痰，故而对于肾虚生痰者以补肾气，温肾阳兼收敛之，方能取效；肝气不畅，气机失调，津停为痰，或肝火上炎，亦能灼津为痰，对于此应以疏肝理气为主，肝气顺则气行无阻，气行则津行而痰消。张景岳云："善治痰者，治其生痰之源，则不消痰而痰自消。"所以调理气机虽不是直接化痰，但是能消痰生之源，乃是治痰根本之法。

（三）治痰应治脾

崔老认为：虽然痰的产生涉及肺、脾、肾、肝等诸多脏腑，然脾为中土，斡旋中焦，在一身之气血津液运行中处于核心地位。故而在治痰时特变强调脾的作用，治脾不但能使津液正常运化而不留湿生痰，更重要的是脾气健旺，上能培土生金助肺气以祛邪而复肺之治节，下能培土制水以防肾水上犯，中能疏肝木之郁使之平和，所以在治疗痰证尤其是慢性肺系疾病中治痰时不可忽视健脾药物的应用。如上述治法中小柴胡汤中的党参、半夏、生姜；麦门冬汤中的甘草、大枣、党参，西洋参；丹栀逍遥散中的茯苓、白术、甘草、生姜，即治肾阴亏耗为痰之八味丸、六味丸等药物时崔老亦常加砂仁等健脾之品以防药物滋腻碍脾。慢性肺系疾病缓解后更是嘱患者经常服用健脾之药如六君子汤之类以巩固疗效。

（四）化痰药物的应用

虽然治痰以治本为主，但对于已成之痰，崔老常在方药中加入化痰药物以治之，以达标本兼治之功。化痰之药，宜根据痰的性质不同，对症选药，如温化寒痰之干姜、细辛、五味子、紫菀、款冬花之类，热痰选用天竺黄、鲜竹沥、浙贝母，湿痰常选用陈皮、半夏、胆南星等温燥之药，燥痰选用川贝母、全瓜蒌等润燥化痰药物，对于老痰、黏痰、结块痰等顽固难化者，常选用咸寒之品如浙贝母、海浮石之类咸以软坚化痰，同时配合麦冬、沙参等润燥生津之药，使津液充足，则痰易排出。礞石滚痰丸具有通腑泄火逐痰的功效，对于实热老痰，症见痰稠量多或量不多而难出，苔厚腻，大便秘结，脉滑数有力者具有较好的疗效，可暂服用以收一时之功，本方药力峻猛，宜中病即止，不可过用，否则损伤脾胃，则痰反易生而多，此外，导痰汤、涤痰汤等均具有良好的化痰之力，亦可随症选用。

肺心病的分期、分型论治

肺心病是我国老年多发病之一，根据其临床表现可归于属中医学中的喘证、肺胀、痰厥、喘脱等的范畴。它不仅给人们造成很大痛苦，而且严重的危害着人们的生命。崔老认为，肺心病发生的根本原因是脏腑之气亏虚，以肺、心、脾、肾为主，因脏腑之气亏虚，又易招致外邪入侵，痰饮、瘀血内生，使病情加重，因此，肺心病在治疗时应分为发作期和缓解期两个不同的时期进行治疗，发作期以祛邪为主，兼以补虚，缓解期则以扶正为主。在具体运用时，又应根据其不同的病因和临床表现，分为数型，辨证论治。

一、发作期

1. 肺肾气虚兼外感型

此型多见于肺心病早期合并呼吸道感染者。症见：咳嗽、咯痰较平时加重，胸闷气短，动则加重，乏力，望诊可见桶状胸，听诊两肺可闻及干、湿性啰音，心音遥远。

［辨证］肺肾气虚为本，痰浊阻肺为标，根据急则治其标，给予清热化痰，活血平喘之剂。

［方用］鱼腥草 15~30g，百部 10g，杏仁 12g，桑白皮 15g，丹参 20g，北沙参 15g，甘草 6g。

[加减] 若有外寒征象者如鼻塞、头身疼痛、畏寒等者加炙麻黄 6g，白前 9g，前胡 9g，细辛 3~9g，内热较重者加生石膏 30~60g，胆南星 9g，全瓜蒌 15g，板蓝根 20g。

2. 心脾肾阳，虚水泛型

心主营血，肺主气辅心而行血脉。肺病既深，则气虚不能推动血液运行，心脉痹阻，水道不通，除咳、痰、喘三证加重外，还伴心悸、气短、发绀、上腹部胀痛、双下肢肿胀。体检可发现心率增快或心律不齐，肝大，有压痛。此型以心功能不全为主。给予健脾温肾、利水、益气宁心佐以活血化瘀之剂。

[方用] 西洋参 6~12g，茯苓 20g，桂枝 9g，白术 9g，附子 6~9g，细辛 5g，葶苈子 15~30g，丹参 20g，甘草 6g。

3. 肺脾湿热，心肾双虚肿胀型

在肺心病的过程中，呼吸道感染是常见的诱发心衰的主要原因。若闷喘、气短加重，肿胀较甚，咳喘吐黄痰，腹胀，口干舌燥，为肺脾湿热，心肾两虚。

[方用]《金匮要略》中的己椒苈黄丸加味：西洋参（另煎）6g，防己 15~20g，葶苈子 20~30g，川椒目 6~9g，大黄（后下）9~12g，桑白皮 20~30g，茯苓 20~30g，杏仁 12g，甘草 3g。

4. 痰浊闭窍型

肺心病后期，因继发感染，往往出现严重的呼吸困难，咳喘加重，白黏痰增多或咳吐黄绿浓痰，紫绀明显加重，头痛，嗜睡或神志模糊，西医谓之"肺性脑病"，中医则认为病久痰盛，迷闭心窍，谓之痰厥。此为危候，治宜清热豁痰，开窍醒神。

[方用] 胆南星 9g，石菖蒲 15g，全瓜蒌 15g，远志 9g，川贝母 9g，杏仁 12g，鲜竹沥 100ml，葶苈子 20g。

[加减] 若见烦躁不安，四肢抖动或循衣摸床等肝风内动者，加用龟甲 15g，生龙牡各 15g，海浮石 15g，地龙 12g。

5. 晚期阴阳离绝型

晚期肺心病患者气阴两伤，阴损及阳，或痰涎壅盛、肺气闭绝，以致气阴衰败，阳气欲脱而见闷喘加重，不能躺卧，稍动或不动即喘促不止，大汗淋漓，甚则汗出如油，四肢厥冷，脉微弱无根等元阳欲绝之征，应急宜回阳救逆，益气复脉。

［方用］独参汤。人参15~30g，水煎频服。

［加减］兼阳虚痰涎壅盛者，用西洋参（另煎）9~15g，细辛4g，制附子12~30g，石菖蒲12g，茯苓15g，半夏9g，生龙牡15g，鲜竹沥100ml，水煎频服。若舌红苔少，阴虚为主者，用东北参9g，麦冬12g，五味子9g，桂枝9g，水煎频服。

6.晚期热伤瘀络出血型

肺心病后期伴有出血征象，是为危候，乃热毒炽盛，迫血妄行，血不归经所致。单纯应用西药止血效果欠佳，配合中药治疗，或可取效。宜用清热凉血、活血止血法。

［方用］水牛角（先煎）6~10g，鱼腥草30g，板蓝根20g，生地黄20g，赤芍12g，牡丹皮12g，仙鹤草30g，白茅根30g，芦根30g，桑白皮20g，天冬9g，麦冬9g，黄芩20~30g。

［加减］兼有呕吐者加竹茹9g，半夏6g，兼有便血加地榆30g，阿胶9g，气虚加党参20g，五味子9g。

二、缓解期

肺心病发作期经治疗缓解后，大部分患者遗留有肺、脾、肾气虚症状，为防止再度复发加重病情，应常服补益肺肾的药物。

［药用］黄芪12g，白术9g，茯苓12g，五味子9g，淫羊藿12g，丹参20g，杏仁12g，甘草6g。

［加减］脾虚痰多者加山药15g，清半夏9g，陈皮9g；偏阴虚见舌红少苔者加北沙参15g，天冬9g，麦冬9g，知母9g；肺病及心，心气不足者加西洋参3g，制附子3g，细辛3g，北沙参15g，隔日1剂或上述药物加大剂量制成丸药长期服用，以达巩固疗效，减少急性发作的功效。

肺心病是一个由多种胸肺疾患引起的严重的病证，其临床表现及病情变化也是比较险恶和复杂的，临床上往往不是单纯一种治法所能奏效的，应密切观察病情，及时调整方药，在关键时刻更应中西医并用，方能提高疗效，延长寿命。

咯血证治

咯血多因脉络损伤破裂，血溢于外所致。一般咳嗽吐血者称为咯血，病位在于肺；伴大量痰液而出血者属于嗽血或吐血，属于脾；咳嗽痰中带血丝，量不多者称为咯血，属于肾。但凡从肺系出血者皆必咳嗽，所以现在统称为咯血。崔老认为：辨治要明确认识咯血是标证，而病因病位才是咯血之本。

一、辨寒热，治法迥异

咯血的原因很多，但首先要辨别属寒、属热。病的性质不同，在治疗方法上就迥然而异。外寒者佐以疏解，内寒者多用温补。咯血证多为热迫血而妄行，但亦有实热、虚热之分，辨明寒热，再别虚实，处方用药方能准确无误。

（一）外寒伤肺

微恶寒，鼻塞，咳嗽痰稀，痰中带血。病生于寒，寒邪阻肺，伤其肺络。巢元方云："肺感于寒，微者则成咳嗽，嗽伤于阳脉则有血。"

［治法］散寒疏解为主，兼用宣肺止咳。

［方药］紫苏子10g，炙麻黄6g，炒荆芥10g，前胡10g，白前10g，桑白皮15g，款冬花15g，炒杏仁12g，仙鹤草20g，生甘草6g，生姜3片为引。症减后可用清肺润燥宁嗽之剂。除遇此证，不宜解表过甚，汗伤阴则血虚，辛燥之品量要小，燥则耗津，故麻黄用蜜炙，量在6g以下。荆芥炒黑有两种作用：一则减其辛温之性，再者取其止血之功。

（二）肺虚内寒

经常咳嗽，形寒怯冷，吐白色稀痰，痰中带血。素体虚弱，寒邪内凝，肺系瘀阻，咳而伤络所致。

［方药］炮姜6g，细辛4g，五味子12g，炒杏仁12g，橘红12g，鹿角胶10g，仙鹤草20g，白术12g，党参15g，炙甘草6g。干姜、细辛、五味子为仲

师治疗痰饮不可轻去之物，今将干姜改为炮姜，用其温中止血之功，其"入肺利肺气，入肾中利下湿，入肝经引血生血……"又有从阴引阳，从阳引阴平调阴阳的功效；鹿角胶走督脉，益气血，能补血止血。全方共奏补虚祛寒，宁嗽止血之功效。

（三）热伤肺络

经常咳嗽，吐痰黏稠，口干胸闷，吐痰带血。

[治法] 养阴清肺，宁嗽止血。

[方药] 北沙参 20g，天麦冬各 15g，玄参 15g，炙枇杷叶 20g，桑白皮 15g，仙鹤草 45g，白茅根 30g，茯苓 15g，石韦 30g，川贝母 10g，百部 10g，甘草 6g。

此乃肺热阴虚，致肺络损伤，热邪内蕴，肺失清肃，致血妄行，故投以甘寒养阴，清肺濡润之剂，以达宁嗽止血之效。

（四）风热伤肺

发热咳嗽，痰黄，痰中带血。

[治法] 清热凉血，化痰止血。

[方药] 鱼腥草 60g，黄芩 30g，百部 15g，胆南星 12g，芦根 60g，川贝母 10g，金银花 30g，天麦冬各 15g，知母 20g，仙鹤草 40g，鲜竹沥 15ml，甘草 6g。

风邪犯肺，迅速化热伤络，致发热咯血，须重用清热解毒之鱼腥草、金银花，用量 30~60g，清肺胃之热之黄芩、知母 20~30g，再加润肺止血之品方能药到病除。

（五）痰热蕴结，窠囊破裂而出血

经常咳嗽，有时吐黄痰，吐血多少不一，影像学检查可提示有支气管扩张。

[方药] 鱼腥草 40g，全瓜蒌 15g，炒杏仁 12g，北沙参 15g，仙鹤草 30g，板蓝根 15g，百部 15g，川浙贝各 10g，海浮石 15g，阿胶珠（烊化）10g，白及 15g，牡蛎 20g，三七粉（冲服）3g。

血止后可常服润肺养阴之剂，忌食辛辣，预防感冒，多食甘润之品以减少复发。本病为痰热蕴肺，化火灼伤肺络，正如喻嘉言所云："脾之湿热，胃之伏火，交煽而蒸，结为痰浊，溢入上窍，久久不散，透开肺膜，结为窠囊。"崔老依上法每获奇效。

（六）肺热胃火，伤络咯血

咳嗽较甚，口干，上脘不适，吐血，色鲜红。

［方药］黄连 6g，炒栀子 6g，黄芩 12g，大黄（后下）9g，生石膏 15g，知母 9g，麦冬 12g，川牛膝 9g，熟地炭 15g，白茅根 30g，茜草 9g，荆芥炭 9g，当归 12g，牡丹皮 15g，三七粉（冲服）3g。

本型咯血多突然发作，由上、中二焦蓄热，邪气上冲所致。唐容川曰："血证，气盛火旺者十居八九"，"釜底抽薪，然后能降气止逆，仲景泻心汤主之。"故用清热泻火之泻心汤与滋阴清胃火之玉女煎二方为主，加入凉血止血药物，标本兼治，使热撤阴存，而至平调。

二、审阴虚，在肺在肾

咯血一证，多由脏腑阴虚，一为肺阴虚，阴虚内热，灼伤肺络，血溢气道而咯血；再为肾阴虚，水亏火旺，迫血妄行而咯血。此证病程较长，多见于年老体虚者。然肺肾之间金水相生，先病肺阴亏虚，久则母病及子。若先病肾水不足，肺阴亦失滋养，水不济火，可致肺肾双虚。要详辨阴虚所在部位，在肺在肾，有所侧重，疗效更佳。

（一）肺阴虚型

时常咳吐清白黏痰，量少不易咳出，有如胶黏咽喉，口中干燥，痰中带血，手足心有热感。

［治法］润肺养阴。

［方药］炙桑白皮 15g，百合 30g，天麦冬各 15g，杏仁 12g，川贝母 6g，五味子 9g，茜草 9g，知母 6g，白茅根 45g，芦根 45g，甘草 6g。

亦可服用阴虚止咳糖浆（上方加三七粉制成）。偏于肺气虚者，可加北沙参、党参、黄芪等养阴益气之品。

（二）肾阴虚型

经常咳嗽，痰少或干咳无痰，口咽干，有时盗汗，颧红或耳鸣，痰中带有血丝。

[治法] 滋阴补肾，润肺宁嗽止血。

[方药] 山萸肉 20g，五味子 10g，生龙牡各 20g，北沙参 15g，阿胶珠（烊化）10g，百部 10g，白及 10g，炒杏仁 12g，仙鹤草 30g，三七粉（冲服）3g，生山药 30g，百合 30g，天麦冬各 15g，炙甘草 6g。

咯血重者白及可用至 30g，三七（冲服）9g，百部、阿胶亦要重用。此证食疗亦很重要，如山药、百合、白果、杏仁、冬虫夏草等可经常服用，以巩固疗效。

三、明生克，木火刑金

肝与肺经相联系，肝经循行"其支者，复从肝别贯膈，上注肺。"肝气升发，肺气肃降，升发与肃降相互制约，互相协调，则全身气机调畅。若肺气虚弱，或因情志不遂，肝气郁结，逆乘肺系，木郁反克肺金，则可出现咳嗽，胸闷，胁痛，此为木叩金鸣。若肝郁化火，火盛灼津，损伤肺络而咯血，此为木火刑金。其标在肺，其本在肝。审其生克，辨证施药，疗效更彰。木火刑金型咯血症见：咳嗽，胸胁胀满，烦躁易怒，痰质黏稠，咳吐不爽，痰中带血，溲黄便秘。

[治法] 泻肝火、清肺金。

[方药] 瓜蒌仁 15g，海浮石 15g，炒栀子 10g，诃子肉 10g，炙枇杷叶 30g，炒杏仁 12g，川贝母 10g，麦冬 15g，北沙参 15g，青黛 6g，黄芩 10g，甘草 6g。

肺气素虚，肝气升发太过，气火上逆，刑克肺金，火热灼伤肺络，咳嗽吐痰带血。治肝火灼肺，直折肝火，"火去而血自止。"

四、定病位，心肺血瘀

本证依据《金匮要略》"胸痹之病，喘息咳唾，胸背痛，短气"的证候而定。心肺同居胸中，《医宗金鉴》曰："胸背者，心肺之宫城也。"患者咳嗽吐稀白痰，胸闷气短，胸痛彻背，动则喘息，咳甚，痰中带血而量不多，血鲜红。证属胸痹脉阻，心肺血瘀。先以通阳开痹，理肺祛痰佐以活瘀止血。

[方药] 全瓜蒌 30g，薤白 10g，半夏 12g，天麦冬各 15g，杏仁 12g，茯

苓 15g，丹参 15g，炒桃仁 15g，当归 9g，红花 6g，三七粉（冲服）3g。症状缓解后可改用：党参 15g，麦冬 15g，五味子 10g，生地黄 15g，当归 12g，赤芍 12g，丹参 15g，杏仁 12g，甘草 6g。

以补肺养心，滋阴活瘀，使气阴两复，瘀散脉通血止。

五、查时令，燥寒伤肺

燥气为秋季易发之邪，燥邪胜，对人体皮肤黏膜、呼吸道都能产生不良影响。叶天士说："温自上受，燥自上伤，理亦相等，均是肺气受病。"燥为阳邪，肺燥伤阴耗液，损伤肺络可致咯血。寒为阴邪，严冬风寒最易侵袭肺脏，外则卫气失和，内则肺气失宣，"形寒饮冷则伤肺"，可出现咳、痰、喘等症，久咳肺络受损，故见咯血。

（一）秋气耗津，燥邪伤肺

咳嗽，痰量不多，身微热，咽干鼻燥，痰中带血。

[治法] 清金润燥，宁嗽止血。

[方药] 北沙参 15g，天麦冬各 15g，炒杏仁 12g，知母 12g，桑白皮 15g，地骨皮 15g，山药 15g，炙款冬花 10g，三七粉（冲服）3g，生甘草 6g，另配鲜藕 60g，鲜梨 1 枚，切片经煎与药汁同服。

本方是以泻白散为主方加减运用，"泻白者，清泻肺金之燥气也。"《本草纲目》谓"此乃泻肺诸方之准绳也"。去粳米用生山药，则可以健脾养胃，滋阴润肺。经云："金郁泄之。"燥气宜清润，清肺养阴润燥则血自止矣。

（二）冬感寒邪，肺络受伤

此证为冬季感寒而引起，时有寒热、身痛、咳嗽，吐痰带血。

[治法] 散寒和解，理肺止咳。

[方药] 紫苏叶 12g，荆芥 10g，前胡 10g，杏仁 12g，柴胡 12g，黄芩 10g，半夏 10g，党参 10g，川贝母 10g，白茅根 30g，仙鹤草 30g，甘草 6g，生姜 3 片。

本证不宜用辛燥猛烈之剂以发汗，以防伤阴动血，以杏苏散合小柴胡汤加减，疏散和解，邪祛而正不伤。

六、保气阴，益气止血

气为血帅，气虚而血无所主。若久咳肺络损伤，气虚而不摄血，溢出肺络而见咯血。其症见：咳嗽不爽，心悸，气短乏力，面色不华，痰中带血。"有形之血不能速生，无形之气所当急固。"临证治疗，应益气护阴，即可达到生血止血之目的。

［方药］生黄芪 20g，生白术 20g，当归 10g，党参 15g，北沙参 15g，茯苓 15g，杏仁 12g，三七粉（冲服）4g，炙甘草 6g，配童便半杯与药汁同服。

《难经》曰："损其肺者益其气。"方中重用黄芪、党参、白术，取"血虽阴类，运之者阳和也"之意，血有统帅即不妄行。补心脾之气，育生血之源，即"有形之血不能自生，生于无形之气故也"。

七、查病因，瘀毒侵肺

肺癌的发生多为外受六淫之邪，理化刺激，毒庚及不正之气侵袭，内则七情失调、五志过极或体虚气郁，血滞于中，瘀阻肺系；或为毒邪蕴蓄体内而成病，以瘀毒为主。

［主症］咳嗽，胸闷胸痛，气憋气急，吐痰，继则痰中带血。影像及病理检查提示肺部有恶性占位性病变。

［治法］解毒活瘀，润肺止血，佐以补益肺肾。

［方药］羚羊角粉 3g，鲜生地黄 60g，鲜白茅根 60g，鲜大小蓟各 60g（无鲜者药量减半），天冬 20g，仙鹤草 60g，丹皮 12g，白芍 15g，阿胶 12g，百合 30g，猫爪草 30g，白花蛇舌草 45g，蚤休 20g，半枝莲 20g，猪苓 15g，川军炭 6g，三七粉（冲服）6g，白及 15g，甘草 6g。

咯血止后，结合脉证采用益气活血，化毒解瘀之法。因毒是产生肺癌的致病因素，瘀是滋长蔓延的条件，虚是罹患本病的根源。要做到祛邪不伤正，扶正不助邪，药物剂量要大，化毒解瘀贯穿始终。

咳嗽咯血是标，病因病位是本，"见痰休治痰，见血休治血，明得个中趣，方是医中杰"，可谓真知灼见。血渗气管，愈渗愈咳，应查明出血之因，不能单用止咳药以遗后患。在治疗过程中，勿过用苦寒、收涩之剂，以免留邪滞瘀。痰多者勿用镇咳药物，以免阻痰外排，阻塞气机。同时要注意舌脉变化。例如：洪大之脉为邪盛，谨防血之再出；浮芤之脉为血虚有热；细微欲绝，有血脱之虞。舌质舌苔更应详参，宜清宜补，在气在血，对诊断治疗，辨证遣药均有指导意义。

特发性肺纤维化治疗经验

特发性肺纤维化是一种发病原因不明的难治性慢性间质性肺疾病，老年患者易患。临床多表现为进行性呼吸困难伴有刺激性干咳，双肺可闻及Velcro啰音，常伴有杵状指（趾）。本病一般呈进行性发展，患者最终因呼吸衰竭而死亡。发病率男性多于女性，并与年龄呈明显正关系。发病后患者平均生存时间为3~5年。目前现代医学对肺纤维化的治疗缺乏有效的方法。肺纤维化在中医典籍中并没有明确相对应的病名，目前中医界多倾向于将其归为肺痿、肺痹等范畴。

崔老认为，此两种疾病虽然在发病机理及临床表现都与肺纤维化有一定的相似之处，但并不能完全等同。肺纤维化病因不明，发病后生存率短，属于严重肺系疾病后期的表现。其病机复杂，涉及肺、脾、肾、心多器官功能障碍和痰饮、瘀血等诸多病理因素，治疗也颇为复杂，需要多方兼顾，综合考虑，理肺化痰、补肾平喘、活血化瘀等多法同用，坚持治疗，根据病情变化随时调整，方能收到改善症状，延长生存时间的效果。

一、治疗原则

1. 理肺化痰

现代研究表明，肺纤维化是各种原因引起细胞外基质的过量分泌，导致纤维瘢痕形成，肺弹性降低，收缩和膨胀受限，从而引起呼吸困难、咳嗽等一系列症状。从中医来讲，肺主气，司呼吸，主行水，朝百脉，其基本运动形式是宣发肃降。肺脏受到损伤后，纤维组织大量增生，肺叶活动不利，宣发肃降失职，造成其上述功能失常，出现呼吸困难，肺中津液减少，痰涎内生，血脉运行不利的现象。而肺中津液不足，痰涎瘀血浸渍肺中，又进一步阻碍了肺的宣降功能，使呼吸困难更加严重。如此形成恶性循环，使病情呈持续性进展。所以宣理肺气，恢复肺主宣发肃降的功能，在改善症状，延缓病情进展，提高生活质量方面具有重要的作用。

崔老常用药物有四类：一是畅肺气以利开合，药用麻黄、杏仁、细辛等；二是补肺气以助呼吸，药用党参、黄芪、白术、红参、西洋参、山药等；三是润肺津以减滞涩，药用南北沙参、天冬、麦冬、五味子等；四是化痰涎以通气道，药用陈皮、半夏、川贝母、浙贝母、紫菀、百部、天竺黄、海浮石等。

2. 补肾平喘

肺纤维化主要表现为活动性、渐进性的呼吸困难，肺功能为限制性通气功能障碍，虽然目前病因不明，但是有证据显示长期吸烟、环境暴露（金属粉尘、木尘）、病毒感染等均是肺纤维化发生的危险因素。崔老认为，从肺纤维化的发病规律和临床表现来看，其和肾虚（包括肾阳虚和肾阴虚）有密切的关系。中医学认为"邪之所凑，其气必虚"，"正气存内，邪不可干"，"勇者气行则已，怯者则著而为病"，即非常讲究人体正气在疾病，特别是慢性疾病发展中的作用。而肾精及肾气为人身元气之根，阴阳之本，是人体正气的来源和重要组成部分。肾气不足容易导致人体正气从根本上的损伤，机体全身或局部（主要是肺脏）防御功能降低，各种理化刺激和微生物感染得以长期存在，导致肺泡上皮反复发生损伤和异常修复，刺激成纤维细胞增生并最终形成肺纤维化。肺纤维化患者多于 50 岁以后患病，也提示肺纤维化的发生与肾气不足有密切关系。从临床表现来看，肺纤维化所表现出来的顽固的、进展性的呼吸困难也是肾不纳气的具体临床表现。因此在治疗时补肾纳气平喘不但是改善临床症状的需要，也是从根本上防止疾病的进一步进展，延长生存率的需要，在治疗中处于核心地位。常用药物有蛤蚧、核桃仁、冬虫夏草、五味子、山萸肉、枸杞、天冬、淫羊藿、白果、地龙等。

3. 活血化瘀

肺纤维化患者局部病理表现为细胞外基质的过度沉积，肺部纤维瘢痕形成，局部血管重构，肺体变硬。临床上多有身体瘦弱，肌肤甲错，唇舌紫暗等表现，都提示了肺纤维化在发生发展过程中有瘀血因素的存在。众多医家在论述肺纤维化时都倾向于与中医的肺痹相对应，对瘀血因素在肺纤维化的发生和形成中的重要性已经形成一定程度的共识。中医认为，虚和瘀常相互发生，虚久生瘀，血瘀亦可导致气虚，所以张仲景《金匮要略》中将血痹、虚劳列为一章论述，就是强调虚和瘀的关系。肺纤维化患者根本原因为肺、肾先天后天二气亏虚，祛邪无力，导致邪毒滞留肺中，在虚、毒的共同作用下，肺部血行迟缓，瘀血暗生。有诸内者形之于外，所以患者多有唇舌紫暗、肌肤甲错、身体羸瘦等外在表现。且瘀血的出现导致血流气体交换障碍，加重了呼吸困难的症状，如唐容川在《血证论》中就提出"瘀血乘肺，咳逆喘促"的观点。鉴于肺纤维化主要的病理特征即是肺部纤维瘢痕形成，血管重构，顺应性变低的"瘀"的征象，且瘀血不化，新血不生，徒补而无功，形成因虚致瘀，因瘀致虚的恶性循环。崔老提出活血化瘀的疗法应贯穿于整个肺纤维化的治疗过程中，就是基于以上考虑。常用药物有：丹参、桃仁、当归、三七、赤芍等。

二、辨证论治

1. 肺肾阴虚证

[主症] 咳嗽痰少或咳嗽痰中带血，口燥咽干，声音嘶哑，骨蒸潮热，形体消瘦，腰膝酸软，颧红，盗汗，舌红少苔，脉细数。

[方药] 滋阴活血汤：南沙参、北沙参、天冬、麦冬、五味子、丹参、当归、桃仁、杏仁、橘红、清半夏、川贝母、浙贝母、地龙、蒸百部、甘草。

2. 肺肾气虚证

[主症] 咳喘无力，气短不足以息，面色淡白或虚浮，精神不振，体倦乏力，动则气急，自汗，易于感冒，懒言或声音低怯，头晕，耳聋，耳鸣，心悸，痰量多，质清稀，舌淡苔薄，脉沉细。

[方药] 益气活血汤：生晒参、黄芪、白术、山药、山萸肉、枸杞、淫羊藿、当归、丹参、益母草、车前子、茯苓、桂枝、甘草、生姜、大枣。

3. 瘀阻肺络证

[主症] 咳吐浊唾涎沫，质稀或稠，或咯痰带血，胸闷气短，唇甲紫暗，

舌暗红或有斑点，苔薄或灰暗，脉涩。

[方药] 崔老以《医林改错》之血府逐瘀汤化裁化瘀宣肺。若兼咯血明显者，加白茅根、三七、花蕊石；胸闷胀痛加郁金、延胡索；痰涎量多加茯苓、半夏、前胡。

对于一般类型，即上述诸症均有征象，但并不是某一种类型表现特别突出者，崔老一般用自拟方肺纤化宁汤治疗。

[方药] 炙麻黄 7g，杏仁 12g，细辛 6g，地龙 15g，桃仁 12g，当归 15g，三七 6g，丹参 20g，西洋参 6~9g，南沙参 15g，北沙参 15g，天冬 15g，麦冬 15g，五味子 10g，甘草 6g。

[加减] 疾病处于发作期，症见咳嗽较重者加桑白皮、川贝母、百部化痰止咳；咳吐黄痰者去西洋参、细辛加黄芩、海浮石、天竺黄清热化痰；咳吐稀白痰者加陈皮、半夏燥湿化痰；咳嗽带血者加仙鹤草、白茅根止血；闷喘较重者加白果平喘；咳嗽面赤，口干口苦者加柴胡、薄荷清肝胆之热。缓解期出现气短乏力，动则气喘、咳嗽加重者，加党参、山萸肉补气养阴。诸症明显缓解或基本消失，即以本方为基础加蛤蚧、红参、冬虫夏草，制成水丸，每次服 6g，每天 2 次，长期服用以巩固疗效，防止疾病进一步进展。方中之意，以南北沙参、天冬、麦冬以滋肺肾之阴；蛤蚧助肾之阳，西洋参、红参、虫草补肺肾之气，合用可使肺肾气阴充足，阴阳调和，再辅以桃仁、三七、丹参、当归活血养血以消肺络中瘀滞；麻黄、杏仁、地龙、细辛寒热并用，理肺中壅塞之气以止咳平喘，如此标本兼治，寒热并用、补通相兼，切合病机，且配伍得当，可久服常服而无偏颇之弊。

结核性胸膜炎辨治经验

结核性胸膜炎，是胸膜受到结核菌感染而引起的炎症，属于中医虚劳、悬饮、支饮、胸痛的范畴。结核性胸膜炎有干性和渗出性之分。中医学认为：干性胸膜炎的病机为外邪侵袭，痰热互结，痹阻胸胁，不通则痛；渗出性胸膜炎的病机为水湿停滞胸胁，潴留成饮，蕴结化热，久则热邪留恋，伤阴损液，而成阴虚内热之证。本证以标实本虚为主。标实，即邪实，由痨虫、痰湿、湿热蕴结而成；本虚，乃正气不足，阴虚损液。对于本病，现代医学虽有高效的抗结核药物，但是对于一些抗结核药物不敏感或过敏或不愿意服用抗结核药物的患者，难以收到较好的疗效。此时崔老采用中药治疗，疗效颇显。

一、外邪犯肺，痰热蕴结

[主症] 干咳，胁痛，口苦，舌苔薄白或薄黄，脉弦滑而数。

[方药] 若发热重，恶寒轻，以桑菊饮加味：桑叶 15g，菊花 15g，金银花 20g，牛蒡子 15g，蒲公英 20g，芦根 30g，薄荷 6g，杏仁 12g，川贝母 9g，浙贝母 9g，桑白皮 20g，甘草 6g，百部 12g。若伴有寒热往来，以小柴胡汤和解少阳，清热化痰：柴胡 15g，黄芩 12g，清半夏 10g，黄连 9g，全瓜蒌 15g，赤芍 15g，杏仁 12g，川贝母 9g，浙贝母 9g，甘草 6g。

二、痰热互结，饮留胁下

1. 热重于湿

[主症] 咳嗽，胸胁发胀，气短而促，发热，苔黄，脉弦滑而数。

[治法] 清热解毒，祛饮化痰。

[方药] 金银花 20g，鱼腥草 30g，百部 15g，蒲公英 30g，薏苡仁 30g，牡丹皮 12g，芦根 30g，桔梗 10g，川贝母 10g，桑白皮 20g，黄连 6g，甘草 6g。

2. 湿热并重

[主症] 咳嗽，胸胁痛，痰多气喘，发热，舌质红，苔黄腻，脉弦滑而数。

[治法] 清热化瘀，泻肺逐饮。

[方药] 千金苇茎汤合葶苈大枣泻肺汤：芦根 30g，冬瓜子 30g，桃仁 12g，薏苡仁 30g，葶苈子 15g，石韦 20g，鱼腥草 30g，白芥子 6g，玄参 20g，白术 9g，甘草 6g，百部 12g，大枣 5 个。

3. 阴虚内热

[主症] 咳嗽，胁痛，胸闷不适，X 线提示干性胸膜炎或渗出性胸膜炎后期。

［治法］养阴化痰。

［方药］熟地 30g，白术 9g，陈皮 12g，清半夏 12g，茯苓 15g，川贝母 10g，浙贝母 10g，百部 12g，瓜蒌皮 20g，薏苡仁 30g，杏仁 12g，北沙参 15g，甘草 6g。

高血压病治疗八法

崔老临床 70 余年，对高血压病的治疗经验丰富，疗效可靠。崔老以中医理论为基础，尊《内经》《难经》之旨，参后贤各家学说，结合现代医学理论，根据该病的临床见症和不同阶段表现，分为八型，治疗经方、时方并用，加减配伍适当，临床疗效甚佳。

一、平肝潜阳法

［适应证］头痛头晕，耳鸣，头目胀痛，面赤口苦，失眠多梦，急躁易怒，遇烦劳郁怒而加重，甚则仆倒，肢体麻木震颤，脉弦或数，舌质红，舌苔白或黄。

［方药］平肝潜阳汤。

决明子 20g，石决明 20g，珍珠母 30g，天麻 15g，钩藤 15g，生龙齿 15g，生杜仲 15g，桑寄生 15g，怀牛膝 20g，黄芩 12g，栀子 10g，茯神 15g，夜交藤 20g。

［方解］方中决明子、石决明、珍珠母、天麻、钩藤、生龙齿平肝潜阳；黄芩、栀子清肝泻火；杜仲、桑寄生、怀牛膝滋补肝肾；茯神、夜交藤养心安神。若大便秘结，可加大黄通腑降逆；若风偏盛，眩晕急剧，泛泛欲吐，四肢麻木，甚则手足震颤，筋惕肉瞤，为中风先兆，应及时到医院就诊，汤药宜加重平肝息风药物如石决明、珍珠母之类的剂量，最大可用至 30g。

二、化湿祛痰法

［适应证］眩晕，头重昏蒙，或伴视物旋转，胸闷，中满，呕吐痰涎，食少多寐，或有下肢水肿，痰多，大便溏，妇女带下，舌体胖大，质淡，苔白厚腻，脉濡滑。

[方药] 化湿祛痰汤。

半夏 15g，天麻 15g，茯苓 15g，泽泻 15g，白术 15g，陈皮 12g，生山药 20g，甘草 6g。

[方解] 方中以二陈汤健脾燥湿化痰，天麻息风止眩。重用茯苓、泽泻健脾利湿，使停滞中焦之痰湿从小便排出，而不上冒作眩，配山药、白术二药可健脾祛湿消痰。如眩晕较甚伴有恶心呕吐，甚则视物旋转者，酌加代赭石、竹茹、生姜、旋覆花以降逆止呕；若胃脘满闷，腹胀纳差，加厚朴、白豆蔻、砂仁、焦三仙等化湿消食和胃；如伴耳鸣耳聋，加郁金、石菖蒲、灵磁石以通阳开窍；如痰郁化火，头目胀痛，心烦口苦，加黄连、栀子等清化痰热。

三、清肝泻火法

[适应证] 眩晕头痛，面红目赤，口苦口干，口舌糜烂或面生痤疮，喜冷饮，小便黄赤，大便干结，舌质红苔黄糙，脉弦数。

[方药] 平肝泻火汤。

夏枯草 20g，龙胆草 6g，决明子 20g，黄芩 12g，栀子 10g，柴胡 6g，大黄（后下）6~9g，生地黄 15g，玄参 15g，炙何首乌 15g，菊花 15g。

[方解] 方中夏枯草、龙胆草、菊花、黄芩、决明子、栀子均为苦寒之性，能清泻肝胆实火；大黄泻火通便，使火热之邪从大便排出。肝藏血，肝经热盛，易耗伤阴血，故用生地黄、玄参、何首乌以滋阴养血，标本兼顾，佐柴胡引诸药入肝经，以收平肝清热之效。

四、滋肾养阴法

[适应证] 头痛头晕日久不愈，精神萎靡，耳鸣目昏，双目干涩，腰膝酸软，失眠健忘，颧红咽干，五心烦热，舌红少苔，脉细数或细弦。

[方药] 滋肾养肝汤。

熟地黄 15g，山萸肉 18g，五味子 10g，枸杞 15g，玄参 15g，生牡蛎 15g，龟甲 12g，生杜仲 15g，桑寄生 15g，怀牛膝 20g，石决明 20g，炙何首乌 15g。

[方解] 方中诸药均为补肝肾、滋肾水之品。阴虚则阳亢，出现肝肾阴虚、肝阳上亢之证，故在大量滋阴药中，辅以生牡蛎、龟甲、石决明等平肝

潜阳之品，滋水涵木，肾水旺，则肝阳不亢而病愈。

五、活血逐瘀法

［适应证］头晕头痛，肢体麻木，或有半身不遂，双下肢凹陷性水肿，或伴耳鸣耳聋，失眠健忘，心悸，面唇紫暗，舌质暗红有瘀斑，脉弦细涩。

［方药］活血逐瘀汤。

丹参20g，当归尾12g，赤芍20g，川芎12g，红花9g，生地黄15g，鸡血藤20g，桃仁12g，怀牛膝20g。

［方解］方中桃红四物汤合丹参、鸡血藤，既活血祛瘀，又有养血之功，活血兼有补养，化瘀而不伤正。怀牛膝可引血下行，互为佐使，血活瘀化，血脉通则头痛自止。亦可酌加虫类药物，如地龙、全蝎、水蛭等，以增强其搜风活血之力。若伴神疲乏力，气短自汗者，加黄芪、太子参益气行血；伴畏寒肢冷者加附子、桂枝温经活血。

六、益气通络法

［适应证］头痛头晕，动则加剧，遇劳即发，面色㿠白，气短，神疲乏力，甚则半身不遂，肢体麻木或偏枯痿废，语言謇涩，小便频数或失禁，舌苔薄，边有齿痕，脉细弦。

［常用方药］补气通络汤。

黄芪30~120g，当归15g，赤芍20g，丹参20g，红花9g，川芎12g，桃仁12g，地龙15g，生蒲黄6g，三七粉（冲服）6g。

［方解］方中黄芪量倍于诸药，乃取其大补元气，使气旺以促血行，祛瘀而不伤正。气虚可致瘀，配以归尾活血养血，川芎、赤芍、桃仁、红花、地龙活血祛瘀通络，互助其力。丹参、蒲黄、三七相配，可祛瘀而生新血。综观全方，可使气旺血行，瘀消络通，诸症则愈。崔老经验，此方颇宜于高血压病兼见气虚者用之。

七、养心安神法

［适应证］头痛头晕，失眠，多梦，健忘或心悸，五心烦热，焦躁不安或燥热自汗，盗汗，舌红少苔，脉弦细或细数。

[常用方药]养心安神汤。

酸枣仁 20~40g，茯神 15g，夜交藤 20g，合欢皮 15g，知母 9g，竹叶卷心 6g，五味子 10g，生龙骨 15g，生牡蛎 15g，山萸肉 18g，川芎 12g。

[方解]方中重用酸枣仁养血安神为主药。夜交藤、合欢皮、茯神以宁心安神；知母补不足之阴，清内之虚火，具清滋兼备之功；山萸肉、五味子以滋肾水，肾水上承，心火下降，水火既济，睡眠自安。配生龙牡以平阳敛阴。诸药相配，共奏养心安神、清心除烦之效。肝肾之阴滋养有源，阴升阳潜，其失眠及阴虚阳浮之证，皆可自愈。

八、温阳健脾法

[适应证]头痛、头晕伴神疲乏力，畏寒肢冷，胸闷呕恶，纳呆便溏，腰膝酸软，舌淡苔薄白或腻，脉沉细无力。

[常用方药]温阳健脾汤。

附子 10g，党参 15g，茯苓 15g，白术 15g，怀牛膝 20g，杜仲 15g，桑寄生 15g，生山药 20g，桂枝 9g，泽泻 15g。

[方解]方中附子温补肾阳；杜仲、桑寄生、怀牛膝补益肾气；党参、白术健脾益气；山药、茯苓、泽泻健脾利湿，诸药相伍为温肾健脾并进之剂。

根据崔老经验，以上八种治法，临证时亦非绝对单独使用一法，常以一法为主，辅以他法，或两法、多法并举。临床上若能辨证准确，化裁无误，常能收到立竿见影之效。

崔老认为脉象在高血压病的诊断方面有特殊的价值。高血压病患者其脉大多弦实有力，尤其是沉取。弦为肝脉，强劲有力，肝阳必亢。部分高血压病患者病情的轻重，常与临床症状不成正比，对于一些血压很高但自觉无明显不适的老年患者，切不可误以为无病，或认为病轻而放弃治疗，贻误病情，以致发生中风。必须精心诊脉，详问病史。其脉象若弦实有力，测血压必高，其脉象沉细，四肢欠温者，血压虽高，益气温阳之剂亦须运用。要脉证相参，结合病史、患者体质、兼证等大胆治疗，选用准确的治法，投以相应方药，则收效甚佳。

高血压病，特别是老年患者，多并发动脉硬化、高脂血症。据现代药理研究，一些补肾及利湿的中草药如何首乌、杜仲、桑寄生、牛膝、泽泻等有很好的降压、降脂、软化血管、抗衰老的作用。所以临床上治疗高血压合并高血脂者，常用以上补肾及利湿的药物，降压、降脂效果较好。

高血压病尤其是二期以上者，血液黏稠度增加，动脉硬化致弹性减退，血脂增高，血流动力学的改变，血流阻力增大，血流缓慢，微循环障碍，心肌缺血，常常并发心脑血管疾病。根据现代药理研究，某些活血化瘀药物如丹参、赤芍、川芎、当归、红花、水蛭等可以扩张血管，使聚积的血小板解散，降低血液黏稠度，溶解血栓，改善循环等。故治疗高血压病合并有心脑血管疾病者，从瘀血为主论治，必投以活血化瘀之品，既可以降压又可以改善心肌缺血，还有利于中风的恢复。

黄芪为补气补阳之药，高血压病常以肝阳上亢多见，世医多畏用或少用黄芪。崔老认为：根据现代药理研究来看，黄芪对血压有双向的调理作用，即高之可降，低之可升，其用量在30g以上者，可以扩张血管，降低血压；量少则可以升压。高血压病老年患者，多气虚，气的推动功能衰减，气血运行不畅，可导致瘀血内停，故凡有气虚血瘀征象者，可大胆投以大量黄芪，以达气旺则血行之效。

眩晕辨治七法

眩晕为患者的一种自觉症状，是临床常见病症。可见于西医的多种疾病，如梅尼埃病，高血压病，低血压病，脑动脉硬化、狭窄、斑块形成，椎－基底动脉供血不足，贫血，神经衰弱等。"眩"是指眼花或眼前发黑，"晕"是指头晕或感觉自身或外界景物旋转，二者常同时并见，汉唐以后合为一词。轻者闭目即止，重者旋转不定，如坐舟车，站立不稳，或伴呕恶、汗出、耳鸣，甚至晕倒。近年来眩晕患者有增多趋势。

眩晕最早见于《内经》，谓之"眩冒"，有"诸风掉眩，皆属于肝""上虚则眩""木郁之发……甚则耳鸣旋转"的论述。本病的发生机理，历代医家论述很多，如张仲景认为痰饮是眩晕的重要致病因素之一；刘河间认为由于风火所致；朱丹溪主张"无痰不作眩"；张景岳强调"无虚不作眩"。这些理论都从不同侧面揭示了眩晕的病因病机，都有其实践基础。

崔老在综合各家学说基础上认为：引起眩晕的病因较为复杂，外感六淫、内伤七情、饮食劳倦等皆可引起。以内伤引起者较为多见，如肝气郁结，郁久化火，上扰清空；或气郁不舒，化火伤阴，阴血暗耗，虚阳上亢，肝阳化风，上扰头目；或饮食失节，嗜食肥甘，伤于脾胃，脾胃失于健运，聚湿生痰，阻遏气机，蒙蔽清阳；或年高体衰，劳欲过度，肾精亏耗，脑失所养；或久病大病，忧思劳倦，气血耗伤，使清阳不升；或跌仆坠损，头脑外伤；或颈椎骨刺，阻滞经脉，气滞血瘀，不能上荣头目等，皆可发生眩晕。崔老删繁就简，将眩晕的病因概括为：火、气、痰、瘀、虚、风六个方面，此六种因素往往兼挟为患，治疗时应分清主次，有所侧重。另外，"诸风掉眩，皆属于肝"，"脾为生痰之源"，"肾主藏精，主骨生髓通脑"，从病位看，眩晕与肝、脾、肾三脏关系密切，治疗时应重视平肝、健脾、益肾。现代医学中将眩晕分为耳源性，眼源性，第八颅神经疾病，小脑、大脑疾病，药源性，贫血及心血管疾病，神经性眩晕等10余种，中医治疗时若能配合现代医学诊断，辨病与辨证相结合，可以提高疗效。

临床上凡起病较急，病程短，眩晕重，视物旋转不定，恶心呕吐，多属实证。实证又有风火、痰湿、瘀血的不同；起病缓，病程长，反复或持续发作，无明显旋转，伴身体虚弱，脉沉细无力者，多属虚证。虚证又有气虚、血虚、阴虚、脾虚、肾虚之分，且虚实往往可以互相转化。因此临床上虚实夹杂，本虚标实者尤为多见。崔老根据临床经验，将眩晕分为七种证型，收效甚佳。

一、平肝息风法

[适应证] 头晕，头胀痛，耳鸣，心悸，失眠，情绪激动或劳累后眩晕加剧，平素性情急躁易怒，舌苔红，脉弦数有力。

[方药] 天麻钩藤饮加减：天麻15g，钩藤15g，石决明15g，决明子5g，栀子12g，杜仲15g，桑寄生15g，黄芩12g，夜交藤30g，丹参20g，菊花15g，怀牛膝15g，茯苓15g。

[方解] 天麻钩藤饮为平肝息风的效方，经崔老调整药量后疗效更佳，所加石决明、决明子清泄肝火兼益肾阴；丹参活血化瘀，养血安神；菊花平降肝阳，清热明目；怀牛膝引血下行。此方对于肝阳上亢引起的头晕效果明显，

且能平稳降低血压。头晕较甚，血压较高者，加生石膏、珍珠母、生龙牡、夏枯草；头痛重加川芎、白芷；口干苦加龙胆草、生地黄；腹胀便干加青木香、枳壳、大黄。

二、化瘀降脂法

[适应证]头晕，头胀，昏沉不清，健忘，失眠，胸闷或痛，腰膝酸软，肢体麻木，面色黯红，形体肥胖，舌体胖，舌质暗，苔白腻，脉弦滑。血液流变学检查可见血质黏稠，血脂增高。

[方药]降脂除晕汤。何首乌 15g，生山楂 15g，黄精 15g，决明子 15g，丹参 20g，菊花 15g，泽泻 15g，桑寄生 15g，怀牛膝 15g，杜仲 15g，钩藤 15g，豨莶草 15g，天麻 10g。

[方解]嗜食肥甘，饮食不节，多静少动，致脾失健运，水谷精微化为痰浊入血，浊瘀胶结，久则影响脏腑及经脉功能。方中生山楂、决明子、丹参、泽泻、豨莶草活瘀通络，化浊降脂；何首乌、桑寄生、黄精滋肾益精，培本固元。现代研究证明，以上诸药皆有降低血脂的功效。天麻、钩藤、怀牛膝、菊花平肝清上，醒脑止晕。本方有较好的降脂降压、健身益寿作用。肢体麻木较明显加桑枝、鸡血藤、地龙、桃仁、红花；口干口苦加栀子、黄芩；失眠多梦加夜交藤、合欢皮；气虚肢麻加黄芪、活络草；头昏健忘加石菖蒲、远志。

三、化痰和中法

[适应证]眩晕剧烈，天旋地转，恶心呕吐，目闭难睁，耳鸣重听，头重如裹，胸脘痞闷，舌体胖，舌质淡，苔白腻，脉弦滑。

[方药]半夏白术天麻汤合泽泻汤加味：清半夏 13g，白术 12g，天麻 10g，陈皮 12g，茯苓 15g，泽泻 30g，猪苓 13g，砂仁 6g，甘草 6g。

[方解]半夏白术天麻汤及泽泻汤为治痰饮中阻眩晕的效方，用于忧思劳倦，伤于脾胃，脾失健运，痰湿中阻，清阳不升所致眩晕。方中二陈汤健脾和胃，化痰止呕，加白术补气健脾，天麻平肝息风，泽泻逐膀胱三焦停水，猪苓化饮利湿，砂仁芳香化湿，开胃消食。诸药合用，祛痰消饮，痰饮去清阳升则眩晕自愈。呕吐较甚加竹茹、旋覆花、代赭石；耳鸣重加石菖蒲、磁

石；气虚加党参、太子参。

四、滋补肝肾法

[适应证]头晕眼黑，精神倦怠，腰膝酸软，心悸气短，形体消瘦，劳累则头晕加重。舌质淡、苔少，脉沉细。现代医学检查未见器质性病变。

[方药]益脑止晕汤：熟地黄15g，何首乌15g，山萸肉15g，茯苓15g，天麻10g，五味子10g，川芎12g，枸杞15g，菊花12g，白芷13g，丹参15g。

[方解]《灵枢·海论》云："髓海不足，则脑转耳鸣，胫酸眩冒。"肾主藏精，主骨生髓，肾虚则髓海不足，脑失所养，头晕眼花。本证多由于工作劳累，房事不节，或年高体弱，大病久病之后，伤精耗血，损及肝肾所致。方中熟地、何首乌、山萸肉、枸杞益肾填精，养血益肝；丹参、川芎、白芷、菊花活血清上；五味子补元气不足，收耗散之气；天麻治虚风内作，眼黑头眩；茯苓健脾和中，养心安神。诸药合用，能使头脑清醒，精力充沛。晕痛甚加决明子、白蒺藜、蔓荆子；失眠加夜交藤、炒枣仁、紫苏叶、百合；健忘加益智仁、远志；遗精加益智仁、覆盆子、桑螵蛸。

五、疏肝清上法

[适应证]头晕，头痛，胸胁胀满，急躁易怒，抑郁，焦虑，失眠多梦，女性可伴月经不调，舌质红，脉弦细而数。

[常用方药]丹栀逍遥散加味：柴胡12g，白芍15g，当归13g，白术12g，茯苓15g，薄荷6g，白芷13g，川芎15g，天麻10g，钩藤13g，夜交藤30g，丹皮12g，栀子12g，菊花15g，甘草6g。

[方解]丹栀逍遥散是治疗怒气伤肝，气郁化火的名方。崔老加白芷、川芎芳香上达，开郁止痛；天麻、钩藤、菊花平肝清上；夜交藤养心安神，用于神经性眩晕，疗效甚佳。口干口苦加龙胆草；头晕沉加枸杞、决明子、白蒺藜；耳鸣加知母、石菖蒲、磁石；失眠加炒枣仁、合欢皮；心悸加丹参、茯苓、郁金。

六、祛风通络法

[适应证]眩晕，仰头或转头时尤甚，颈项不舒或疼痛，上肢发麻，走路

欠稳。舌质暗，苔白，脉浮紧。现代医学诊断为颈椎病。

［方药］祛风通络汤：葛根 15g，桂枝 9g，赤芍 20g，羌独活各 12g，川芎 13g，白芷 13g，鸡血藤 30g，细辛 4g，桑枝 30g，活络草 30g。

［方解］本型眩晕多见于中老年人。人过中年，肝肾渐衰，气血不足，筋骨失养，复因颈部劳损外伤，感受风寒湿邪，经络阻滞，气血不能上荣，而发生眩晕。颈项为足太阳经及督脉所过，治疗以疏通此二经经络为主。方中葛根舒筋解肌，治项背强痛；桂枝、羌独活、鸡血藤皆入膀胱经，具有祛风活络，活瘀止晕的作用；细辛入督脉，主督脉为病，脊强而厥；赤芍、川芎行气活血；白芷芳香开窍；桑枝祛风通络尤宜于上肢痹痛；活络草补益精气，活络止痛。诸药合用，经络通畅，则颈项不舒，头晕，肢麻等症状缓解。腰膝酸痛加狗脊、川断、桑寄生、没药；肢体麻木较重加黄芪、豨莶草。

七、益气化瘀法

［适应证］头晕，走路不稳，下肢乏力，如踩棉花，肢体麻木，或半身不遂，口眼歪斜，语言不利。舌淡紫有瘀斑，苔白腻，脉虚弱或虚大。现代医学诊断为短暂脑缺血发作、脑血栓形成。颅内外血管超声可见颈动脉狭窄、斑块形成。

［方药］补阳还五汤加味：生黄芪 45g，地龙 15g，赤芍 15g，水蛭 6g，鸡血藤 30g，豨莶草 20g，川牛膝 20g，杜仲 15g，桑寄生 15g，丹参 20g，桃仁 13g，红花 6g，川芎 13g，当归 13g。

［方解］此型多见于老年人，人到暮年，元气亏虚，气虚无力推动血液，血滞为瘀。清代医家王清任据此创补阳还五汤，重用黄芪大补元气，使气旺血行。桃仁、红花、地龙、当归、川芎、赤芍活血化瘀。崔老在此基础上加入川牛膝、杜仲、桑寄生、丹参、豨莶草、水蛭等补肾活血之品，使其作用更强。此方不仅对慢性缺血性脑血管病引起的眩晕有效，而且还可使偏瘫的肢体恢复正常。崔老经验，此方对血压高见气虚者亦可使用，大剂量黄芪有降压作用。大便干结加熟地、肉苁蓉；血压高加石决明、珍珠母；纳呆食减加太子参、砂仁；下肢麻木疼痛加鸡血藤、威灵仙、木瓜。

以上七法各有侧重之处，可一法单用，亦可数法并施，临证施治，多能取得满意疗效。崔老强调：眩晕可以出现在许多疾病中，应注意标本关系，本病治愈后，眩晕自除。

急慢性肾炎辨治经验

一、识病析因辨证

急、慢性肾炎是现代医学的病名，它是一种具有水肿、少尿、血尿、镜检内有蛋白、红细胞管型，并伴有高血压、肾功能损害等临床表现的免疫性肾小球炎症性疾患，临床可分为急性肾炎、慢性肾炎两种。中医学虽无此病名，但根据临床表现和发展规律，与中医文献中的"肾风""水肿""肿胀""水气""阳水""阴水"等病极为相似。其致病因素，可以概括为如下五点。①病邪外侵：如风寒、风热、热毒、潮湿等；②湿热内蕴：即体内素有湿邪郁闭而发病，或七情劳倦致湿邪停滞，湿热内蕴；③肺虚受邪，宣发无力，水道通调障碍；④脾阳虚，运化无力，水失制约；⑤肾气虚，开合失司，不能主水。此外与三焦决渎功能，膀胱气化功能都有一定的关系。

总之，急、慢性肾炎之病因，无论是外感或内伤，在病理上均与肺、脾、肾相关，而三者之间又互相联系，相互影响，正如《景岳全书》中所说："凡水肿之证，皆肺、脾、肾相干之病，盖水为至阴，故其本在肾，水化于气，故其标在肺，水惟畏土，故其制在脾。"可见三者之间，以肾为本，以肺为标，脾居中州，职司健运，实为治疗本病之关键。因外因而起者多为阳水，内因而起者多为阴水。

中医对于急、慢性肾炎的辨证，要首分阴阳，这样立法用药就有章可循，不至于迷失方向。现在一般采用朱丹溪、李梴之分类法，将其分为阳水、阴水两大类。阳水一般可包括急性肾炎，多为实证，虚者较少，阴水一般可包括慢性肾炎，虚者较多，或虚中夹实，夹瘀夹热。但阳水和阴水也不能截然分开，它可相互转化，如对阳水证治疗不当，迁延日久可以转化为阴水，阴水在治疗期间或基本痊愈后又因外感或其他原因而又复发，可出现阳水证候。故崔老认为在临床上要具体问题具体分析，"观其脉证，知犯何逆，随证治之"，决不可机械划分，标本不明，本末倒置，贻误诊治。

二、治疗秘诀要略

（一）辨虚实，分表里，恰当选用发汗、利尿、逐水之法

发汗、利尿、逐水是急慢性肾炎治疗上的三个常用法则，在临床上有很重要的指导作用和实用价值。它最早见于《素问·汤液醪醴论》："津液充郭……平治于权衡，去菀陈莝……开鬼门，洁净府。"指出了对水肿病的治疗原则。

1. 汗法，即"开鬼门"

用药物或其他方法使患者出汗增多，汗出后，积留于人体内的水液，可由毛孔排泄而出则肿消。应用范围：急性肾炎或慢性肾炎急性发作者（阳水、风水、皮水、毒风袭表）。常见于腰以上水肿兼有发热、恶寒、头痛，脉浮或紧，苔白。

常用方剂：越婢加术汤、麻黄连翘赤小豆汤、防风通圣散等加减。需要注意的是无以上适应证及身体极度虚弱者，不得使用汗法，以免伤阳耗气，损阴耗液。发汗时应微微汗出，不可令汗出淋漓，以至亡阳，应中病即止。

2. 利尿，也就是"洁净腑"

使患者体内郁积多余的水湿排出体外之意。急慢性肾炎多因肺、脾、肾三脏功能失调，三焦膀胱气化失常，致水湿之邪稽留体内，泛溢于肌表而成肿胀之势，所以通利小便使水湿之邪从小便排出以消除水肿，是急慢性肾炎的常用治法。

常用方剂：五皮饮、五苓散、猪苓汤、八正散等，可配合单味药物如玉米须、白茅根、石韦、土狗等药物，以提高疗效。在应用利尿药物之前一定要辨清尿量多少、肿胀的病因、属性、部位，才能取得良好效果。

3. 逐水

与利尿不同，本法是指用峻药（二丑、甘遂、芫花、大戟等），使水湿之邪迅速从大小便排出，对于水肿较重，腹中胀满者用之。张景岳谓："微则分利，甚则推逐"即是此意。

常用方剂：疏凿饮子、舟车丸、十枣汤等，但用时须审证准确，详细谨慎，用之不当，祸不旋踵。

以上三法，适用于邪实的患者，若水肿渐消，邪热已减，正气虚衰者实属禁忌，即属对症，亦要衰其大半而止，过则遗患无穷。

张仲景云："诸有水者，腰以下肿，当利小便，腰以上肿，当发汗乃愈。"提出水肿的发生部位有在上、在下的不同，应施以不同的治法，此亦是《内经》"开鬼门，洁净腑"之旨。近代医家曹颖甫据此提出了二法合用的理论和治验，即当利小便之证，必先发汗而小便始通者；有当发汗之证，必兼利小便而始愈者。崔老宗此法，临证时辨别病情的寒热虚实、人体的上下表里及其相互联系，综合应用，每能应手取效。

（二）辨别肺、脾、肾三脏之盛衰，分别投以宣肺、健脾、补肾之剂

急慢性肾炎以水肿为主，属于水病的范畴，《内经》有"三阴结谓之水"之说。本病的发生与发展与肺、脾、肾三脏功能失调密切相关。临床对于三脏的虚实盛衰，病邪入侵之浅深，都要充分注意。一般治疗顺序是：初则宣肺，因肺主宣发肃降，通调水道，肺气通调，使上焦开发，三焦通畅，水精四布，下输膀胱，则水液得以气化而外出。常用方药：麻黄连翘赤小豆汤。方中重用麻黄，酌加浮萍、荆芥、防风、紫苏叶等药物以宣肺清热，祛邪利水。若热邪较重者，可加生石膏、芦根；喘咳加杏仁、桑白皮。继则以健脾运化水湿，因脾主运化，为后天之本，生化之源，其性喜燥恶湿，脾健则土能制水，精血津液有所统而不易流失，水不泛滥，其肿自消。常用方药：实脾饮、五皮饮、防己黄芪汤。终以补肾，因肾主水，为先天之本，生命之根，受五脏六腑之精而藏之，肾阳虚则命门火衰，水失制约而泛滥；肾阴虚则精气不能固摄而漏泄，所以温肾阳以化气行水，滋肾精以固肾主水，都能取得良好的效果。临证时应根据肾阴虚、阳虚之不同，分别给予补肾阴、温肾阳，或阴阳双补之剂。温肾阳可选用真武汤、金匮肾气丸等，酌加淫羊藿、补骨脂、肉桂、紫河车、鹿茸等。补肾阴可选用六味地黄丸、滋肾通关丸等，酌加桑寄生、川牛膝、车前子、知母、黄柏、甘草等。阴阳双补常用方药有济生肾气丸、人参养荣汤等，可酌加黄芪、鹿茸、党参、巴戟天、枸杞等。慢性肾炎迁延日久，既损肾阴，又伤肾阳，出现阳损及阴或阴损及阳的现象，

阴阳既虚，则气血亦必不足，补气之药如黄芪、党参亦所必用，甚则重用。水肿患者阴阳并补，可见奇效。

需要注意的是，以上三法并不是孤立的，在临床中常常需要合用，如宣肺与健脾（越婢加术汤），宣肺与温阳（麻黄附子汤），健脾与补肾（真武汤、实脾饮），脾肾阳虚性肾炎更是屡见不鲜，正如张景岳所说："证有全因脾肾不足而肿胀者，治法：四君子、归脾之类为主，固是正治之法，然亦须兼补命门，虚则补母正此谓。"又云："盖气虚者不能复行气，肾虚者不可复利水，且温补即所以化气，气化而痊愈者，愈出自然。"实为经验之谈，临床确有指导意义。

（三）分清邪正之盛衰，祛邪扶正不可偏执

肾炎以水肿为主，从邪正来分，水湿为邪，肺、脾、肾三脏为本。治疗肾炎以利水、祛湿、发汗以及益气、健脾、补肾为祛邪扶正的两个方面。古人云："扶正即所以祛邪"，"祛邪即所以扶正"。但二法对治疗肾炎如何应用，方能达到正存邪去的目的，崔老认为：肾炎初起水湿较重，邪实而正不甚虚，此时应以祛邪为主，包括宣肺、利水、清热、泄下等方法，不可过早用补法，因补药多属甘润滋腻之品，甘则中满，润则生湿，滋则助阴，腻而多滞，易于助湿，邪不得出，非徒无益，而反害之。曾见用补药过早者，湿邪稽留，迁延不愈而变生他证。所以祛邪应务尽，邪去则正复。另一方面应注意肺、脾、肾、三焦及膀胱的虚损情况，若水肿之势已减或因正虚不能排水外出，则应以扶正为主。若肺气虚则不能通调水道，脾气虚则不能运化水湿，肾气虚则开合失司，三焦膀胱气化无力，此时须以扶正为主。正气旺盛，水邪自然消失，即所谓："扶正即所以祛邪。"若不顾体质强弱，正气盛衰，气化功能及水肿原因一味用利水祛邪之剂，常致症不减而反增。凡利水药物多具有清凉寒下之性，清者多散，凉者多利，寒则多凝，下则多行，皆有伤正之弊，邪未去而正又伤，贻害匪浅。故二法用之得当，则效若桴鼓，用之不当，则犯虚虚实实之戒，故应以"祛邪不伤正，补虚不滞邪"为准。

（四）治当重行气与活瘀

急慢性肾炎在临床上常见兼有气滞或血瘀之证候，治疗时佐以行气活瘀之品，疗效多属满意。因气滞水亦滞，气行水亦行，气能化水，水能化气，

气能帅血，血能病水，水能病血。气、血、水三者在生理上可以相互转化，在病理上亦可相互影响。不论是急性或慢性肾炎，其病机多伴有气滞水停，血瘀不畅。气血受阻，运化失常，致水湿之邪留而不去，用调气活血之法对治疗肾炎既有辅助作用，有时亦起主要作用。崔老曾用活血化瘀兼温阳利水之桂枝茯苓丸，改为汤剂加益母草、党参、当归尾、红花、川牛膝治疗 1 例女性患慢性肾炎兼月经数月未至，其中重用茯苓、益母草各 30g 以活血利水，疗效颇佳。又曾用行气开郁、降逆化痰之半夏厚朴汤，生姜改为生姜皮加陈皮、大腹皮、槟榔、木香治疗一妇女因生气兼有外感的急性肾炎，亦收到较好的疗效。所以，在治疗急慢性肾炎时，以上二法切不可忽视。

（五）治疗蛋白尿和管型要辨证选药

尿中蛋白和管型的多少，为诊断肾炎、判定疗效等主要依据之一，因此，如何尽快消除尿中蛋白及管型，也是治疗肾炎的一个需要探讨的问题。中医治疗蛋白尿的方法甚多，但主要还是依据四诊八纲进行辨证施治，清热、利尿、宣肺、健脾、补肾及活血、固涩、益气等法则，均有消除蛋白尿、管型的良好效果，切不可拘泥于一法一药，墨守不变。应结合病情，选用经实践证明具有消除蛋白、管型等有很好疗效的药物如玉米须、白茅根、石韦、车前子、党参、黄芪、山药、芡实、茯苓、金樱子、菟丝子、桑螵蛸、熟地、山萸肉、鲤鱼、益母草、当归、丹皮、丹参、鹿角霜、煅龙牡、鹿茸、附子等，结合病情，单味或二三味合用，多能提高疗效。

隐匿性肾炎主要以尿蛋白、管型为主，患者多无所苦，或有腰酸、周身乏力、尿黄、口干等症状，治疗时可参照肾阴虚的治疗方法，但补肾阳、阴阳双补等亦可据证选用。

（六）忌盐和解除忌盐须因证而设

盐味咸入脾肾两脏，为人体维持水液代谢的一种重要物质。中医则认为水肿的形成，湿邪是重要的因素之一。盐能生湿，多食则中满，盐可化水，水盛则肿，少则为湿，重则为水，所以水肿患者忌吃食盐很重要。危亦林在其《世医得效方》中说："凡水肿须忌盐，虽毫末许不得入口，俟水病去后，宜以醋少许调和，饮食不能忌盐，勿服药，果欲去病，且须忌盐。"话甚中肯。崔老曾治一例患者，水肿已经大消，但食盐 1 次，肿胀又增。待水肿消退，尿中蛋白基本消失后，可先食炒盐少许，以后逐渐增加，可预防因骤食盐类而生中满，致水肿反复。

解除忌盐其法有二：

（1）先食炒盐，将食盐放在陶器中焙或锅内炒，以祛其湿气，然后食之。

（2）鲤鱼1斤多重，去内脏，装盐满腹，以绳系之，放在新陶器上，用微火将鱼焙干，碾成细面，每食少许，服完后再服生盐。此法崔老家用数世，肿消后令患者先服鱼盐，以后肿势很少因食盐而再复发者。其道理是鲤鱼具有行水利湿之效，能解盐之湿邪，同时鱼有滋养健脾的作用，脾健则化气行水，转输运化之功能旺盛，水肿自不复发。

辨治胃病经验

中医胃病包括现代医学常见的急慢性胃炎、食管炎、胃、十二指肠溃疡、功能性消化不良、胃下垂等疾病。临床可见中满、纳差、胃中灼热、吐酸、疼痛、恶心、呕吐、嗳气等症状。崔老治疗胃病善于从主要症状入手，结合病情新久，喜按拒按、诱发因素、舌苔、脉象等情况，详辨寒热虚实、所涉脏腑，在此基础上立法组方，随症选药，常常收到较好的疗效。

一、辨证论治

1.痞满、胀满

二者均有中焦满闷不舒的症状，所不同者，满而无形属于痞，有形而满者属于胀。崔老认为：二者皆为中焦气机不畅所致，且多伴有形实邪阻滞中焦。满有虚实之分，寒热之别。凡病程较短，满而胀，拒按者，属实满；病程较长，满而不胀，按之觉舒，属虚满。兼四肢不温，胃部发凉，喜食热物，脉紧弦者，为满而兼寒；伴舌苔黄腻，口苦口干，食冷觉舒者，是满而兼热。因脾胃为水谷之海，脾胃一虚，则腐熟、运化无权，饮食水谷停留中焦，化痰生湿，并与胃则为湿热，并与脾则为寒湿，故而又常见寒热互结、虚实夹杂之证。治疗当根据其虚实情况，实者给予消散，虚者给予温补。至于寒热互结、虚实错杂之证，则给予攻补兼施之剂。临证时，若患者近期有暴饮暴食或进食难以消化食物病史，胃脘部胀满疼痛，嗳腐吞酸，大便不通者，多属饮食积滞，以保和丸合小承气汤为主，消散积滞。若见有胀满拒按，舌苔白厚腻，伴身困懒言，纳呆呕恶，头晕目眩者，多是痰湿较盛，以二陈平胃散为主燥湿化痰。若见病程日久，胃部痞闷，饭后加重，按之觉舒，气短懒言，舌淡苔薄者多属脾胃气虚，治疗以香砂六君子为主，健脾和胃。见胃脘部痞满不适，按之觉舒，舌苔厚腻而黄者，多属虚实互见，寒热错杂之证，治疗以半夏泻心汤为主，辛开苦降，攻补兼施。若见畏寒怕冷，胃部发凉，喜食热物者多属脾胃虚寒，可以理中汤为主，温暖脾胃。

2. 胃中灼热、吐酸

崔老认为：胃中灼热、吐酸等证皆因中焦气郁，胃气因而不降，肝木郁而化火，横逆犯胃，胃中热盛，饮食水谷因胃气不降而停于中焦，受胃热之蒸腐，因而成酸。因胃中热盛，寻常之药，入于胃中反为胃热而所变，亦而成酸，故而当尊喻嘉言"刚药变胃"之说，其在《寓意草·论吴圣符单腹胀治法》一篇中云："驱其酸，而反其甘，惟有用刚药一法。刚药者，气味俱雄之药，能变胃而不受胃变者也。"常用左金丸为主方，左金丸方中黄连、吴茱萸二药，皆大苦大寒，大辛大热之药，其气味俱雄，相互佐助，能入于胃中清胃腑之火，兼以疏肝气之郁，再加半夏降胃气之逆；厚朴、枳实、大黄开通小肠以承胃气之降；白芍酸甘而寒，收敛肝气以防其横逆。如此饮食水谷从上到下运行畅通无阻，不停于胃中为热所蒸，则酸味自除。伴有胃脘疼痛者，加乌贼骨、浙贝母、瓦楞子，以防胃壁为酸液所害；病情日久，见有脾虚症状，如腹胀、纳差、气短懒言者，加太子参培养中土以防肝木之克。

3. 恶心、呕吐

崔老认为恶心、呕吐之症皆以胃气上逆为本。其胃气上逆之因，又有虚实寒热之别。虚者，胃气亏虚，腐熟无权，饮食停于胃中不能下行，转而上逆，作恶心、呕吐之症。治疗以六君子汤为主，方中党参、白术、茯苓、甘草补胃气之虚；陈皮、半夏理气降逆。若虚而兼痰湿内生，症见舌苔白滑或白腻者，加白豆蔻、砂仁芳香化其浊气；气虚日久，伤及胃阳，症见畏寒怕冷，胃部觉凉者，加干姜、生姜温胃止呕；若因过食生冷寒凉之物，致寒气凝结胃中，饮食因而不化，胃中胀满不舒，甚则疼痛，以吴茱萸汤为主，温中行气，散寒止痛；若因感受寒湿之邪，症见恶寒发热，恶心呕吐，肠鸣腹泻等症者，以藿香正气散为主方，外散寒气，内化湿浊。恶心、呕吐因寒因虚者有之，因痰因热者亦不少见。此类患者多舌苔黄腻，呕而口苦，脉滑数或洪滑。崔老常用温胆汤或半夏泻心汤化裁治疗。若不效，多责之肝胆有热，循经而上干胃气，致胃气不降，此时常须重用白芍酸苦入肝，泄其火热之气，配以辛凉之薄荷，既能疏散肝经热邪，又能入胃而化湿和中，兼以入肺以达佐金平木之效。如此伐肝治胃，对于顽固性恶心、呕吐因热者常可收到较好的疗效。对于大病久病之后，或呕吐时间较长，伤及胃阴，虚火内生者，常用麦门冬汤为主加沙参、玉竹、石斛之类药物滋养胃阴，降逆止呕，缓慢调养。

4. 胃脘疼痛

崔老治疗胃脘痛，尊《内经》"通则不痛"之旨，以寒热虚实分而治之，虚者补之使通，寒者温之使通，热者清之使通，实者散之使通，调血以和气，调气以和血，上逆者使之下行，中满者使之旁达，必待中焦气机通畅，血脉调和，饮食水谷畅行无阻，则疼痛自可消除。其常用方药可概述为：

> "胃痛在上腹，一二三四五，
> 五个双味方，五个泻心汤，
> 单用或合用，胃痛可消除。"

其中一二三四五者，指崔老根据胃脘痛性质不同，常用的五个组合方剂。

一是保和承气汤，为保和丸和小承气汤的合方，此方对于因饮食积滞导致的胃脘胀痛、嗳腐吞酸、恶心呕吐等症，伴舌苔厚腻，脉滑而有力者颇有功效。方中保和丸消食化积兼清积食所生之热；小承气汤开通小肠，引导积滞之饮食下行入肠中，使邪有出路，胃气通畅，则痛自止。

二是疏肝理气饮，此方为崔老自拟方，由四逆散和二陈汤、小承气汤加青皮、郁金、白豆蔻、砂仁等药组成，主要针对因肝气胆之气不舒，横逆犯胃，疼痛因忧思恼怒而犯者，正如《内经》所云："木郁之发，民病胃脘当心而痛。"其证常伴有痛引两胁，嗳气频繁，情志不舒等症状，此方用四逆散、青皮、郁金等药物舒畅肝胆气机；二陈汤燥湿以健脾气；小承气汤通降胃腑；白豆蔻、砂仁化中焦浊气。如此脾胃升降复常，亦有助于肝气调达，正所谓"土疏泄，苍气达"。临证时若胃中灼热吐酸者加黄连、吴茱萸；腹胀较甚者加莱菔子、大腹皮、木香；呕吐较甚者加旋覆花、代赭石。

三为丹参饮合百合汤，此方对于气滞日久兼有瘀血者颇为适宜。胃气郁滞者，其血行亦缓慢，日久则停而为瘀。症见胃脘刺痛，夜间尤甚，胸闷气短，唇舌紫暗等气滞血瘀之象。阳明胃为多气多血之经，阳气旺盛，郁滞日久，邪气易从火化而暗生内热，耗伤胃阴，故而陈修园治气凝日久而服热药不效者常用丹参饮合百合汤，取其丹参既能活血化瘀，又能清胃中之热；百合滋润肺胃以助之使降，且《神农本草经》记载："百合主邪气，腹胀心痛，兼能补中益气"，是以一药而数功；檀香、砂仁、乌药三药辛温香燥，能行气滞，化浊邪，开胃口，与百合同用则无过燥之弊。诸药寒热相伍，润燥相配，对于病久瘀滞者既能攻邪又不伤正气，刺痛较甚者加失笑散以加强活血止痛之功。

四为消溃散，本方由乌贼骨、浙贝母、白芍、甘草、南沙参五味药物组成，亦是崔老根据多年临床经验所拟，专门针对胃溃疡、十二指肠溃疡所导致的胃脘痛而设。方中乌贼骨、浙贝母二药制酸止痛；白芍、甘草是为芍药甘草汤，具有缓急止痛之功；南沙参清热养阴而和胃。全方具有清热、制酸、止痛、保护胃黏膜等功效。若有黑便者加地榆炭、白及、仙鹤草、三七粉化瘀止血；纳差者加神曲、麦芽、鸡内金；腹胀者可加木香、乌药、石菖蒲、小茴香；恶心呕吐者可加半夏、藿香、砂仁。

五是黄芪建中汤，本方专为虚寒胃痛而设，症见胃痛隐隐，喜温喜按，日久不愈，同时有神疲乏力，面色萎黄，身体消瘦，四肢不温，大便溏薄等脾胃虚寒的表现。方中小建中汤温中补虚，和里缓急。黄芪升阳益气。临证时宜加党参、白术以助黄芪补气之功，同时去饴糖，因其能助湿生热，脾胃虚弱之人服之可令人中满。

以上是崔老治疗胃脘痛常用的五种方药。至于五个双味方，分别是金铃子散、左金丸、百合汤、失笑散、良附丸，此五方均含有两种药物，方简意精，分别对于肝气、湿热、阴虚、瘀血、寒凝等因素造成的胃脘痛有良好的疗效。崔老常在上述五个常用方剂中辨证加入此五个双味方。此外，对于病机复杂，寒热互结、虚实错杂之胃痛，半夏泻心汤、生姜泻心汤、甘草泻心汤、大黄附子泻心汤、三黄泻心汤等是补虚泄实，通腑散结之剂，亦为崔老临床所常用。

5.胃下垂

胃下垂一证，多因素体脾胃虚弱，升降失调，中焦气机不利，一则中气升举无力，二则饮食水谷通行不畅，胃部负担加重，久而导致胃下垂。临床患者常见身体瘦弱，不耐劳累，胃部常有饱胀感，饭后尤甚，崔老认为此病的治疗关键在补与行。补者补中焦气虚；行者，畅中焦气滞，只有二者结合方能取效。临床常用补中益气汤为主，升举中气，同时重用枳壳30~60g，行中焦滞气。现代药理研究表明：枳壳对于不同状态下的胃肠道平滑肌具有双向调节的作用，能兴奋松弛状态下的胃肠平滑肌，提高其张力，增强气蠕动，并呈现量效关系。如此运用，与痢疾治疗中"调气则后重自除"有异曲同工之妙，同时还应针对性的给予化痰、祛湿、温中等药物，坚持服用，多能收到良好效果。

二、临证特点

崔老在治疗胃部疾病的过程中，除强调辨证论治外，常常告诫后学者一定要注意胃的生理特点。胃主通降，喜润而恶燥，对于实证或虚实夹杂之证者，只要大便不溏，崔老喜欢用小承气汤以通降胃腑，胃腑通降，胃中湿热、痰饮、积滞均可随之而下，邪有出路，则病易痊愈，正如吴又可说"承气本为逐邪而设，非专为结粪而设也""客邪贵乎早除，方为万全之策"。对于胃脘部有湿热、痰热，或寒热错杂者，崔老常在药中加沙参一味，因胃热日久可伤阴，而燥湿、化痰、清热之药多辛燥或苦寒，容易伤及胃阴，与胃喜润而恶燥之性不和，用沙参者，既能益胃阴而助胃气之通降，又能防止诸药过燥伤阴，是一药而两效，诚为治胃之良药。

三、善后调养

崔老认为：治疗胃病，要三分治，七分养，特别注意饮食、生活习惯的改变。不暴饮暴食；不食用过于辛辣刺激、生冷寒凉之品；脾胃虚弱者应多食清淡易消化之物；不要过饱，以防伤及肠胃；注意休息，保持充足的睡眠，调畅情志。如此方能断胃病之根，否则，则会造成胃病反复发作不愈。

便秘治验

便秘是指排便次数减少，排便困难，伴或不伴大便干结的临床现象。其中功能性便秘是指排除各种肠道、肛门及肠外脏腑器质性病变导致的大便不畅或不通，主要因饮食、生活习惯、体质因素等原因所造成的便秘，是临床常见的疾病。崔老认为：便秘根源在于大肠，以大肠为阳明燥金，其性主燥，其传导糟粕功能赖于肺、脾、胃、肝、肾等脏腑功能正常，外感六淫、饮食不节、情志不调、年高肾亏、病后体虚、产后失血等原因皆可造成上述脏腑功能失调，导致大肠传导失职，糟粕积于肠道，燥化太过，从而发生大便干硬、排便困难等症状。故而崔老治疗便秘常以滋润药物为主，以解大肠之燥，同时辨别病在何脏，在气在血，脏腑既明，则选用入某脏之药兼以滋润多汁者，标本兼治，更佐以理气之药以通腑气，常收到较好疗效。

一、病因病机

大肠为阳明燥金之腑，籍其燥化之功，吸收由小肠下传的食物残渣中的水分，形成粪便，然后在气的推动作用下排出体外，是以中医有大肠为传导之官和大肠主津之说。然大肠能够顺利排出大便，便质成型，不干不稀，则于肾阳的推动，肾阴的滋润，肾气闭藏和肝主疏泄的协调，脾胃升降协调，肺气升降协调等因素密切相关。肾主司二便，肾阳不足，则推动无力，蒸化无权，糟粕内停。肾阴不足，肾精亏虚，肠道失润，传导不利。肝主藏血，调畅气机，肝气不畅，则气机不调，肠道运行失常；肝血不足，则津枯血燥，大便秘结。脾胃居于中焦，脾升而胃降，若胃强脾弱，约束津液不得四布，则大肠亦干燥而秘结；肺与大肠相表里，肺气不利，治节失常，或肺热移于大肠，则大肠亦传导不利，燥化太过，导致便秘。

二、辨证论治

治疗便秘证，崔老总以滋润肠道为主，不能图一时之快，妄用攻下药物，耗气伤津，使虚者更虚。脾虚者常用重用生黄芪、党参、生白术以健脾补气通便；血虚肠燥者用大剂量生白芍、火麻仁、当归以补血润肠通便；肾阴虚者重用何首乌、生熟地以补肾滋润通便；肾阳虚者重用肉苁蓉以温补肾阳通便；痰热壅肺、肺失宣降者用全瓜蒌、杏仁、莱菔子、黄芩以宣肺清热通便；大肠实热者用承气汤类以清热泻腑通便；久病多瘀者则用桃仁、大黄、赤芍以活血化瘀通便；肝郁气滞者用柴胡、郁金、白芍、枳实以疏肝理气通便。

三、典型病例

案1 马某，男，76岁，2015年5月12日初诊。

[现病史] 患者近4年间断出现大便秘结，排便不畅，3~4日/次，常服用润肠及泻下药物，有时用开塞露等，症状时轻时重。近2周上述症状呈进行加重，3~5日排便1次，大便干，排便不畅，无脓血黏液，伴咳嗽，咳吐白色黏痰。脉寸滑尺弱，舌淡体胖苔略腻而滑。肠镜检查：未见明显异常。

[诊断] 便秘之肾虚精亏，肠道失润，肺气不降。

[治疗] 理肺化痰，润肠通便。

[方药] 炙紫菀15g，炙桑皮15g，桃仁12g，杏仁12g，肉苁蓉60g，郁李仁20g，厚朴12g，槟榔15g，炙甘草6g。3剂，水煎服。

二诊：服药2剂后大便通，自觉舒适，3剂服完大便每日排便2次，仍痰多。用上方加浙贝母15g，炒莱菔子15g，6剂。

并嘱咐其多食新鲜蔬菜水果，多饮温开水，注意保暖及劳逸结合。

三诊：患者自觉甚好，每日排便1次，仍吐痰较多，改用二陈汤加生白术15g，山药20g，槟榔12g，炒莱菔子15g，间断服药以巩固疗效。

按：患者老年男性，肾精不足，推动无力，濡润失常，故大便秘结不通。肺主宣发肃降，与大肠相表里，大肠传化糟粕有赖于肺的宣发肃降功能，肺失宣降，则肠腑不通，糟粕壅塞，便秘加重。反之，若大肠传化功能失常亦可致肺气不宣、肺气郁闭出现咳嗽、吐痰等症。方中紫菀、桑白皮理肺化痰，"开天气以通地道"。配以桃仁、杏仁、郁李仁、肉苁蓉温肾益精通便；厚朴、槟榔燥湿消痰，下气除满。二诊便秘好转，加浙贝母、莱菔子增强理气化痰之功，三诊大便基本正常，则以二陈汤为主，燥湿消痰，益气通腑。

案2 郝某某，女，75岁，2015年11月12日初诊。

　　[现病史] 患者糖尿病病史 10 年，经常间断出现排便困难，自服芦荟胶囊后好转，后每行排便需服用此药，否则大便费力无法解出。近半年排便困难情况加重，加量服药亦无明显改善，大便 3~4 日一行，大便干结，无鲜血脓液，纳差乏力，气短懒言，舌质淡红，苔薄白，脉细弱无力。行结肠镜检查未见明显异常。

　　[诊断] 便秘之气阴亏虚。

　　[治法] 益气养阴补肾，佐以润肠通便。

　　[方药] 生黄芪 30g，生熟地各 20g，生白术 30g，太子参 15g，当归 20g，厚朴 12g，肉苁蓉 30g，制首乌 20g，枳壳 15g，火麻仁 20g，桃仁 12g，杏仁 12g，郁李仁 20g。4 剂，日 1 剂，水煎服。

　　二诊：患者排便较前略顺畅，大便干结稍缓解。服药效佳，继服 8 剂。

　　三诊：患者大便质软，较前明显顺畅，每天 1 次，无其他所苦。

　　按：患者消渴日久，气阴两伤，气虚则大肠传导迟缓无力，阴亏则肠道失其濡润，故糟粕难行而成便秘。治疗上以益气养阴为主，佐以润肠通便。方中黄芪、白术、太子参补中益气；生熟地、当归、肉苁蓉、何首乌滋阴养血；火麻仁、桃仁、杏仁、郁李仁均为富含油脂的果仁，具有润燥滑肠之功；厚朴、枳壳宽中下气，一是促进肠道蠕动，二则减少方中补药滋腻之性。全方补中有通，寓通于补，通不伤正，避免了一味攻下，而犯虚虚之戒。

　　案 3 卢某某，女，85 岁，2014 年 7 月 10 日初诊。

　　[现病史] 患者长期便秘，数日一行，便时艰涩不畅，膝关节疼痛不适，脉细数，舌质红，少苔。

　　[诊断] 便秘，阴虚津亏。

　　[治法] 生津润肠通腑。

　　[方药] 肉苁蓉 15g，生地黄 15g，玄参 20g，火麻仁 15g，郁李仁 15g，桃仁 12g，杏仁 15g，赤芍 20g，厚朴 12g，枳实 12g，大黄（后下）7g，川牛膝 15g，当归 15g，没药 9g，炙甘草 6g。6 剂，日 1 剂，水煎服。

　　二诊：服药后，便秘症状有所缓解，大便每 1~2 日 / 次，嘱继服 6 剂，以固疗效。

　　按：患者脉细数，舌红少苔，乃是阴津亏虚，肠道燥热之象。年老肝肾亏虚，气血流通缓慢，不能濡养筋骨，故膝关节疼痛不适。方中增液承气汤配合诸仁类药物滋阴增液，通腑泄热；川牛膝、肉苁蓉、生地黄补肾强壮筋骨；没药、赤芍、当归养血活血止痛；炙甘草调和诸药。本方标本兼顾，既有通便之功，又兼顾经络不和之腿痛。

案4 孟某某，男，88岁，2015年10月22日初诊。

[现病史] 患者近半年来排便困难，腹胀难忍，大便1周1次，纳呆，食少，时感右侧胁肋部气胀不舒，矢气后稍缓解。多处求治，迁延不愈。脉细略弦，舌淡苔腻。

[诊断] 肝郁气滞之便秘。

[治法] 疏肝理气，和胃通腑。

[方药] 生白术60g，枳实30g，厚朴15g，大腹皮30g，陈皮20g，白芍30g，肉苁蓉30g，火麻仁30g，莱菔子30g，鸡内金15g，生姜3片。4剂，日1剂，水煎服。

二诊：腹胀略减，大便3~4日一行。刻下以右胁胀满不适明显，效不更方，继服6剂。

三诊：上药6剂后，腹胀大减，大便2~3日一行，右胁胀感亦减轻，上方略有加减，继服6剂以固疗效。

按：本案患者虽已高龄，但胁腹胀满，得矢气后缓解，舌苔厚腻，乃是气滞便秘之实证，故方中用大量理气药物调理肝脾，通腑导滞，并重用生白术、白芍、火麻仁、肉苁蓉润肠通腑，软化大便使大便容易排出，稍佐鸡内金以增进食欲，强健身体。本方虽大量应用理气药物，但配合白术、鸡内金等药物健脾和胃，攻不伤正，虽已高龄，用之无妨。

案5 崔某某，女，24岁，2016年12月8日初诊。

[现病史] 患者产后2月开始出现大便干结，排便不畅，3~7日排便一次，乳汁稀少，乳房不胀，气短乏力，脉沉略滑，力差，舌质红润，苔黄腻。

[诊断] 产后大便难，证属气血不足兼津液亏虚。

[治法] 益气养血，通络下乳，润燥通便。

[方药] 黄芪30g，当归15g，党参15g，路路通6个，木通6g，通草6g，王不留行12g，漏芦12g，玄参15g，火麻仁20g，郁李仁15g，肉苁蓉20g，穿山甲6g。6剂，水煎服，日1剂。

二诊：2016年12月14日。患者大便干结症状稍缓解，3日排便1次，乳汁较前增加。守方继服 8 剂。

随访：1 个月后。患者 1~2 日排便一次，乳汁较前明显增加，自觉精神佳。

按：患者产后亡血伤津，肠道失润，伤血耗气，无力推送大便，加之产后哺乳，加重气血亏虚的程度。正如《万氏妇人科》中所说："产后气虚而不运，故糟粕壅滞而不行，血虚而不润，故沟渎干涩而不流，大便不通，乃虚秘也。"治疗上以益气养血，润燥通便，通络下乳为主。方中黄芪、党参、当归气血双补，既益气养血通便，又为乳汁分泌打下了物质基础。玄参、麻子仁、郁李仁、肉苁蓉滋润肠道，软化大便；漏芦、王不留行、路路通、木通、通草、穿山甲均能活血通经下乳。全方标本兼治，共奏益气扶正，养血填精，润肠通便之功。气血流畅，津足肠润则大便自通，气血旺盛，则乳汁化源充沛，分泌增加。

四、小结

崔老治疗便秘根据脏腑特性，多选用具有滋阴润燥药物，缓而图之，同时注重脏腑之间联系，从整体上对全身机能进行调理，以达到标本兼治的目的，体现了中医整体观念和辨证论治的特点。同时崔老常常告诫患者，要保持良好的生活、饮食习惯，不过食辛辣刺激之物，按时休息，养成定时排便习惯，配合药物治疗，方能收到良好的疗效。

运用下法经验

下法是中医治疗疾病的一种方法，为八法之一，运用极广，效果卓著。金元著名医学家张子和善用下法，著有《儒门事亲》等有关下法的文献资料，善用下法，临床治疗各种疾病常能得心应手，立竿见影。他常对学生们讲："治病应理、法、方、药兼备，不可因患者喜补畏攻而弃攻滥补，医者更不可畏下法猛如虎狼，避之若洪水猛兽。下法只要运用得当，可称为闯关斩将的常胜将军。"张子和说的好："夫邪之一物非人身素有之也，或自外而入，或自里而生，皆邪气也。邪气加诸身，速攻之可也，速去之可也，揽而留之何也。"为此，对于该用下法治疗的疾病，不论男女老少，依病而用，自可灵验。

崔老将下法广泛用之临床各证，取得了满意的疗效。

一、肠痈腹痛急，攻下与通里

肠痈前期腹痛较重，发病急骤，治疗依据张子和"先论攻其邪""陈莝去而肠胃洁""病去痛止"的攻下方法，曾治愈多人。

案1 胡某某，男，36岁。

右侧少腹疼痛5日，昨日突然剧痛，呈持续性，难以忍受。在某医院外科诊断为急性阑尾炎，白细胞$18×10^9$/L，医嘱做阑尾切除术，已上手术台，患者拒绝手术，故而请崔老会诊。症如上述，腹胀、中满、大便秘结。脉实而数，舌质红润，苔微黄。诊为热结大肠，气血互结，将成肠痈。遂治以通腑泻下、清热解毒、活血行滞之法。

［方药］大黄（后下）12g，厚朴13g，枳实13g，蒲公英30g，紫花地丁20g，金银花30g，连翘15g，当归12g，牡丹皮10g，赤白芍各10g，元胡12g，木香6g。

上方服药1剂，便通腹痛减轻，再进2剂，痛减大半，仍稍有中满、腹胀、痛感，每次服药后均腹泻2次。在前方的基础上药味略有进退，共服8剂，腹痛止，血常规正常，精神好转，痊愈出院。

案2 裴某某，女，22岁。

患者身体素健，昨日突然腹中疼痛，逐渐加剧，腹满欲呕，呻吟不止，大便2日未行，少腹右下方压痛、反跳痛。脉紧弦而数，舌质淡红，苔微腻。诊为热结气滞，肠痈初起。

［治法］清热攻下，活瘀行滞。

［方药］大黄（后下）15g，芒硝（冲服）10g，牡丹皮13g，桃仁15g，蒲公英20g，败酱草20g，金银花20g，白芍20g，木香（后下）10g，元胡12g，当归12g，甘草6g。

上方服药1剂，腹泻3次，痛减。守上方减去大黄、芒硝，继服3剂，腹痛止，正常上班工作。

按：以上两例均为肠痈腹痛，因湿热郁积，肠内气血凝聚，以致气滞血瘀，不通则痛。六腑以通为用，"其实者散而泻之"，故治以通里攻下，泻热破瘀、清热解毒。拟大承气汤、大黄牡丹汤二方加减运用。张氏对大承气汤之药论甚详，亦很推崇，其云："大黄苦寒，通九窍，利大小便，除五脏六腑之积热。芒硝咸寒，破痰散热，润肠胃。枳实苦寒为佐使，散滞气，除腹胀。厚朴辛温，和脾胃，宽中通气。此四味虽为下药，有泄有补，卓然有奇功。"崔老以其方药，并配合大黄牡丹汤加入清热解毒、凉血散瘀之药，使湿热瘀结之毒，迅速荡涤，攻之而下，自可痛随利减，肠痈得消，诸症自愈。

二、胆囊有结石，疏泄以排积

胆囊结石属于中医胁痛、腹痛、黄疸之类的范畴，治疗方法不一，但多以清热理滞、疏泄通下为主。

案1 陈某某，女，62岁。

患者右胁及上腹部经常疼痛、拒按，压之痛增，每遇情志不畅则痛甚。脉弦实，舌质润，苔白腻，经B超检查诊为慢性胆囊炎合并结石。

[治法] 排石攻下，清热行滞。

[方药] 金钱草45g，柴胡13g，枳实15g，厚朴15g，炒川楝子13g，元胡15g，香附20g，木香（后下）10g，赤白芍各10g，郁金13g，大黄（后下）15g，芒硝（冲服）12g，金银花20g，甘草6g。

上方每次服药后患者均腹泻3~4次，共服20余次，每次泻后患者均淘洗大小便，筛除小石块3~4粒。守方再服7剂，共筛出小石块53粒，腹部及胁下痛渐减，精神好转，饮食增进，上方继服10剂，痛止。

随访：2个月后病愈。

案2 白某某，女，65岁。

上腹部痛已2周，胁肋部亦有痛感，成阵发性痛，甚剧，大便干，小便黄，饮食不佳，时有干呕。脉弦，舌质红苔腻。经B超检查显示：胆囊增大，30mm×70mm，胆囊炎并发结石。

[方药] 金钱草45g，郁金12g，鸡内金9g，赤白芍各15g，大黄（后下）13g，炒枳实13g，青陈皮各13g，厚朴13g，柴胡15g，元胡13g，炒川楝子13g，甘草6g。

上方服药2剂，腹泻2次，胁痛、腹痛均消失，食欲改善，守上方继服5剂，胆囊区已无压痛。3个月后追访，疾病未复发。

按：胁痛一症，多为肝胆疾患，其病因病机可概括为：肝气郁结，气滞血瘀，肝阴不足，肝胆湿热等。本案中2例，均为胆囊炎并结石，证属肝胆湿热，气滞血瘀型。六腑为传化之腑，其生理特点是泻而不藏，邪气侵至胆腑，导致湿热壅滞，胆汁凝而成石，阻塞胆管滞而疼痛，表现出热证、实证的证候，张子和指出："邪气加诸身，速攻之可也，速去之可也。"崔老按其旨意，采用下法，拟清热疏泄、排石攻下之剂。方药以大柴胡汤、六金散加减运用，攻邪为主，通泄为用，清热行滞，结石得以排出胁痛缓解，疗效显著。

三、胃溃疡出血，泻下获无虞

案 崔某某，男，32岁。

有胃溃疡病史5年余，素嗜烟酒，经常上腹部疼痛，时轻时重，有时痛甚，压之不减。3天前突发上腹部剧痛，绞痛难忍，压之痛增，大便色黑，中满口苦，时欲呕吐，急诊入某医院外科，诊断为胃溃疡出血且有穿孔危险，因患者拒绝手术，要求保守配合中药治疗。经禁食减压，抽出胃液成暗褐色。脉弦数，舌尖红苔腻。

［中医诊断］胃脘痛（热结阳明，胃络破伤）。

［治法］清热泻结，活血理滞。

［方药］大柴胡汤加味：柴胡13g，黄芩10g，生白芍30g，枳实10g，大黄（后下）12g，厚朴10g，元胡12g，清半夏10g，木香（后下）9g，甘草6g，田三七（冲服）4g，生姜3片，2剂。

二诊：患者胃脘疼痛已明显减轻，大便日3次，已无黑便，守上方减大黄、柴胡、黄芩，加入当归、黄芪、党参，继服3剂，腹痛又减。配合西医支持疗法，共调服10余剂，疼痛缓解，饮食增加，改用益气健脾和胃之剂服用月余，基本痊愈。

按：本病为胃中蕴热，热伤胃络，气血瘀滞，不通则痛。因饮食不节，而使气血壅滞，热积不散，故胃脘痛剧；久痛入络，脉络损伤，瘀血破溃，故胃中出血，大便色黑，胃液成暗褐色；胃气不降，则中满欲呕。《金匮要略》："病胀满者，按之不痛为虚，痛者为实，可下之""按之心下满痛者，此为实也，当下之，宜大柴胡汤。"张子和治疗胃脘腹痛症，多用承气汤类及大柴胡汤等方剂，其医理实贯《内》《难》之学，仲景之术，故而治疗多获奇效。

四、喘证痰热阻，泻肺又通腑

案 赵某某，男，66岁。

素有慢性支气管炎病史，近2年来明显加重，今年入冬以后，咳嗽闷气加重，近10天来咳黄痰而量多，动则气短喘息，腹胀纳差，口干口苦，夜间睡眠欠佳，不易平卧，大便秘结，小便发黄，下肢肿胀，压之凹陷。脉滑而数，舌质暗，苔根部厚腻。经胸片、心电图检查提示支气管炎、肺气肿合并肺心病。

[诊断] 喘证（痰热蕴结，心肺血瘀，脾肾气虚）。

[治法] 先拟泻肺平喘，通腑泄热。

[方药] 葶苈子20g，大黄（后下）12g，地龙12g，鱼腥草30g，云茯苓20g，白茅根30g，芦根30g，麻黄6g，地龙12g，防己10g，川椒目6g，桑白皮20g，炒杏仁12g，甘草6g。

服药2剂，喘证减轻，大便通畅。继服3剂，黄痰已少，下肢肿胀渐消，精神好转，在上方的基础上减麻黄、防己、白茅根，加丹参、赤芍、川贝、紫菀、款冬花、淫羊藿等药物，又服用15剂，咳喘症状基本缓解。

按：本病为脾肾素虚，痰湿蕴结，水饮内停已成化热之证，先拟己椒苈黄丸加味治之，以通腑泄热，决壅逐水，导邪下行，清除湿热之邪，以去肺肠间水气，即张子和治上喘中满所云："使上下宣通，不能壅滞""分阴阳利水道。"之意，待症状缓解后继用健脾补肾扶阳活瘀之品以巩固疗效。

五、关格上下闭，降逆通腑气

王某某，男，74岁，农民。

素有胃病病史，饮食欠佳，近来食量逐渐减少，现已3日未进饮食，食入则吐，腹胀有痛感，4日未解大便，小便难，精神萎靡，声微懒言，卧床不起已有数日，家人已备后事。脉沉细，舌质淡，苔白。

[诊断] 升降失司，阴阳不相荣，将成关格。

[治法] 通腑泄下，化浊降逆。

[方药] 大黄（后下）15g，枳实12g，厚朴13g，黄芩10g，清半夏12g，黄连6g，藿香12g，生白芍20g，党参13g，砂仁（后下）6g，甘草3g，生姜

3片，2剂，水煎分数次缓服。

上方服后未再呕吐，曾大便3次，腹胀、腹痛均减轻，已能进食，精神好转，就诊时已能下车行数步。腑气得通，浊气已降，上方去大黄之苦泄，又服3剂而安。

按：本患者年事已高，脾胃虚弱，积久不愈，致脾胃升降失调，上不能进食，化气血以奉养全身，下不能排便，致糟粕内停作祟，形成大便不通，小便难，兼有呕吐的关格证。危害生命于旦夕。病本属虚，但有腹胀痛感之症，乃虚中挟实之象，尊张子和"大积大聚，大病大秘，大痼大坚，下药乃补药也"之意，首选小承气汤，君以大黄用量独重，取其功专力猛，通腑泄下，荡涤胃肠积滞，使之下行。佐以化浊、清热解毒之品，以开结降逆。患者年迈病久，正气已虚，加党参扶助阳气，故1剂而关格通，再剂则升降调。

六、崩漏不用补，活血将瘀逐

张氏将下法推而广之，"破经泄气"亦属下法范畴，他以为"气血流通为贵"，崔老临床上治疗崩漏证，在辨证的基础上，也常用活血行滞之剂，以下为补，而达到止血的目的。

案 王某某，女，35岁。

月经淋漓不断20余日，时多时少，少腹微痛胀不适，经色暗红，腰酸头晕，周身乏力，胃纳欠佳。曾经某医治，用补肾健脾止血之剂，初服经量减轻，继则又淋漓不断，自前日经量又多，色暗有小血块，神疲倦怠，脉细略弦，舌质淡润苔薄白。依据脉证，经虽来20余日，但仍腹痛，且有血块，此虚中夹实之证，用活血行瘀，调经止血，佐以固肾为治。

[方药] 大黄炭6g，生熟蒲黄（包）各6g，生熟地炭各15g，炒白术30g，全当归10g，巴戟天10g，田三七3g，红花3g。2剂。

二诊：3日后，初服经量略减，少腹痛即止，再服经水已无，精神好，胃纳增，改用益气健脾固肾之剂而愈。

按：本证初起以血瘀漏下为主，医者误补致胞宫血瘀残留，迁延不愈。正如张子和所云："有邪积之人而议补者，皆鲧湮洪水之徒也。"方中以大黄炭为君，逐瘀生新，攻逐积滞，配生熟蒲黄、当归、红花助其活血行瘀之力；佐以生熟地炭、巴戟天补肾气固冲任，田三七化瘀止血。全方攻中有补，祛瘀活血止血，"不补之中有真补存焉"，故效若桴鼓。

七、吐血胃络伤，通下导滞止

案 李某某，男，22岁。

平素饮食不规律，近半月来，常感上腹部疼痛，时轻时重，口苦纳差，中满腹胀。前日因饮食不当，致疼痛加重，昨晚呕吐1次，呕吐出食物及暗红色血液，晨起又呕吐暗紫色血液1次，腹阵痛，按之不减，嗳气欲呕。脉沉紧，舌质润，苔腻。

[诊断] 吐血（食伤胃络）。

[治法] 通下导滞，调中止血。

[方药] 炒大黄9g，厚朴9g，炒枳实9g，炒白芍15g，炒蒲黄（包）9g，清半夏9g，藿香9g，焦三仙各9g，仙鹤草20g，三七粉（冲）3g，甘草6g。

服药1剂，吐血止，腹痛减。继服3剂，腹痛大减。继服调中和胃佐以消瘀之剂，拟香砂六君子合丹参饮加减运用。服药10剂，并嘱其今后要生活规律，饮食有节，起居有常，适其寒温。至此，患者胃脘痛未再复发。

按：《内经》云："饮食自倍，肠胃乃伤。"本病为暴饮暴食，脾胃不能容纳，升降运化失调，其气上逆则呕吐；胃气不降，阳络受伤则血外溢而吐血。方用大黄、枳实、厚朴疏导肠胃，通泄积滞为主药，兼用行气化浊、消食、活瘀止血之品，依张子和所言："凡宿食在胃脘皆可下之……病已则止。"滞消血止，后改用调补之剂，使里实已通，食积得化，胃气得和，诸症均除。

八、咯血阳明实，泻火通下愈

案 靳某某，男，27岁。

突然咳嗽吐血，日夜10余次，脉浮实。先拟止嗽活血药不效，后拟此方1剂血止，5剂痊愈。

[方药] 黄连6g，黄芩12g，大黄（后下）6g，炒栀子6g，生石膏（先煎）9g，麦冬12g，知母9g，川牛膝9g，熟地炭15g，生地黄炭15g，白茅根30g，茜草9g，荆芥炭6g，当归12g，牡丹皮15g，三七粉（冲服）1g。

按：本病为突然咯血发作，脉来浮实，为上中焦蓄热，邪气上冲所致。阳明实热，胃火炽盛，热邪蕴郁化火，灼肺动络，迫血妄行，而致咯血不止。

此方中黄连、黄芩清泻上焦之火；大黄泻火通下，釜底抽薪；栀子清热通泻三焦。四药苦寒，直折火邪。其余诸药，清肺胃，滋肾水，既可滋阴，又可凉血止血，泻火降逆，直折阳明之火，阴血下行，使热得清，血得宁，咯血自止。此即张子和所云："先论攻其邪，邪去而元气自复也。"

九、便血阴络伤，清泻兼活瘀

案 宋某某，男，57岁。

胃脘痛伴胃中灼热、泛酸2年余。近3日来胃脘不适，大便呈柏油样，时多时少，大便干，小便黄热，面色黯淡。舌淡苔白少津，脉沉弱略弦。

[辨证] 患者素胃中蕴热，胃失和降，气血不和，故胃脘痛；中焦积热则胃中灼热、泛酸，热伤胃络，瘀血破溃而血内溢，血随大肠糟粕下行，故而大便成柏油样；津伤液耗，则便干溲黄；失血致血虚不能上荣，则面色黯淡；脉失血充，脉来沉弱，脉弦者为内瘀之象。

[治法] 疏导和胃，活瘀宁血。

[方药] 大黄研末装胶囊，每次服4粒，每天服3次；配服三七粉，每次2g，每天服2次，兼服用疏肝活瘀、调中养胃之剂。

3日后血止，胃痛大减，继用疏肝和胃、益气养阴之剂，基本治愈。

按：本病为血瘀胃脘痛及便血症。瘀血蕴结肠胃，不通则痛，经云："阴络伤则血内溢，内溢则便血"。用大黄一药，清泻胃肠热邪，釜底抽薪，攻里通下，推陈致新；配用三七粉，活血祛瘀止血。二药相配，热去则胃和，瘀散则血宁。张子和善用此法，即所谓："不补之中有真补存焉。""泻法兼补法良以此夫。"故邪去正安，疗效甚速。

十、溲血清下焦，导赤血自消

案 焦某，男，60岁。

患者近数日来少腹常感不适，胀满微痛，小便时尿道有胀痛感，时带血丝，大便干，脉滑数有力，舌苔黄燥而薄。

[诊断] 湿热蓄于下焦，膀胱蓄血而成血淋。

[治法] 清热泻下，导赤通淋。

[方药] 白茅根30g，石韦20g，萹蓄12g，瞿麦12g，赤茯苓15g，当归

12g，川牛膝 13g，甘草 6g。

上方服药 3 剂，少腹胀痛及尿热大减，大便每日 2 次，尿色淡红已减。服药 10 余剂而痊愈。

按：本病为下焦蓄热，火邪灼伤胃及膀胱脉络，迫血妄行，下溢而溲血，成为血淋，故以苦寒之品清其实热，泻下通里导赤，凉血散血。重在逐热通淋祛邪为主，故收效甚捷，继用清下滋阴，病获痊愈。

以上病案皆是宗张氏下法之意而收效，但是他对下法的运用是非常谨慎的。我们要全面继承、发扬其优点。他规定下法有宜与不宜，列举了七种禁下范例，并郑重告诫医者："对不宜下者，如下则必误人病耳。"他批评不详细辨证的"庸工之妄投下药，当寒反热，当热反寒，未见微功，转成大害"的悲剧。他明确指出："至如沉积多年，羸劣者，不可便服陡攻之药。"对谤峻药者云："我方攻疾，岂欲常服哉，病去则止药。"他指出："下去其病后，可调则调，可补则补，各量病势，勿拘俗法。"对下法如何运用皆有法度，如"急则有汤，缓则用丸，或以汤送丸，量病之微甚，中病即止，不必尽剂，过而生愆。"其所以用大剂连下者，乃根据病情需要，不如此则不能达到邪去正复的目的。他辨证准确，医术精湛，胆识过人，无有杂念，这种谙练的医技，高尚的医德，是我们应该很好学习的。

治疗紫癜病经验

中医学原无血小板减少性紫癜和过敏性紫癜两个病名，但对这两种疾病的治疗却积累了丰富的经验。崔老认为这两种疾病均有皮肤、黏膜和内脏出血的倾向，因此把血小板减少性紫癜和过敏性紫癜统称为"紫癜病"。紫癜病的形成，既有内因，也有外因，既有五脏失调，又有六腑为病，既有皮毛斑疹现象，又有内脏出血损伤，而且常常相互牵连，相互影响。从临床所见，外感六淫之邪，内伤五志之气，均可使热伏于中，内热炽盛而伤营，营伤血溢则致本病。急性热证多因外感疫邪，内伏热毒，灼伤脉络，化火动血，迫血妄行，溢出常道，而发为紫癜病及各种出血症。虚证多因脏腑之气亏虚，其中脾肾之气亏虚尤为重要。脾虚则不能统血，肾虚则不能固摄，气虚则不能帅血，以致血不循经，溢于脉外。肾虚又可以分为肾阴虚和肾阳虚两种，前者可因虚火动而扰乱营血，血随火动，直致离经而妄行；后者可因命门火衰，火不归源，浮火上越，阴寒下凝，而致阴阳失调，不相为守，以致营血外溢。

一、辨证论治

紫癜的病因很多，症状亦较为复杂。为了执简驭繁，兹根据临床见证、脉、舌及检查结果，将其分为以下五个类型进行施治。每个类型中，又分别介绍了崔老的临床效方，使读者能辨证定型立法，据法选方用药。

（一）疫毒血瘀型

［主症］发病迅速，身有瘀斑、瘀点，可伴有腹痛、呕吐，舌红赤，苔黄，脉浮数或弦数。

［治法］清热解毒，凉血止血。

［方药］

（1）黄连解毒汤加味：黄连、黄芩、黄柏、炒栀子、白茅根、连翘、金银花、生地黄、徐长卿、鬼箭羽、藕节等。此方对一般过敏性紫癜有效。其中连翘含有丰富的维生素P，能增强毛细血管抵抗力，降低血管脆性，故可作为治疗紫癜病的主要药物之一。

（2）化斑汤加味：生石膏、知母、水牛角、玄参、生地黄、牡丹皮、金银花、大青叶、紫花地丁、生甘草、粳米等，若兼有腹痛便血者，可加大枣以生血止血。

（二）虚火伤络型

［主症］周身瘀斑瘀点，大便色黑，唇红口干，甚则鼻衄，胃脘疼痛，舌质红赤，苔薄黄，脉浮数或细数。

［治法］滋阴凉血，清热化斑。

［方药］

（1）桃红四物汤加味：当归、赤芍、生地黄、川芎、桃仁、红花、连翘、羚羊角等，用于虚火较轻者。

（2）犀角地黄汤加味：水牛角、生地黄、赤芍、牡丹皮、赤芍、黄柏、连翘、白茅根、忍冬藤等，本方适用于虚火较重者。

（三）脾不统血型

[主症]周身瘀斑，或大便色黑，潜血阳性，肢体困重，腹胀、纳呆，脉濡弱或沉缓，舌体胖淡，苔白或腻。

[治法]健脾益气，引血归经。

[方药]

（1）归脾汤加味：炒白术、炒党参、黄芪、当归、茯神、炮姜炭、大枣、炙甘草。此方有益气健脾，止血安神之效。

（2）黄土汤加味：炒白术、附子、炒黄芩、阿胶、灶心土、连翘、赤石脂、炮姜炭、大枣、炙甘草、生地黄炭。本方具有扶阳健脾、止血退斑之功。

（3）四君子汤加味：党参、白术、茯苓、炒艾叶、阿胶、炮姜、炙甘草、生甘草、小麦、大枣、炒白术、枸杞、连翘、丹参。此方具有温阳培土，健脾止血之功。

（4）甘麦大枣汤：生甘草、小麦、大枣、炒白术、枸杞、连翘、丹参。此方具有养心健脾、解毒化瘀之功。

（四）气血双亏型

[主症]此型患者病程较长，迁延日久，周身反复出现紫癜，面色㿠白，口唇无华，身困乏力，舌淡苔薄。

[治法]益气和阳，补血止血。

[方药]

（1）当归补血汤加味：黄芪、当归、党参、龟甲胶、鹿角胶、阿胶、陈皮、炮姜，童便为引。

（2）人参养荣汤：当归、白芍、熟地、党参、白术、茯苓、黄芪、陈皮、远志、五味子、阿胶、藕节、仙鹤草、三七粉（冲服）、大枣。

（五）命门火衰

[主症]久病不愈，周身出现紫癜，颜面晦滞，腰酸乏力，畏寒肢冷，头目昏花，脉沉微，舌质淡白。

［治法］补肾壮阳，健脾摄血。

［方药］

（1）真武汤加味：制附子、党参、茯苓、白术、白芍、炮姜、鹿角胶、侧柏叶炭、灶心土、炙甘草。此方适用于肾阳偏虚型紫癜病。

（2）滋肾养肝汤：女贞子、旱莲草、生地黄炭、熟地炭、龟甲胶、阿胶、生山药、山茱萸、巴戟天、川断、枸杞、三七。此方具有滋阴助阳，益肾固摄之效，适用于偏肾阴虚型紫癜病。

二、注意事项

崔老认为，临床紫癜用药要全面考虑，细心分析，要做到清而勿凝，补而勿滞，在大队清热药物中应酌加陈皮之类为佐以保护胃气，因阳明为三阴之屏障，若胃阳损伤营养失源，正气必然衰退，而病即迁延难愈。

关于童便和几种止血药物的应用，崔老指出，童便可以滋阴凉血，为滋阴强壮药，有止血作用含有性激素，对虚弱患者有效果，能滋阴化瘀、降火，对于血证能止能活，临床收效显著，此外，三七、茜草、藕节、白茅根、连翘等具有止血祛瘀作用的药物，也是该病的常用之品。

关于消瘀问题，崔老强调，失血之症多有瘀血存在，故唐容川在《血证论》中，把消瘀作为血证的第二个主要的治疗法则，特别是久病多瘀滞，故和营通瘀之品不可缺少，即使瘀斑反复出现，亦不能纯用止涩，若只知止涩，愈使脉内血行不畅，离经之血即会停而为瘀，形成发斑，发热，作劳之患，祛瘀生新，古有明训，当遵守之。

对于大量出血的危重患者，可进行输血抢救，但病情不慎严重者，不宜轻易输血，因长期补充血小板则机体制造血小板的功能会逐渐降低，产生惰性，对血小板减少的治疗反而不易见到疗效。

分型论治下肢血栓性静脉炎

下肢深部血栓性静脉炎又叫下肢深静脉血栓形成，属于周围血管疾病，临床以下肢肿胀沉痛为特征。现代医学认为：本病多由静脉壁内膜损伤，血流滞缓和血液凝固性增高，形成静脉血栓所引起。下肢深部静脉炎的临床表现与中医学的脉痹、股肿等病颇多相同。崔老认为：中医的脉痹，不单纯是指静脉炎，但下肢静脉炎可属于脉痹证的范畴。本病由于病因不同，体质有差异，发病时间的新久，临床表现亦同中有异。故在治疗时必须辨证分型，分别施治，方能取得满意疗效。

一、湿热下注型

湿热下注，兼有血瘀，血流受阻，瘀于脉络而成脉痹者，患肢常坠胀肿痛，局部有热感，因湿邪重浊黏滞，故局部又肿胀疼痛，缠绵不愈。若热邪郁久化燥伤阴，可见局部热痛、潮红、压之痛增。

崔老认为此型临床证候有偏湿偏热之不同，治疗方法亦有所不同，应辨其病因主次，选方用药。

（1）热重于湿：症见患肢肿胀疼痛，患处皮肤发红、灼热，常伴有溲黄便干，口干口苦，舌红苔黄腻等湿热征象。治宜用大剂量清热解毒凉血药，佐以活血利湿，以清肌肤之热，活血脉之瘀，祛湿热之邪。

常用方药：忍冬藤45g，金银花45g，蒲公英30g，紫花地丁30g，连翘30g，土茯苓30g，生地黄15g，牡丹皮12g，赤芍10g，薏苡仁30g，赤小豆30g，白茅根30g，地龙9g，制乳香6g，制没药6g，甘草6g。

（2）湿热下注而湿重于热者，症见下肢漫肿，皮薄光亮，舌苔白腻，脉滑，治疗以利湿清热为主，常用四妙散加入活血通络之品，重用土茯苓、生薏苡仁、川萆薢，使湿去热清，瘀行脉通。

常用方药：苍术9g，黄柏9g，川牛膝15g，川木瓜15g，防己12g，川萆薢15g，地龙10g，泽兰10g，生薏苡仁20g，土茯苓20g，红花6g，忍冬藤20g，甘草6g。

二、气虚血瘀型

外邪内侵，脏腑虚损，或素体气虚，或久站久立而气无力推动血液运行，血液运行不畅，血脉阻塞。常见双下肢沉重坠痛，局部肤色暗红，或呈成紫色。

对于此证崔老一般以益气活瘀，行血通脉为法。

常用方药：桃红四物汤加味。黄芪15g，桃仁12g，红花6g，生地黄20g，赤芍 12g，川芎 9g，当归 12g，薏苡仁 20g，䗪虫 6g，苏木 10g，泽兰 10g，穿山甲 6g，炙甘草 6g。

方中重用黄芪以补气帅血，生血行血，佐以薏苡仁、泽兰、苏木祛湿行血，配䗪虫、穿山甲对血管内壁瘀血有破瘀消坚之性，并改善微循环。诸药合用益气帅血，瘀血行，湿邪去，脉痹自通。

三、寒凝血滞型

"凡痹之类，逢寒则急""痹在于骨则重，在于脉则凝而不流……"寒凝血滞型脉痹表现为下肢痛胀，伴有发凉感，遇寒痛增，劳累后加重，得温则缓。

崔老认为此证的治法当尊"寒者温之""辛以散之"之意，辛温散寒，活血开痹。

常用方药：麻黄附子细辛汤加味：麻黄 6g，附子 6g，细辛 3g，桂枝 6g，赤芍 12g，川木瓜 15g，红花 6g，川牛膝 15g，土茯苓 20g，生薏苡仁 20g，甘草 6g，生姜 3 片。

方中麻、桂、附、辛能温通血脉，振奋阳气，促进血液循环，以开寒凝阴结，佐以土茯苓、薏苡仁祛湿；红花、赤芍、甘草活血镇痛。诸药合用，共奏温通经脉，开痹行血之功。

以上为崔老治疗下肢深部血栓性静脉炎常用的临床分型及主治方药，从临床表现及本病的发生发展规律来看：早期多以湿热下注为主，当重用清热利湿之药以消除静脉炎症，使下肢肿胀尽快消除；至中后期多以气虚血瘀及寒凝血痹为主，当以行气、活瘀、温阳、散寒为主，可配合活血通络药物外用熏洗，内外同治，病情急重者又当配合西医溶栓、抗凝及扩血管等药物治疗。生活上要注意预防寒热的侵袭，勿过劳累，勿久站立，慎防复发，出现症状要及时治疗，方可无虞。

脱发治验

头发具有保护头皮，防晒保暖的作用，也是身体健康的标志。脱发是指头发脱落的现象，正常人平均每天脱发约 40~100 根，属于正常新陈代谢。每天脱落的头发与新生发的数量大致相同，因此不会变稀，如果超过这个数量，且头发比以前明显变稀即为病理性脱发。中医有"须发堕落""发不生""秃发"等病名。现代医学认为引起病理性脱发有多方面的原因，有先天因素，如家族性、遗传性。有后天因素如精神压力、内分泌失调、急慢性传染病、各种皮肤病、理化因素、神经因素、营养因素等，均是引起病理性脱发的原因。根据脱发的临床表现不同，可分为：斑秃、全秃、普秃（中医又称为油风，俗称鬼剃头）、脂溢性脱发、产后脱发、血虚脱发等。其发病特点和临床表现症状各有区别，如斑秃为突然脱发，成片脱落，有因精神压力重，有因平时身体虚弱，有因受到惊吓等导致，如不及时治疗或治疗不当，可引起头发全部脱落，形成全秃，甚至眉毛、睫毛、汗毛、胡须等全部脱落形成普秃。脂溢性脱发多因过多吸烟、饮酒或过食辛辣、内分泌失调、雄性激素分泌量多、遗传等导致，脱发多以头顶为主，伴有头油量多，头皮瘙痒，头皮紧痛，头顶头发变细变软等，中医称为发蛀脱发。产后脱发、血虚脱发则因生产引起失血过多或月经量多导致血虚，发为血之余，血虚发无所养，因而出现大把脱发并伴头昏，记忆力差，多梦，失眠等症状。脱发虽不危及生命，但影响美观，增加患者思想负担，影响生活质量，甚者患者痛苦不堪。崔老认为脱发一症，有因肾精亏虚，皮毛失濡致头发干枯脱落者；有因气血亏虚，血不荣发者；有因血热生风，风动发落者；有因血瘀毛窍，毛发失养；有因肺燥津枯，毛发无以滋润，发枯脱落；有因肝郁气滞，气机不畅而脱发者。临床可分为七个证型进行治疗，只有在辨证论治的基础上立法组方，临证才能取得较好的疗效。

一、肾精亏虚型

头发为肾之外候，《素问·六节藏象论》曰："肾者，主蛰，封藏之本，精之处也，其华在发。"《素问·上古天真论》曰："（丈夫）五八肾气衰，发堕齿槁。"由于先天禀赋不足或房劳过度，久病损耗均可使肾精亏虚，头发干枯而脱落。崔老一般用七宝美髯丹加味治疗。

案　茹某，男，45岁，2012年4月17日初诊。

［现病史］患者近日脱发严重，并伴有腰酸腿软，周身乏力，白发增多，舌质红苔薄，脉沉尺弱。

［辨证］肾精亏虚型脱发。

［方药］七宝美髯丹加减。何首乌 15g，当归 12g，补骨脂 12g，枸杞 15g，菟丝子 15g，茯苓 15g，怀牛膝 20g，肉苁蓉 20g，黄精 15g，玉竹 20g，桑椹子 15g，炙甘草 6g。8 剂。日 1 剂，水煎服。

二诊：4 月 27 日。自述脱发减少，腰酸痛已愈。效不更方，继服 8 剂，服 2 剂停 1 天。

按：本案患者脱发伴腰酸腿软，周身乏力，白发增多。证属肾精亏虚，故以七美髯丹加味补益肾精，滋养肾气。方中何首乌涩精固气，补肾精，强筋骨；茯苓补心气而渗湿；牛膝补肝肾强筋骨；当归、枸杞养血补肝肾；菟丝子、补骨脂助阳益肾。精足则发固养，以美髯为名。又加入黄精补阴血，填精髓；玉竹与桑椹子养阴润燥补血；肉苁蓉补肾阳，养精血，助七宝美髯之功。临证用此方治疗肾精亏虚型脱发屡试不爽。

二、气血亏虚型

血乃发之余，头发离不开气血的滋养。《诸病源候论》曰："若血盛则荣于头发，故须发美，若血气衰弱经脉虚竭，不能荣润，故须发秃落。"《医学入门》曰："血润则发润，血衰则发衰。"都充分说明了头发与气血的关系。由于脾胃虚弱，气血生化不足，或病后、产后出现脱发，并伴有面色萎黄，唇白头晕等症。崔老则用四物汤、八珍汤或圣愈汤加味治疗。

案 袁某某，女，43 岁，2012 年 6 月 18 日初诊。

［现病史］患者近日脱发严重，月经量少，色淡，乏力，纳差，舌淡苔白薄，脉沉细弱。

［辨证］气血亏虚型脱发。

［治法］补气养血，方用圣愈汤加味。

［方药］当归 20g，川芎 12g，赤白芍各 15g，熟地黄 20g，何首乌 20g，丹参 20g，党参 15g，黄芪 20g，黄精 15g，玉竹 15g，牡丹皮 12g，红花 6g，炙甘草 6g。6 剂，日 1 剂，水煎服。

二诊：7 月 2 日。自述脱发减少，自感有气力，但食欲较差。守方加炒白术 12g，砂仁（后下）6g，8 剂。

随访：脱发已愈。

按：本例用圣愈汤气血双补，加何首乌生精补血；黄精、玉竹滋润生血；丹参、牡丹皮、红花活血凉血以防气燥血滞之弊。二诊加炒白术、砂仁健脾化湿，增进食欲，取得较好疗效。

三、血热生风型

热入血分，发不得濡养，血热生风，风火上攻于头顶，火炎则发枯，风动则发落。《儒门事亲》曰："人年少发白早落，或头生白屑者，此血热太过也。"由于大热之后余热未清，或素体阴虚火旺者，易发生斑秃，多见于青年。崔老常用生四物汤加味治疗。

[案]　许某某，女，13 岁，1981 年 7 月 10 日初诊。

[现病史] 患者 1 年前患肺炎愈后巅顶开始脱发，最近半月脱发处发痒、流水、长疖子，头发稀疏，并有铜钱大小斑秃一块，舌尖红，苔中部厚腻略黄，脉浮数。

[辨证] 血热生风，毛发失养。

[治法] 清热解毒，凉血祛风。

[方药] 生地黄 15g，生何首乌 10g，菊花 9g，黄芩 9g，金银花 15g，连翘 10g，牡丹皮 6g，赤芍 6g，荆芥 6g，防风 6g，蒲公英 15g，甘草 5g。15 剂，日 1 剂，水煎服。

二诊：7 月 28 日。疖子、流水消失，已有新发生长，脉仍浮数，舌质红，苔薄。改用滋肾养血，清热解毒之剂。

[方药] 生熟地各 15g，赤芍 6g，当归 10g，川芎 10g，女贞子 10g，菊花 15g，金银花 15g，玄参 9g，连翘 10g，黄芩 5g，黄连 5g，土茯苓 9g，甘草 5g。6 剂，水煎服，隔日 1 剂。

按：本例脱发得之肺炎愈后，余热未净，阴虚津亏。故以生四物汤凉血生血，加荆防祛风，佐以黄芩、黄连、金银花等药物清热解毒。数剂之后热去毒消，阴津充盈，毛窍通畅，发自然生。若阴虚重者亦可配合知柏地黄丸治疗。

四、瘀血阻滞型

瘀血不去，新血不生，导致血虚不能荣养毛发，头发失养脱落。《灵枢·经脉》曰："脉不通则血不流，血不流则毛色不泽。"《医林改错》中说："头发脱落，各医书皆言伤血，不知皮里肉外血瘀，阻塞血路，新血不能养发，故发脱落""无病脱发，亦是血瘀"。由于外伤，气机不畅，气虚推动无力，血寒凝滞不流或邪热入血煎熬血液等原因形成瘀血阻滞经脉造成脱发。遇此类型，崔老用通窍逐瘀汤或血府逐瘀汤加味治疗。

案1　刘某，女，43岁，2012年1月30日初诊。

［现病史］患者脱发严重，月经后错50余日，有时胸腹疼痛。B超卵巢囊肿。舌淡暗有瘀点，脉弦紧有涩象。

［辨证］瘀血阻滞，血虚失养型脱发。

［治法］活血行瘀，养血调经。

［方药］血府逐瘀汤加味。当归15g，生熟地各15g，桃仁12g，红花9g，枳壳12g，柴胡12g，桔梗10g，川牛膝15g，川芎12g，杜仲15g，川续断15g，没药9g，延胡索15g，炙甘草6g。6剂，日1剂，水煎服。

二诊：2月6日。月经已来，胸腹痛减，头发脱发略有减少。改七宝美髯丹加味滋补肝肾。

随访：脱发已愈。

按：本例以血府逐瘀汤为主方加没药、延胡索止痛；杜仲、续断补肝肾益精血来生发。体现瘀祛血生的特点，故治愈此病。

五、心肾不交型

本证多见于40~50岁妇女，表现有烦躁易怒，失眠，寒热往来，脱发等。心肾不交则水火不济；心火上炎，血不养心则烦躁易怒，失眠；肾水无以滋养肝木，精不化血，发失所养则成片脱落。崔老运用滋肾清心，交通心肾之法，自创交心肾合剂治疗。

案2　朱某某，女，54岁，2012年7月21日初诊。

［现病史］近日成片脱发，头油多，失眠烦躁，口干。舌红少苔，脉弦细数。

［辨证］心肾不交型脱发。

［治法］滋肾清心，养血安神。

［方药］何首乌15g，夜交藤30g，生地黄15g，赤芍20g，牡丹皮12g，

栀子12g，侧柏叶15g，荆芥9g，防风9g，桑椹子15g，丹参20g，女贞子20g，茯神15g，百合30g，甘草6g。6剂。

复诊：7月28日。服药后失眠改善，头油减少，脱发亦减。上方加合欢皮20g，熟地黄15g。8剂，水煎服。

按：崔老认为脱发与失眠关系密切，滋肾清心佐以安神实属必要。方中生地黄、何首乌、女贞子、夜交藤滋肾养血交通心肾。佐以百合、茯神清心安神。赤芍、栀子、牡丹皮清心凉血，侧柏叶凉血生发，荆防祛风防脱发。后有熟地黄、桑椹子补肾生精。综上可知肾水上交于心，水火既济，脱发自愈。

六、肺燥津枯型

肺主皮毛，肺燥津枯则无以输布气血，肌肤毛发无以滋润，毛发则干枯脱落。《内经·痿论》曰："肺热叶焦，则皮毛虚弱急薄……"，由于外感燥邪，内伤肺腑而出现此类脱发。故崔老对此型脱发以润肺养阴为主。

案 庞某某，女，65岁，2012年4月16日初诊。

[现病史]肺纤维化数年，时而闷气发喘，头发脱落。察舌红苔燥，脉细数。

[辨证]肺燥伤阴型脱发。

[治法]润肺养阴之剂。

[方药]生熟地各15g，南北沙参各15g，天麦冬各12g，山茱萸15g，五味子10g，川浙贝各6g，当归15g，白芍15g，百合30g，丹参20g，徐长卿15g，太子参15g，桃杏仁各12g，黄精15g，甘草6g。8剂，水煎服。

复诊：诸症大减，效不更方继服巩固疗效。

按：大队滋肺养阴药配以山茱萸、五味子补肾纳气，佐以当归、丹参活肺中之瘀；太子参补肺气，则肺可润，发得养。

七、肝郁气滞型

精神刺激、情志抑郁不畅或疾病日久不愈等影响肝的疏泄功能，气机不畅而脱发。可疏肝解郁来治疗。崔老多以黑逍遥散或柴胡疏肝饮加味治疗。

脱发病因复杂，证型不局限于此七类，亦有几证合现。崔老反复叮咛辨证要清，用药要明，注重个体，辨证论治。只有思变通，重领悟，才能取得较好疗效。脱发患者要养成良好的生活习惯，保证充分睡眠，适当运动锻炼，保持心情愉快。多吃润养食品，如枸杞、百合、梨等，忌食辛辣，不吸烟饮酒。合理控制洗发次数，避免劣质洗发液对头发的伤害，尽量不烫发染发。亦可配合生姜擦脱发处，生侧柏叶煎水洗头等外治法治疗。

妇科病的治疗经验

崔老几十年临症中对妇科疾病有较深入的研究，其学术思想渊源于《内经》《金匮要略》，博采《妇人大全良方》《傅青主女科》及《医学衷中参西录》等。重视气血、脏腑、经络理论，尤其是奇经学说的应用，善于病证结合、辨证施治，逐渐形成了治疗妇科疾病的诊疗体系。

一、经史奠基，博采众方

崔老在几十年的临床中，精研经典，勤于思考，善于总结，每遇妇科疑难杂病，常临证发挥，活用经方，触类旁通。如根据《黄帝内经》"肾者主蛰，封藏之本，精之处也""肾者主水，受五脏六腑之精而藏之，故五脏盛，乃能泻""两神相搏，合而成形，常先身生，是谓精""五脏者，藏精气而不泻，故满而不能实"等理论提出女子以肾为先天，治疗经带胎产病中应重视肾气的作用。尤其在治疗不孕症、闭经、崩漏、月经不调诸病中常以补肾养精血为主。其经验方：补肾暖胞饮、补肾活瘀汤、十味调经丸，主要组成均以补肾养血调冲任的药物为主。治疗崩漏提出年龄不同，治法各异。青春期崩漏主张以补肾为主，佐以健脾。源于《素问·上古天真论》："女子七岁肾气盛，齿更发长，二七而天癸至任脉通，太冲脉盛，月事以时下……"人在20岁以前，肾气充而不盛，身体正处在生长发育的阶段，尤其是生殖机能发育未臻完善，此时若饮食失度，起居不慎或外感风寒，或邪热内扰，均易损伤肾气，在女子则表现为月经紊乱，故补肾为其正治。《灵枢·五音五味》篇曰："妇人之生，有余气，不足于血，以其数脱血也。"月经、胎孕、产褥、哺乳均是以血为用，故易导致机体处于相对血分不足，气偏有余的病理特点。经验方调经散即四物汤加香附、炙甘草组成，其作用是养血活血佐以理气。《素问·上古天真论》曰："年已老而有子者何也？岐伯曰：此其天寿过度，气脉常通，而肾气有余也。"这一点更加强调肾气足是生殖功能的重要保障。治疗高龄妇女不孕症时，常用左归饮联合四物汤调经促孕。《素问·阴阳别论》云："二阳之病发心脾，有不得隐曲，女子不月……"崔老对此认识特别深刻，对此条经文的认识有专篇文章阐述。脏腑功能失调，情志失常是导致妇女病理变化的内在因素，在治疗妇科疾病中常加疏肝理气之品。《素问·离合真邪论》曰："天地温和则经水安静，天寒地冻则经水凝泣，天暑地热则经水沸溢，卒风暴起则经水波涌而陇起。"指出了自然气候改变是引起妇女病理变化外在条件。《素问·上古天真论》曰："食欲有节，起居有常，不妄作劳，故能行与神俱而尽终其天年……以酒为浆，以妄为常，醉以入房，以欲竭其精，以耗散其真……"现代年轻人饮食不节、起居无常、劳逸失常，导致不孕症发病率明显上升，崔老治疗不孕症时，常叮嘱患者做到饮食有节，作息规律，劳逸结合，情志舒畅，对治疗常能起到事半功倍的作用。《素问·六元正经大论》云："妇人重身，毒之如何……有故无殒，亦无殒也……大集大聚，其可犯也，衰其大半而止，过者死。"妇人患病，能否用大热大寒峻猛之药？论述了妊娠病辨证用药的原则和尺度，崔老认为治疗妊娠疾病。要辨证准确，运用得当，药少力专，则用之无妨，对妊娠疾病的治疗亦有专篇文章论述。

崔老常病证结合，同病异治，异病同治，善用经方临证发挥。

（1）凡属于瘀血留滞、痰瘀胶结、络痹气阻，日久而成癥瘕；或离经之血瘀阻胞宫胞络导致子宫内膜异位症；或痰瘀互结或久病成瘀导致胞络瘀阻所致盆腔炎、输卵管炎均用桂枝茯苓丸加减治疗。

（2）属于肝郁血虚，脾虚湿盛所致的妊娠腹痛、多囊卵巢综合征、子宫腺肌症用当归芍药散加减治疗。

（3）属于寒、虚、瘀互结所致不孕症、崩漏、痛经均用温经汤加减。

（4）属于妇女血虚宫寒所致崩漏，胎动不安，下血者善用胶艾四物汤加减。

（5）属于热入血室引起产后发热，用小柴胡汤加减。

（6）属于心肾两虚导致脏躁用甘麦大枣汤合百合地黄汤加减治疗。

崔老不但善用经方，且历代医家之名方烂熟于心中，逢病证相符时常随手拈来。如属于肾阴虚或肾阳虚所致卵泡发育障碍、闭经、卵巢早衰以及月经不调善用张景岳的左、右归丸治疗；月经先期量多属实热者用《傅青主女科》中的清经汤；月经先期量少属虚热者用两地汤；属于肝郁肾虚所致的月经先后不定期用定经汤；气血瘀滞导致痛经、宫寒不孕者用《医林改错》中的少腹逐瘀汤；中气下陷所致的子宫脱垂患者用《脾胃论》之补中益气汤；气虚不能固摄所致崩漏用张锡纯的《医学衷中参西录》之固冲汤；属于脾虚带脉不能固摄所致带下量多色白质清稀用清带汤；属湿热下注所致黄带过多用《傅青主女科》之易黄汤。善取众家之长，无门户之偏见。

二、厚基础，重临床，善总结

崔老反复临床总结逐渐形成治疗妇科疾病的独特诊疗体系。认为妇科经、带、胎、产诸病，虽为胞宫局部疾患，但与全身脏腑、气血、奇经功能失调有关，外感六淫内伤七情，以及饮食劳倦均可引起脏腑失调，气血紊乱，冲任失常导致妇科疾患。具体可概括为：妇科诸病证，气血痰湿瘀，肝脾肾失调，奇经多受损。强调辨证时须注意局部与整体的关系。治疗常从调养气血，祛湿化瘀，调补肝肾，健脾化痰，调理奇经入手，每易获效。

女子以血为用，其月经、胎孕、产褥、哺乳皆以血为本，且血随气生，又随气行，若气血旺盛，经脉通畅，则月经自调。反之，气血失常，可引起多种妇科病。调养气血是崔老常用之法，情志失调易扰气分，寒热湿邪易伤血分。根据临床症状，常见的气分失常有：气逆则血乱，血随气逆则行经吐衄，崔老常用怀牛膝、代赭石、泽兰、白茅根平肝降逆，引血下行；妊娠后冲任之气上逆，胃失和降，易致恶阻，常选用半夏、紫苏、竹茹、砂仁、胆汁、生姜理气安胎，化浊降逆；气虚则子宫脱垂，重用党参、黄芪佐以柴胡升麻益气提升；气虚则血脱崩漏，治用圣愈汤重用黄芪、党参益气摄血，气血双补；气机不畅可致痛经、月经不调、闭经，治用三棱、莪术、木香、香附、甘松行气解郁。血分病变常见的有：血虚则月经后错，行经量少，不孕，缺乳，治用当归、熟地、白芍、鸡血藤及胶类养血补血；血为热扰则月经先期、量多、崩漏；实热用黄芩、生地黄、栀子、白芍清热凉血；虚热用旱莲草、女贞子、知母、黄柏、地骨皮养阴清热；血为寒凝易致月经后期、量少、痛经、闭经、癥瘕、产后腹痛，治用吴茱萸、肉桂、艾叶、附子、干姜暖宫散寒，佐以当归、川芎养血活血。气血相互依存，气为血之帅，血为气之母，治当双方兼顾，分清气血虚实，寒热主次，在气以治气为主佐以活血，在血以治血为主佐以理气，才能收到较好疗效。湿邪是妇科疾病的常见致病因素之一，湿性黏滞，易袭下部，湿与热合则带下阴痒，常用苍术、黄柏、苦参、大黄苦以燥湿苦以清热；湿与寒并则痛经、闭经、不孕，治用苍术、砂仁、厚朴辛温燥湿，理气散寒。湿为阴邪，阻滞气机，气滞血瘀，湿瘀互结，易致闭经、不孕、癥瘕，治用桂枝、桃仁、赤芍、丹皮、茯苓、砂仁、莪术利湿活瘀。久病多瘀，久病多虚，如闭经、癥瘕日久而气虚者，崔老认为，在活血化瘀的同时，一定要重用益气药，常用桃红四物汤加黄芪30g以上，往往取得较好疗效，不用益气，单纯化瘀，疗效不佳。气血湿瘀，又可互相影响，病机复杂，辨证之时，应有所侧重，分清寒热虚实，标本缓急，用药做到有的放矢。

从脏腑来说，比较重视肝脾肾，因胞络系于肾，冲脉连于肝，胞宫的生理功能依赖肝血肾精的滋养，所以调补肝肾对治疗妇科病是治病求本的重要方法之一，肝为血海，主藏血，又主疏泄，妇人以肝为先天，肝血充盛，则经血通畅。若肝失疏泄，影响气机调和，易致乳房胀痛、痛经、少腹胀痛，治用柴胡、青皮、白芍、香附疏肝解郁；气滞血瘀，形成癥瘕、痞块、乳癖等疾患，常合用赤芍、丹皮、三棱、穿山甲、天花粉、水蛭、王不留行活瘀消癥散结。肝体阴而用阳，若肝阴不足，可致肝阳上亢，导致绝经前后诸症，治用夜交藤、合欢皮、鸡血藤益肝肾；生龙齿、石决明、珍珠母、天麻、钩藤平肝潜阳。再则肝的经脉循少腹络阴器，前阴诸疾多从肝论治，如阴肿、阴痒、阴疮多与肝经湿热有关，常用龙胆草、柴胡、苦参、茵陈以清泄肝热。阴痛多因肝阴不足，气血瘀滞，治疗以养肝活瘀通络为主。肾为先天之本、元气之根，肾藏精，主生长发育。女子肾中精气冲盛，天癸至，冲任通盛，而有经、孕、产、乳的能力。先天不足、早婚多产、房事不节，皆能损伤肾气，耗伤肾精，引起月经不调、崩漏、带下、不孕、胎动不安等病。所以肾虚是妇科疾病的主要病因，滋肾补肾是妇科重要治法。临证又有肾气虚、肾阴虚、肾阳虚的不同，崔老补肾气常用山萸肉、肉苁蓉、覆盆子、党参；补肾阴常用熟地、何首乌、龟甲胶、芍药；补肾阳常用仙茅、淫羊藿、巴戟天、附子、肉桂、枸杞。肝藏血，肾藏精，精血互生，肝肾同源，故崔老治肝肾同病，喜用一贯煎、滋水清肝饮加减，水木同治、滋补肝肾是崔老治妇科病的一贯中心思想。当然，脾胃为后天之本气血生化之源，脾有生血、统血的作用，脾虚不能生血，出现月经量少、月经后错、闭经，崔老常用归脾汤；脾虚失其统摄出现月经先期量多崩漏，用固冲汤、固本止崩汤；脾虚湿盛导致带下量多、质稀，乏力，常用清带汤治疗。先天肾精，后天肝血皆赖脾胃充养，重视肝肾也包括不忘脾胃在内。

崔老很重视奇经对妇科疾病调理作用。脏腑气血对胞宫的作用要通过奇经来实现。奇经八脉尤其是冲、任、督、带四脉功能失常是引起妇科疾病重要原因之一。冲、任、督皆起于胞中，一源而三歧。带脉环腰一周，犹如束带。王冰曰："冲脉任脉皆奇脉也，肾气全盛，冲任流通，经血渐盈，应时而下，冲为血海，任主胞胎，三者相资，故能有子。"督脉总督一身之阳气。督任二脉维系一身阳精阴血，与生殖机能密切相关。因此冲任失调，可产生多种妇科疾患。带脉约束诸经，附属于脾，阴挺、带下、滑胎多由带脉失约所致。奇经主病不同治疗也有所侧重，崔老治疗崩漏多以固冲脉为主。常用药物龙骨、牡蛎、乌贼骨、白术、黄芪，妊娠病多以调任脉为主，如胎漏、滑胎、胎动不安常用阿胶、续断、白术、菟丝子以养任脉安胎。各种带下病亦多从治带脉入手，常用山药、苍术、白术、芡实、茯苓。督脉为病，多见腰酸背冷、闭经、不孕等，常用鹿茸、肉桂、附子、淫羊藿、仙茅、肉苁蓉、枸杞以温通督脉。崔老认为，妇科病辨治时常选用一些入奇经之药，往往有意想不到的疗效。例如阿胶滋阴补血，固冲脉，入任脉，补肝肾，养胞胎；鹿角胶走督脉，益气血而温补督脉，治气虚血亏、阳虚怕冷、崩漏、不孕等疾患；龟甲胶滋阴潜阳、补血止血、益阴血之不足，对冲任有滋养作用。

三、病症结合，相得益彰

崔老治疗妇科疾病常采用病症结合的方法，运用中医四诊同时也借助现代医学的检查，例如治疗不孕症，借助彩超了解子宫发育情况，卵泡大小；子宫输卵管造影查看输卵管通畅度；血化验等查不孕症的原因。卵泡发育不良患者表现为月经失常或闭经不行，腰酸形寒怕冷者，常采用经验方温肾暖胞助孕汤（山萸肉、当归、川芎、白芍、菟丝子、五味子等）为主进行治疗。卵巢早衰常表现为四十岁前闭经伴有潮热出汗、腰酸乏力、性激素六项提示卵巢功能下降，发生本病原因肾气虚、冲任气血亏损渐致脉络瘀阻、卵巢失养，常采用经验方补肾活瘀汤（大熟地、山萸肉、枸杞、怀山药、菟丝子、杜仲、淫羊藿、水蛭、刘寄奴、桃仁等）。其中熟地、山萸肉、枸杞滋肾阴益精填髓，山药、菟丝子、杜仲、淫羊藿滋补肝肾，健脾益气，刘寄奴、水蛭、桃仁活血化瘀通络，改善卵巢供血。崔老认为多囊卵巢综合征病因病机属于"肾虚为本，痰湿瘀为标"，主张标本同治，其经验方消囊丸（全当归15g，赤芍20g，川芎12g，白术15g，怀牛膝15g，茯苓15g，泽泻15g，丹皮15g，炒桃仁12g，莪术15g，淫羊藿15g等）补肾活瘀通络调冲任。子宫内膜异位症的发病特点以经行腹痛为主，伴有经量多。主要原因为离经之血瘀阻胞宫胞脉，针对瘀血内停，治疗以活血化瘀为主并贯穿月经周期始终。经行时以崔氏镇痛汤（全当归15g，川芎9g，赤芍10g，白芍10g，醋香附15g，木香6g，西小茴12g，醋元胡13g，乌药10g，制没药10g，炙甘草6g）活血化瘀止痛，经后以崔氏镇痛汤合四物汤补血养血活瘀，经前以崔氏镇痛汤合艾附暖宫丸温经养血活瘀通络。治疗药流和人流后，宫内残留恶露不下，崔老认为其原因为瘀血不去新血不生，其经验方立止血丸（当归15g，川芎9g，桃仁10g，益母草20g，蒲公英15g，连翘20g，炒蒲黄10g，田三七10g，炮姜9g，生甘草6g等）具有活血化瘀、祛瘀生新的作用。治疗功能性子宫出血，认为其病因病机多为肝脾肾三脏功能失调，冲任二脉虚损，邪热内蕴胞宫；或正气虚损，气血不足，血瘀胞宫而引起的胞宫异常出血。创新性的提出两步法：止血期、调固冲任期。研制宫血灵1号方（生熟地炭各15g，旱莲草30g，女贞子15g，炒蒲黄10g，炒黄芩20g，炒白术10g，党参15g，仙鹤草30g，乌贼骨20g，田三七3g等）和宫血灵2号方（党参15g，白术10g，白芍10g，当归10g，山萸肉15g，五味子15g，远志6g，女贞子12g，续断12g，桑寄生12g，菟丝子10g等）。1号方适用于出血期具有健脾滋补肝肾，凉血止血，养血固摄的作用。2号方适用于血止后调理冲任，调整周期。具有益气养血，滋补肝肾作用。以上经验方均为省市科研课题，其中温肾暖胞助孕丸和消囊丸为在研课题，其余均获得省市科技进步奖。

治疗崩漏经验

崩漏是指女子非行经期而下血，或行经后淋漓不断的现象。崩乃经水忽然大下，来势急，出血量多，漏乃经水淋漓不断，来势缓，出血量少，二者病因病机基本相同，惟病势上有缓急之分，故而常合称为崩漏。本病多见于现代医学中的功能失调性子宫出血、子宫肌瘤、肿瘤、炎症等，可发生于女性整个月经生理周期，严重者可引起不孕、贫血、盆腔感染等疾病，暴崩不止者甚则危及生命安全，是妇科常见的疑难疾病。崔老认为，引起崩漏的原因众多，不可执一法统治之，除暴崩下血不止、危及生命安全者需急用独参汤 15~30g 或用三七、阿胶，及十灰散浓煎频服以止血固脱外，其余均需要根据病因、年龄、病程的不同寻找引起出血的本源，辨证施治，经血止后还需要继续服药以调理身体，防止崩漏再次发作。

一、止血要审因辨证，澄源施治

崔老认为，虽然收涩止血是治疗崩漏的重要方法，但不可单用，那样虽可取效于一时，但常致瘀血内留，结而成积，或腹痛，或发热，或为劳，诸症叠起。治疗关键在于弄清发生本病的起因与根源，辨别寒热虚实，在气在血。寒者热之，热者清之，虚者补之，在气者益气，在血者补血，对于病情复杂者，又须攻补兼施，寒热并用，在此基础上再配以收涩之剂，方能收到良好疗效，其常用治疗方法有以下十种。

1. 清热凉血法

热盛于内，损伤冲任，迫血妄行，则下血不止，可分为实热内蕴和热盛阴伤两类，症见月经提前，量多不止，或突然出血，经色深红或呈紫色，质多黏稠，或淋漓不断，日久不愈，伴头晕面赤，烦躁不寐，口干喜饮，大便干结，小便黄赤。舌质红、苔黄，脉滑而数者为实热内蕴；脉细数，舌质干红，苔少者为热盛阴伤。

崔老治疗此证以清热凉血为主法，实热者常用方药为生四物汤加黄芩、黄连、黄柏、栀子等。热盛伤阴者常用加味。基础方：生熟地炭各 15g，生白芍 15g，当归 6~9g，川芎 3~6g，阿胶（烊化）9g，炒艾叶 6g，炒黄芩 15~30g，炒栀子 10g，地榆炭 15g，仙鹤草 30g，贯众炭 15g。

本方具有清热生津，凉血止血的作用，方中生熟地炒炭用，加强凉血止血之功。当归养血活血，川芎为血中气药，具有辛温走窜之性，故而二药宜少用，当归一般用 9g 左右，川芎 3~6g 为宜。黄芩具有清血分热邪之功，是崔老治疗血热崩漏的常用药物，根据热象情况，一般用 15~30g，若崩漏日久，阴血大伤，虚阳外浮，脉见洪大而重按无力者，于方中加炮姜 3~9g，交合阴阳，除热止血。

2. 温经散寒法

寒邪损伤胞宫或因阳衰脾肾虚寒，失其统摄，致血不循经，经溢而出，发为崩漏。临床多见崩漏不止，经血色暗，或有血块，伴有畏寒喜暖，少腹冷痛，腹泻便溏，腰膝酸软，舌淡暗或润，脉沉紧或紧弦。

此证的治疗以温经散寒为法，常用方药为温经汤或参附胶艾汤。基础方：党参 15g，附子 6g，当归 9g，生熟地炭各 15g，白芍 15g，川芎 3~6g，阿胶（烊化）9g，炒艾叶 6g，炮姜炭 6g，杜仲炭 15g，贯众炭 12g。

方中以四物汤补血养血，重用生熟地炭、芍药以止血；少用当归、川芎以通络化瘀；阿胶养血而固冲任；炒艾叶温经散寒止血；再辅以人参补脾气，附子温肾阳暖胞宫而散寒气，以附子之燥，配以阿胶、地黄、白芍、人参之润，则助阳而无动血之患，实为治疗寒性崩漏之良方。若崩漏日久不愈，或素体虚弱之人感受寒邪，出现虚实寒热错杂之象，症见既有崩漏不止，少腹冷痛，又有口干舌燥，手足心热，或入暮发热，或口干口苦，食欲不佳，或体虚无力等等症状，用《金匮》温经汤加减运用，可收佳效。

3. 升阳摄血法

素体虚弱，或劳伤心脾，中气不足，脾阳虚甚，冲任失固，导致崩漏下血不止，经色浅淡，畏寒怕冷，手脚冰凉，腰以下冷如坐水中，面色苍白，声低气微，心悸心慌，周身乏力，神疲倦卧，脉虚弱无力，舌质淡润，边有齿痕苔薄白，或血暴崩不止，血脱亡阳，症见血大下如注，气息奄奄，神智昏沉，汗出不止，四肢冰凉，脉微欲绝，或三五不调。

对于此证治疗当以温补阳气，升阳举陷为大法，以期阳气升则血亦随之而升，再配以固涩止血之剂。崔老常用举元煎为主加味运用，举元煎出自《景岳全书》，方中以参、术、芪三药大补脾气，升麻一味升举阳气，使阳气健旺，自能摄血，且有"有形之血不能速生，无形之气所当急固"之意。崔老经验，方中参、术、芪三味须重用方能建功，一般须用至15g以上，而升麻取其升举阳气之功，稍用即可，一般以3g为宜，过量则阳气过盛，反而动血，于治疗不利。除此以外，还应加生熟地炭、杜仲炭、仙鹤草、炮姜炭等补虚止血之药，如虚寒内盛，阳气外浮，见脉虚数而重按无力者，可稍加黄芩3~6g以清虚热，但不可多用，否则则起反作用。此外，理中汤合四物汤、补中益气汤、升阳举经汤等均可辨证加减运用。

4. 化瘀止血法

气滞血凝，血行不畅，瘀阻胞宫，血不循经而外溢。多因崩漏骤用止涩之剂，血不得出而成瘀血，或崩漏日久不愈，新血离经变为瘀血，或因流产、宫腔侵入性操作等损伤冲任血脉，导致瘀血内生等。症见崩中漏下，经血紫暗有块，伴有少腹胀痛、拒按，血块排出后痛即减轻，舌质暗红或紫暗，舌边尖有瘀点，脉细涩，或弦紧。

崔老认为：凡崩漏见腹痛拒按，经血中混杂有血块者，单用补养收涩之剂往往无效，应当尊《内经》"通因通用"之法，于药中加入活血祛瘀止痛之剂，使瘀血去而新血归经，方能收良效。常用桃红失笑四物汤加味，本方由桃红四物汤加失笑散组成，桃红四物汤活血养血，失笑散活血止痛。需要注意的是方中蒲黄宜生蒲黄和炒蒲黄同用，取生蒲黄活血消瘀，炒蒲黄调血兼有涩血之功。若出血量大者，生熟地黄炒炭用；若血瘀兼有热象者，加大黄炭取其清热活瘀之功，还可加益母草活血调经；肝气郁滞者加柴胡疏理肝气。

5. 健脾固冲法

脾主统血，饥饱不调、过于劳倦、忧愁思虑等伤及脾气，统摄无权，冲任不固，出现崩漏不止，经血色淡，质清稀，伴有周身乏力，面色白虚浮，眩晕心悸，纳差食少等症，脉沉细弱，舌质淡，边有齿痕，苔薄白。

崔老治疗此证以健脾气，升气血以固冲任为主。常用加味固本止崩汤。

固本止崩汤出自《傅青主女科》，由熟地黄、白术、黄芪、当归、炮姜、人参六味药物组成。方中黄芪、白术、人参补气健脾，气旺则能摄血；熟地、当归补血养血以滋血源；炮姜交通阴阳，引血归经，使补而不滞，且有收涩止血之效。崔老认为方中参、术、芪三味能大补脾气，须重用方可建功，黄芪常用至30g左右，人参、白术用15g以上。此外，崔老还常在方中加山萸肉一味，山萸肉性温味酸，能补肝肾，固冲任，收敛外散之元气，与参、术、芪诸药合用，且补且敛，对于气随血脱之证甚为合宜。气虚兼阳虚者加附子；气虚兼热者加生地黄。此外，如术芪四物汤、八珍汤皆可加减运用。

6. 补肾止血法

少女天癸初至，肾气未充，或中年妇女房劳多产，损伤肾气，或年老肾气亏虚，肾虚则闭藏失职，兼阳虚则升举无力，兼阴虚则虚火妄动，导致冲任不固，不能制约经血，子宫藏泻失常而发为崩漏。本证表现有肾阳虚和肾阴虚之不同，偏于阳虚者见出血量多，或淋漓不尽，经色暗红，全身乏力，腰痛，畏寒肢冷，脉沉弱尺脉尤甚，舌质淡，苔薄白。偏于阴虚者见出血量多，或淋漓不断，经色鲜红，伴有眩晕耳鸣，腰膝酸软，失眠盗汗，或兼五心烦热，脉沉细尺弱，舌质红，舌面少苔。

崔老治疗此证一般以补肾止血为主。常用都气二至龙牡汤加味治疗，本方为都气丸合二至丸再加煅龙骨、煅牡蛎而成，方中以六味地黄丸大补肾水，五味子味酸，入肾经，以其酸收之力，大能固摄下焦。女贞子、旱莲草二药，性偏寒凉，能滋补肝肾精血兼以制约虚火。煅龙骨、煅牡蛎二药收涩之力甚大，用之能治疗崩漏不止，能收一时之功。诸药合用，以滋肾阴为主兼以清火、固冲、止血。本方偏于治疗肾阴虚而崩漏不止者，若是阳虚较甚，可加附子以阴中求阳，或用右归丸加减运用。此外，杜仲炭、川续断、贯众炭、仙鹤草等滋肾补虚止血之药皆可入方中合用。

7. 脾肾双补法

老年女性，肾气渐衰，再加之劳伤心脾，导致脾肾两虚；或崩漏日久不愈，先损脾胃，次及冲任，穷必及肾，脾肾双虚，阴血不足出现阴道出血量时多时少，淋漓不断，腰膝酸软，精神倦怠，面色㿠白或萎黄，眩晕耳鸣，心悸心慌，饮食量少，或下肢虚肿，脉沉弱或沉细，舌质淡红苔白。

崔老认为此证的治疗当以脾肾双补为法。常用黑归脾汤加减。黑归脾汤由归脾汤加熟地而成，方中以参、术、芪健脾益气；当归、龙眼肉养血生新；酸枣仁、远志、茯神宁心安神。加熟地一味，滋补肾阴。若出血量多者，改用熟地炭，再加生地黄炭以加强止血之功。同时加补骨脂温补肾阳；杜仲补益肾气。如此则心脾肾同补，再加以止血之药，则崩漏可止。

8. 疏肝止血法

女子以肝为先天，肝主藏血，喜条达而恶抑郁。若情志不遂，所愿非得或家务烦劳，肝气郁而不畅，气郁化火，横克脾土，导致肝不藏血，脾不统血，血热妄行而发为崩漏。症见崩漏下血不止，伴有心烦喜怒，头晕头胀，口干口苦，胁腹胀满，脉弦而数，舌质红，苔薄白。

治疗上崔老以疏肝解郁，凉血止血为主。常用丹栀黑逍遥散加减，本方以逍遥散疏理肝气，丹皮、栀子清血分之热；生地黄、熟地补血止血，若出血量较大者改用生熟地炭，用时可酌加黄芩以助丹、栀清血分之热。其他如炒荆芥、仙鹤草、生龙牡、炒川楝子等疏肝止血之药皆可随症加入。

9. 固冲降逆法

脾虚不能统血，肾虚不能固摄，冲任不固，月经漏下不止，日久阴血大伤，下焦阴虚不能涵阳，冲气转而上冲。冲脉隶属阳明，因冲气上冲，胃腑之气失其下行之力，亦转而上逆，出现胃气上逆的现象。临床常见月经过多或漏下不止，迁延不愈，色淡质稀，伴有心悸气短，中满纳差，不欲饮食，时时欲呕，或烦躁不安，脉弦力差，舌淡，苔薄白。

崔老治疗此证常用方药为固冲汤加降逆和胃之半夏、太子参、砂仁、陈皮、生姜。方中以重用黄芪、白术，配以太子参健脾固冲为君药，脾气健则收摄有权，冲脉得固，以达止崩之效。山萸肉、五倍子、白芍三药味酸收敛，能补肝肾精血，收敛冲气使不上冲，再佐以半夏、陈皮等降逆和胃之药，则大能顺降胃气，胃气降则中满、纳差、呕吐等证可除。煅龙牡、海螵蛸、棕榈炭收敛止血为治标之药。瘀血不去，新血不生，又用茜草去瘀生新，使血止而不留瘀。临证时若见脉大有热者，可加生地黄；脉弱虚寒者，加附子；阴虚而肝气过盛，见弦脉者加柴胡。

10. 解毒化瘀法

湿热积聚，蓄久成毒，阻滞冲任，胞宫气血不畅，日久湿热痰瘀酿成癌毒。临证多见初起黄带、赤带，或褐色浊物似带下，气味腥臭，少腹不适，阴部有痒感，症状逐渐加重，至漏下不止。亦可出现突然血大下不止。

本证以绝经期及绝经后多见，甚至有经断数年而突然下血，青中年女性亦可见到。确诊为妇科恶性肿瘤者，应尽快手术，亦有因各种因素而无法或不愿手术者，崔老常用清热解毒、化瘀散结之法，亦可收到短期疗效。

常用基础方：白花蛇舌草 30~40g，蜀羊泉 30g，重楼 15g，半枝莲 30g，半边莲 30g，穿心莲 9g，土茯苓 25g，黄连 9g，海螵蛸 15g，茜草 12g，西洋参 6g，三七 6g，煅龙骨 20g，煅牡蛎 20g，地榆炭 15g，川军炭 15g，蜂房 5g，当归 15g，阿胶 6g。

方中重用清热、渗湿、化瘀解毒之药，配以海螵蛸、茜草、煅龙牡、地榆炭、大黄炭等药物收涩止血。西洋参、当归、阿胶补气养血，辅助正气，以减轻攻伐药物对身体的伤害。

二、经净调理，分初中末三期为治

崩漏止后，经水甫净，气血大亏，急需补益气血，增加营养以调摄身体，使气血旺盛，循经而行。如能准确地针对机体脏腑虚衰情况，及时给予有效的调理，则往往能收到事半功倍之效。补虚特别是补血，虽为当务之急，但本病的发生，以肾虚冲任不固而致者为多，故经止以后的调理亦应以补肾固冲任为主。

经净初期（1 周左右），此时因营血大下，血海空虚，阴血不足，肾阴更虚，治疗时则应以滋补肾阴为主，兼顾肝、脾气血。血去阴伤，不补肾阴，五脏之阴无以滋，冲任经血无以固，易引起虚火妄动，可再迫血妄行。肝为风木之脏，主藏血，为肾之子，肾阴亏木无水涵，风火相煽，即能影响血海的盈亏、安宁，肝肾又为冲任之本，滋补肝肾可使热去而阴不伤，血失而有所生之处，亦即益冲任之源。此时由于失血较多，气随血脱，每兼见脾虚气虚的证候，故在补肝肾的同时，加入益气健脾之品，以培生化之源，气化之根，血可迅速生成。

经净后 1~3 周内为中期，此时治疗要注意有无余热、瘀血等隐患。须知"留得一分热，即生一分火"，热邪不尽除，终为崩漏证之后患。常见一些病例，经血虽止，而舌红不退，脉数不减，短期内复患下血不止。所以在用药时，应以滋阴为主，有热者清之，应依"善治热者不使伤之元气"之训，滋阴以清热，或用甘温以除热，使虚火归阴，正扶邪祛。另一方面，血止后，应注意有无瘀血残留胞宫，瘀血作祟，亦为崩漏复发的诱因。故在经血止后，凡舌见瘀点，或腹中有隐痛胀坠之感者，应在补虚之同时加入活瘀行滞之品。使瘀者疏之，滞者行之，瘀去新生，瘀消血宁。

经血已止后 3 周为后期，血海胞宫经血逐渐充盈，已至下次经水来潮的前期。此时调理应以温补肾阳为主，兼补肾阴，施以温和之药，以调和为主。此时除确有实热外，一般不用寒凉收涩之剂，因此类药物易伤胃凝血，壅滞为患，使经血不能畅行而下，或使月经愆期，或因服寒凉而致腹痛带下等症。

三、塞流、澄源、复旧三法具体运用

崔老对方约之治崩三法运用娴熟，每多得心应手，又具有独特体会，方约之言："经血暴下久而不止，谓之崩中，治法初用止血以塞其流，中用清热凉血以澄其源，末用补血以复其旧。若只塞其流而不澄其源，则滔滔之势不能遏，若只澄其源而不复其旧，则孤阳上浮无以下，不可不审也。"此三法，后世多尊而用之。崔老认为，经血淋漓不断或大下不止，体内精血津液及各种营养物质，在短时间内迅速丢失，阴阳失去平衡，甚则离决，身体迅速趋于衰败。当此之时，应急用止血之剂以塞其流，止血固脱。但崩漏不止，必有其因。崩漏初期，属热者居多，宜清热凉血，久则多虚，宜养血滋阴。缠绵日久，易转虚寒，宜补血温经。久漏不止鲜有不夹瘀夹虚者，所以在补摄的方剂中，根据瘀滞的程度，适当佐以活血行血之品。所以崔老常言："塞流要辨证，收涩须慎用，暴崩严防脱，漏下补与通。"

关于澄源，崔老认为应从两方面调理。一是崩漏已止，还须澄本求源，进一步巩固疗效，以防崩漏复发。二是在治疗崩漏的过程中要审因辨证，澄源施治，既要弄清发生崩漏的起因和根源，以因推理，以理选法，以法选药进行治疗。因此崔老又提出："澄源要审因，清补不相同，气血于阴阳，临证要辨清。"

经血既止，气血大亏，尤以血亏为甚，冲任胞宫及周身脏器失去血液濡养，此时应急用补血之法，以恢复机体气血运行功能和建立正常月经周期。血之来源，在于脾胃之盛衰，脾健胃和则生化有源。肾主藏精固摄，血海胞宫之蓄溢，都与肾气盛衰有密切关系。所以经血止后，固肾气，调脾胃，对于防止复发，恢复正常生理机能，有着重要的意义。此外还要注意少食辛辣，起居有时，情志稳定，不妄作劳。崔老对于复旧总结为："复旧重脾胃，益气于补血，饮食起居劳，情志要和谐。"

四、年龄不同，治法有异

《河间六书》云："妇人童幼天癸未行之间，皆属少阴，天癸即行，皆属厥阴论之；天癸即绝，皆属太阴也。"提出青年治肾，中年治肝，老年治脾的治疗妇科疾病三大原则。崔老认为对于崩漏的治疗，单纯应用以上三法，效果并不是十分理想，崔老在此基础上，对此加以补充提出：青年摄肾，勿忘健脾，中年养肝佐以疏郁，老年健脾兼补肾气。

1. 青年摄肾，勿忘健脾

《素问·上古天真论》云："女子七岁，肾气盛，齿更发长，二七天癸至，任脉通，太冲脉盛，月事以时下。"肾为先天之本，元气之根，主水而藏精，司人体生长发育。人在 20 岁以前，肾气充而未盛，身体正处于生长发育阶段，尤其是生殖机能发育未臻完善，此时若饮食失度，起居不慎，感受寒热之邪，均易损伤肾气，引起机体功能失调。在女子则往往表现为月经紊乱，故补肾为其正治。但脾为后天之本，气血生化之源，先天之精只有通过后天脾胃的不断充养，才能源泉不绝，滋养五脏，固摄精血。因脾主统血，血液只有在脾气的统摄下，才能循经而不妄行。所以在补肾的同时，又当佐以健脾，二者缺一不可。

2. 中年养肝，佐以疏郁

女子以肝为先天，肝藏血，主疏泄，体阴而用阳。中年妇女由于经、孕、产、乳数伤于血，血伤则肝失所养。或因怒动肝火，疏泄过度，均易导致月经不调，崩中漏下。故而补血养肝甚合法度，然肝主疏泄，喜条达而恶抑郁，中年妇女家务繁忙，操劳甚多，或者心胸狭窄，情志抑郁，每使肝气郁而不达，气滞血瘀。尚在行经时，每多导致月经不调，崩中漏下，此时仅用一般补肝养血、收敛止血之法不易见效，而佐以理气活瘀之品效果反佳。所以说中年养肝佐以疏郁。这个"郁"字一为行气郁，二为活血瘀。常用逍遥散为主加减应用。

3. 老年健脾，兼补肾气

老妇崩漏，治宜健脾，因人到老年，天癸竭，先天肾气已衰，全赖后天水谷之气以供养。脾主纳运水谷，而为统血之脏，居中州而达四旁，健脾养血，益气固本乃是根本之治。唐容川在《血证论》中曰："血乃中州脾土所摄，脾不摄血，是以崩溃，名曰崩中。"示人治崩必治中州，但兼补肾气亦为必须也。以老年之体，"任脉虚，太冲脉衰少"先天肾精衰竭，冲任不固，而致月经失调，如在健脾的同时，佐以补肾填精之品，以补充体内肾精缺乏则能加速崩漏的终止。

五、舌苔、脉象在崩漏的治疗中的意义

崔老认为，舌脉是辨别疾病性质和诊断崩漏病情的轻重进退以及愈后吉凶不可缺少的诊断手段。

1. 脉象

崩漏患者，若脉象见数、滑、疣、弦等阳脉，其原因多为体内热邪过盛，迫血妄行，崩漏不止，其性或为实热，或为虚热，治疗以清热为主。若见虚脉、迟脉、缓脉等多为脏器亏虚，但查其虚在何脏，或以何脏为主，以补为主，二者治法迥然不同，不可不辨。同时脉象的缓、疾、虚、实对于判断出血和愈后亦有重要意义。若出血已止，而脉数、实、洪、大之象不减，则预示着短期内有再次出血的可能。若崩漏止后脉见缓、弱、细、小，说明邪实已去，本虚暴漏，脉证相符，则疾病趋向痊愈。

2. 舌象

舌淡为气虚或阳虚；舌质红为阴虚内热，红绛为血热；舌质紫暗，边有瘀点多为气滞血瘀，舌尖瘀点，质红为瘀中挟热；舌边尖红为心火旺盛；舌有齿痕为脾湿或心脾两虚，痕深者重，浅者轻。舌苔花剥质淡为气虚；苔剥质红为阴虚；体瘦色淡为气血不足；舌苔白为寒，白腻为寒湿，苔薄白质淡为虚寒；苔黄为热，淡黄而腻为实热，苔薄黄中剥为虚热；苔干燥为缺少津

液；苔灰为火郁；舌光无苔为气阴亏虚。这些对崩漏证的诊断和治疗都有很重要的参考价值。

六、用药心得

1. 活血化瘀药

在活血化瘀药运用方面，虽有瘀血不去，新血不生的说法，但恐怕很多医生在处方时都会犹豫一下：患者崩漏不止，能不能运用化瘀药物？用过之后会不会导致出血量更多？对此，崔老认为在崩漏的治疗时应先审患者体质虚实，证型之寒热，病情之缓急，除非是暴崩不止，出现气随血脱、阳随血脱的患者，不要迅速给予大量炭类止血药物，过早使用止血之品，导致邪留体内，常衍生其他疾病，或随短暂血止后又复发。对于崩漏伴有腹痛拒按，经血色暗，带有血块，或舌淡暗，有瘀斑瘀点等确有瘀血证象者，崔老常大胆采用活血化瘀、引血归经类药物如赤芍、益母草、蒲黄、茜草、桃仁、地榆等，从现代药物分析来看，这类活血药物具有提高子宫壁的张力，促进子宫内膜剥脱的作用，能减少局部充血使其出血量减少，达到祛瘀止血的目的。

对于崩漏血止后的调理善后的过程中，也不能因出血日久，而单纯应用补法，因补之过度易导致内热上升，中满纳差。若患者血止之后而见舌有瘀点，或腹中隐隐作痛，则应在补虚之同时，适当加入活血化瘀之品，使瘀者疏之，滞者行之，瘀去新生，瘀消血宁。

2. 大黄、炮姜在崩漏证中的运用

大黄与炮姜是一对矛盾药物，二者一苦寒，一辛温，一通下，一温中，一走而不守，一守而不走，一通秘结，破瘀行血，一暖胞宫，固涩止血，崔老常将二药运用于崩漏的治疗中，或相配应用或单味与其他药物相配，均取得了很好的效果。

大黄苦寒，能除实热结聚，蠲痰燥湿，导滞通闭，下通地道。随炮制的不同，作用亦异。崩漏属热，兼血瘀者宜生用，体虚有热血行不畅者制用，漏下不止，腰部刺痛，腹部刺痛，瘀血不下行者多用炭。三者中尤以大黄炭治崩漏效果最佳，取其既有行血活血之功，又有消瘀止血之效，清热而不伤胃，泻下而不伤正。其他如蒲黄炭、益母草、三七等亦为常用药，而大黄炭

独具清热凉血，推陈出新之功，祛瘀行滞而无腹痛、便泄之弊，即使崩漏日久，身体虚弱，如尚有余热未清，瘀血未去，于补养止血药物中加入大黄炭一味，常能取得瘀行血止的功效，正如前贤所谓：止涩之中须用清凉，而清凉之中又须破瘀散结，大黄独具此种功效，用量一般在1~9g之间。

炮姜辛温，常谓：生姜发散，干姜温中，炮姜止血，煨姜暖脾胃。对于虚寒性出血，血虚发热，产后发热，炮姜用之最有效。朱丹溪谓其："入肺中则利肺气，入肾中燥下湿，入肝经引血药生血，与补阴药同用，亦能引血药入气分，生血，故而血虚发热，产后发热者用之。"炮姜具有从阴引阳，从阳引阴，平调阴阳的效果。故崔老在临床上每见崩漏日久，淋漓不断，或血去有虚，阳无所依，浮越于外时，每于方中加入炮姜3~9g，而收到除热止血、去瘀生新之功者，不乏其例。若内有虚热，又兼有瘀血停积者，又可炮姜于大黄炭同用，既能退虚热，又能除瘀结，但实热或血燥者禁用炮姜，以免辛温助血。以上二药，崩漏症用之得当，均可收到桴鼓之效。

治带八法

带下病是妇科常见病之一，有广义、狭义之分。广义带下，泛指妇科的经、带、胎、产及女性生殖系统的一切疾病而言，因为这些疾病均发生在带脉以下的部位。狭义的带下，是指妇女阴道内流出的一种黏稠液体，如涕如唾，绵绵不断，通常称为白带。女子在发育成熟期，或经期前后，或妊娠初期，白带可相应的增多，不作病论。如带下量增多，色泽或黄或赤或白，有秽臭气味，甚则伴有腰部酸痛，少腹、小腹胀痛，阴道瘙痒等症状，属病理性带下，称为带下病。相当于西医学的各类阴道炎、宫颈炎、盆腔炎、妇科肿瘤等疾病引起的阴道分泌物增多的疾病。

一、病因病机

带下一词首见于《素问·骨空论》，其中有云："任脉为病……女子带下瘕聚。"崔老根据多年的临床经验认为，带下病的发病主要以湿邪为主，有内湿和外湿之别，内湿的产生与脏腑气血功能失调有密切的关系，脾虚失运，水湿内停，聚湿成痰，或肾虚不能温脾，失于固摄，内生湿邪则成内湿；外湿是指经行产后，胞脉空虚，如因摄生不洁，或因久居阴湿之地，或因术后损伤，以致湿邪乘虚而入，蕴而化热，伤及任、带发为带下。正如《傅青主女科·带下篇》卷首开宗明义指出"带下俱是湿证"。除与湿邪有关以外，与脾、肝、肾三脏功能失常，任、带二脉失于固摄也有很大关联。脾虚气陷，肾气亏虚，肝郁湿热，气虚不固，带脉失约，任脉不固，下元亏损，劳神过度等，均可引起带下病的发生。总之，六淫之邪侵袭，脾、肝、肾三脏的功能失常，带脉失约，任脉不固，湿邪下注等为本病发生的重要因素。

二、带下病分类及治法

崔老对带下病的诊断重视询问带下的性状、色泽，以判别其形成的原因。

从性状方面看，带下量多，质黏稠，如涕如唾，属脾虚夹湿；带下质清稀如水，有凉感，久下不止属脾肾双虚；带下质稠如脓伴有腥臭，属湿热下注；带下量多，质如脓，或混浊如米泔，或白如积粉，伴有臭秽，属湿毒蕴结。

从色泽方面来看，大致有白、黄、青、赤、黑五色，即所谓五色带。依据颜色，定其所属。古人有白色属气，赤色属血的气血分属法。又有五色属五脏的分法，如白色属肺，青色属肝，黄色属脾，赤色属心，黑色属肾。

崔老认为，根据这些理论对临床治疗带下病有一定指导作用，但要从整体观出发，四诊相参，进行辨证施治，不可拘泥于以上归属方法。在治疗时以肝、脾、肾三脏为主，结合任、带二脉，辨虚实寒热，始终抓住治湿为要点，崔老常云："治带不治湿，非其治也。"再结合带下的量、色、质、味的不同进行治疗。白带多为脾肾不足，带脉失约，湿浊白液绵绵而下，治宜健脾除湿，益肾固涩止带；黄带属脾虚湿盛，郁而化热，湿热蕴结，流注而下，治宜健脾除湿，清热止带，若湿热久蕴，涉及血分，损伤冲任，则见月经先期或量多，出现经带同病，其治疗以"间则并行"，一则清除带脉湿热，一则凉血活瘀，调理冲任；赤带则湿郁偏盛，热移冲任，赤色多者偏热，白色多者属湿盛，治宜清热利湿；青带多为肝经湿热，肝郁乘脾下注，治宜疏肝泻火、清热祛湿之品；黑带则非寒极，即是热极，治宜温补或泻热之剂。崔老根据带下病的病因病机，结合多年的临床经验，根据病因将带下分为八型，施以清热、利湿、健脾、疏肝、固肾、升提、固涩、强壮、引血归经、活血化瘀等法，收到较好的临床疗效。

1. 健脾利湿法

［适应证］带下量多，色白或黄白兼有，绵绵不断，质清或质黏稠，伴有面色白或萎黄，手足凉，下肢水肿，神疲，纳差，便溏，脉缓弱或沉细，舌质淡红，苔白或白腻。

［病机］脾主运化水谷精微，脾失健运则水湿内停而诸症出。湿浊流注下焦，伤及任脉、带脉，再加脾属土，肝属木，脾虚之时，正是肝木克犯之机，而肝气不疏，又可加重脾气不运而成带下。正如傅氏言："夫白带乃湿盛而火衰，肝郁而气弱，则脾土受伤，湿土之气下陷……治法宜大补脾胃之气，稍佐以舒肝之品，使风木不闭塞于地中，则地气自升腾于天上，脾气健而湿气消，自无白带之患矣。"

［方药］完带汤：党参 15g，生山药 30g，生白术 30g，炒白芍 15g，苍术 12g，陈皮 12g，柴胡 6g，荆芥 6g，车前子 15g，生甘草 6g。

［方解］完带汤乃傅氏治带经典方剂之一。方中以党参、山药、白术、苍术、陈皮固肾健脾祛湿；车前子利水渗湿令湿浊从小便分利；柴胡、黑荆芥、白芍疏肝解郁，升阳除湿。诸药相配，使脾气健旺，肝气条达，清阳得升，湿浊得化，则带下自止。在运用此方时，崔老强调，白术与苍术虽均有健脾燥湿之功效，但白术以健脾益气为主，为补脾要药，用于脾虚湿困而偏于虚证者，因此用量要大，一般在 20~30g 之间；而苍术以苦温燥湿为主，为运脾要药，适用于湿浊内阻而偏于实证者，因此用量要少，一般 12~15g 即可。柴胡用量更为考究，若以和解退热为主，柴胡用量一定要大，一般在 15~30g 之间才能起到退热、宣解外邪之效；若疏肝解郁、调和肝脾、调和胃肠为主，用量中等，一般 9~12g 之间即可；若以升举阳气为主，少量即可，一般 6~9g 之间，若用量过大，损伤阳气，直接影响益气升阳之效果。

［加减运用］脾虚明显者，可合用参苓白术散、香砂六君子汤以健脾祛湿。

2. 固肾清热法

［适应证］带下黏稠量多，色黄如浓茶汁，其气腥秽，腰膝酸软，舌红，苔黄腻。

［病机］傅氏《傅青主女科》云："夫黄带乃任脉之湿热也。"肾与任脉

相通，肾虚有热，损及任脉，气不化津，津液反化为湿，循经下注于前阴，故带下色黄、黏稠量多，其气腥秽。

[方药]易黄汤加味：生山药 30g，芡实 20g，黄柏 12g，白果 20g，车前子（包煎）15g，金樱子 15g，土茯苓 20g，金银花 20g，连翘 15g，甘草 6g。

[方解]方中重用山药、芡实补脾益肾，固涩止带；白果收涩止带，兼除湿热；黄柏苦寒入肾，清热燥湿；车前子清热利湿。崔老在易黄汤的基础上加土茯苓、金银花、连翘增强利湿清热解毒之功，可起到平补脾肾，清热祛湿，扶正祛邪固本的功效；金樱子酸涩，固精缩尿，与芡实配伍，可使肾气得补，精关自固，从而带下翙除。诸药合用，重在补涩，辅以清利，使肾虚得复，湿去热清，则带下自愈。

[加减运用]若带下绵绵不断，加海螵蛸、生龙牡收涩止带。

3. 温肾健脾法

[适应证]带下量多，清冷质稀薄，淋漓不断，头晕耳鸣，腰膝酸软，倦怠乏力，小腹有冷感，夜尿频数而清长，便溏，舌淡苔白，脉沉迟。

[病机]肾主藏精气，司开阖，肾虚失固，不能藏精，或肾阳不足，命门火衰，脾失温煦，湿聚下注而为带下。正如《女科证治约旨》云："下焦虚寒，脐腹疼痛，痛而不已，遂致白带绵绵。"腰为肾之府，肾阳虚故腰部酸痛，小便频数。脾主肌肉四肢，脾虚肌失所养，四肢倦怠无力。

[方药]内补丸加减：鹿茸 9g，菟丝子 20g，沙苑子 15g，桑螵蛸 15g，肉苁蓉 15g，肉桂 6g，附子 6g，黄芪 15g，山药 20g。

[方解]方中鹿茸益肾固冲任，可治阳虚白带多而清稀；菟丝子补阳益阴，温而不燥，补而不腻；沙苑子温肾止腰痛；肉桂、肉苁蓉、炮附子温补肾阳，肾阳旺盛，自能蒸化水湿；再加黄芪、山药益气健脾，复其运化之职。诸药合用，共奏温补脾肾，益气健脾之效。

[加减运用]若月经后期、量少色淡者，加紫石英、当归以暖宫补血活血；若大便溏薄伴腹痛畏寒者，加补骨脂、肉豆蔻温肾助阳止泻；若耳鸣头晕者，加枸杞、磁石、五味子以滋补肝肾。若偏肾阴虚，常用封髓丹合金锁固精丸加减：黄柏 12g，芡实 20g，莲须 15g，沙苑子 15g，龙骨 15g，牡蛎 15g，砂仁 6g，炙甘草 6g。

4. 清热利湿法

[适应证] 带下或浊物量多，色黄白兼有，有异味，有时阴痒。

[病机] 经行产后，胞脉空虚，或因用具不洁，久居湿地，或因手术损伤，以致湿邪乘虚而入，伤及带脉而湿热下注成带。

[方药] 自拟清热利湿汤：土茯苓 20g，猪苓 15g，泽泻 15g，赤芍 20g，牡丹皮 12g，茵陈 12g，黄柏 12g，牛膝 15g，车前子 15g，苦参 15g，川萆薢 30g。

[方解] 方中车前子、土茯苓、猪苓、泽泻利水渗湿，使自下分利而去之；萆薢、苦参燥湿化浊；赤芍清热凉血，活血散瘀；牛膝活血通经，补肝肾，强筋骨；黄柏清热燥湿、泻火解毒、清退虚热，《神农本草经》云黄柏"主女子漏下赤白，阴伤蚀疮"，现代药理研究黄柏有促进机体新陈代谢，促进炎性渗出物的吸收，改善血液循环，增加机体免疫力的作用。

[加减运用] 若湿盛者，加苍术、薏苡仁以燥湿健脾；若阴道有炎症而有痛感，合五味消毒饮，增加清热解毒之效。

5. 燥湿止带法

[适应证] 带下色白，清稀如注，无腥臭气，身体无其他不适，舌质淡红，苔薄白，脉沉滑。

[方药] 清带汤加味：生山药 30g，生龙骨 15g，生牡蛎 15g，海螵蛸 15g，茜草 12g，苍术 12g，浙贝母 15g，煅瓦楞子 15g。

[方解] 带下量多，质清稀如水者，治法：固涩止带，方用《医学衷中参西录》清带汤加减。方中用龙骨、牡蛎以固脱；茜草、海螵蛸以化滞；生山药具有滋真阴，固元气之功。四药相合其能开通者，兼能收涩，能收涩者，兼能开通，相助为理，相得益彰。崔老在此方的基础上再加苍术芳香化浊、燥湿健脾；浙贝母清热化痰，散结解毒，与海螵蛸同用，一散一收，一寒一温，相得益彰；煅瓦楞软坚化痰、散瘀燥湿。全方合用，祛邪不伤正，固涩不留瘀，共奏益气固本，除湿清热，涩精止带之功。

6. 清热解毒法

[适应证] 素体热盛，带下量多，色黄或绿，质黏稠，气秽或臭，伴少腹疼痛，阴部瘙痒，小便短赤，舌质红，苔黄腻，脉弦滑数。妇科检查：宫颈

柱状上皮异位、宫颈炎。彩超示：盆腔积液。脉滑数，舌质红，苔黄腻。

[病机]《傅青主女科》言黄带所成乃"热邪存于下焦之间，则津液不能化精，而反化湿也……湿与热合，欲化红而不能，欲返黑而不得，煎熬成汁，因变为黄色矣。"所以黄带乃下焦湿热所乘可知也。湿热伏于任、带二脉，血脉壅滞不通，故小腹胀坠疼痛；邪热熏蒸，则带下黏腻臭秽；湿热壅遏生虫，虫蚀阴中则瘙痒；加之湿热之邪黏滞不去，致病程迁延不愈。

[方药]自拟清热解毒汤或自拟蠲带汤。清热解毒汤：川草薢30g，薏苡仁30g，土茯苓30g，金银花20g，连翘15g，紫花地丁15g，蒲公英15g，海螵蛸15g，浙贝母15g，牡丹皮12g，赤芍20g，甘草6g。蠲带汤：苍术15g，黄柏12g，薏苡仁30g，土茯苓20g，败酱草20g，苦参12g，连翘20g，海螵蛸15g，茜草12g，浙贝母15g，元胡10g，甘草6g。

[方解]清热解毒汤中重用草薢，用量达30g，其治疗湿热蕴结下焦的黄带量多效果良好，除清热外还分清化浊、祛风除痹；湿热日久易化热生火，牡丹皮入血分，可清热凉血；现代研究证实，草薢、牡丹皮均有抗病原微生物及抗真菌的作用。赤芍清热凉血，同时祛瘀止痛、利水消肿；金银花、连翘、蒲公英清胞宫热毒；紫花地丁具有清热解毒，凉血消肿作用，与金银花、连翘、蒲公英合用，增强清热解毒消肿之效。

蠲带汤中黄柏、苍术具有清热燥湿健脾之效，可清除下焦之湿热，加强脾的运化水湿之功，防止顽湿留恋，化火成毒，流入下焦，而损伤阴血的现象；薏苡仁健脾渗湿、清热排脓，现代研究证实其有消除炎症、止痛、清除病毒等功效；土茯苓甘淡性平，清热解毒，除湿通络；苦参苦寒，清热利尿，燥湿杀虫，《中药大辞典》中言其："治赤白带下，阴疮湿痒。"实验证明，苦参对皮肤真菌有抑制作用，能抗滴虫，治霉菌、细菌性阴道炎所致的阴痒；败酱草清热解毒、消痈排脓、祛瘀止痛；连翘有清热解毒，散结消肿之功；败酱草和连翘合用则清热解毒，消痈排脓之力尤显，兼有活血化瘀止痛之效。海螵蛸收敛止血，止带固精，与茜草相伍，能涩能行，大有协调之功；浙贝母苦寒，开泄力大，清热散结，作用较强，与海螵蛸配伍，消溃疡，活瘀散结，收涩止带；元胡理气止痛。诸药合用，具有较强的清热解毒、燥湿止带功效。

[加减运用]若白带量多，湿邪甚者加鹿角霜、白鸡冠花、生山药、煅

龙牡；若赤带多加赤鸡冠花、旱莲草、炒地榆、黄连、败酱草、炒荆芥；若腹痛甚者加没药、五灵脂；若阴痒甚者，可配合崔老的阴痒外洗方：蛇床子60g，苦参45g，地肤子45g，黄连15g，川椒30g，枯矾13g，艾叶30g，荆芥30g，防风30g。水煎熏洗阴部，每日1~2次，1剂可洗3日，3剂为1个疗程。

7. 滋阴凉血法

[适应证] 白带中挟血丝，量少，色红，阴道热灼刺痛，腰酸膝软，潮热盗汗，口干咽燥，手心烦热，舌质红，脉细数。

[病机] 傅氏《傅青主女科》云："妇人有带下而色红者，似血非血，淋沥不断，所谓赤带也。"肾阴亏损，阴虚生内热，热注带脉，带脉失约，或因抑郁多怒伤肝，肝郁化火，心肝之火下注任、带二脉而成带下。

[方药] 自拟滋阴凉血汤：生熟地各15g，旱莲草30g，女贞子20g，煅龙牡各15g，浙贝母15g，海螵蛸15g，茜草15g，白芍15g，甘草6g。

[方解] 方中生地黄、熟地黄两药，滋阴补肾，益精填髓，补血生血，养阴凉血，清热退热，正如《得配本草》云："若肾中真水不足，水中真火虚浮于上，宜用二地以滋之，水足火自归脏也。"女贞子补肾养肝滋阴，旱莲草养肝益肾，凉血止血，两药相须为用，具有补肝肾、凉血止血、清虚热之功；煅龙牡收敛固涩止带；海螵蛸收敛止血、固精止带，茜草凉血止血，行瘀通络，二药合用，活血而不伤正，止血而不留瘀。在茜草的用量上崔老更为强调，茜草用于活血时，用量要大，一般在15~20g；用于止血时用量要少，一般9g左右。浙贝母清热散结、收涩止带。诸药相配，相得益彰，药到病除。

[加减运用] 若口干咽燥者，加麦冬、沙参、五味子；腰酸膝软者，加菟丝子、牛膝、杜仲。

8. 疏肝清热法

[适应证] 带下黏稠或夹赤白，或黄绿色，淋漓不断有腥秽味，经期先后无定期，情绪急躁，胁下胀满，口苦咽干，便黄灼痛，脉弦数，舌质红，苔黄白相兼。

[病机]《傅青主女科》云："青带乃肝经之湿热。"青色属肝，肝为刚脏，主疏泄，性喜条达。若肝气郁结，日久化火，横逆侮脾，脾失健运致肝热脾湿下注。正如《女科经纶》引缪仲淳语："肝气郁则脾受伤，脾伤则湿土之气

下陷，是脾精不守，不能输为荣血，而下白滑之物。"

[方药] 龙胆泻肝汤加减。

龙胆草 9g，当归 12g，白芍 20g，柴胡 9g，茯苓 15g，白术 15g，薄荷 6g，栀子 12g，泽泻 12g，车前子 15g，海螵蛸 15g，薏苡仁 30g，青皮 10g。

[方解] 方中柴胡、白芍疏肝解郁；龙胆草、栀子、薄荷清泻肝胆之火；车前子、泽泻清利湿邪。在此方的基础上，加海螵蛸收涩止带，薏苡仁健脾除湿。诸药合用，以疏肝为主，疏肝泄热，佐以除湿止带，肝郁解，湿热清，脾得健运，则青带自愈。

[加减运用] 若带下量多加黄柏、车前子以清热利湿；若胸胁乳房胀痛甚加香附、元胡、郁金以理气止痛解郁。

四、预防与调护

带下病的难缠反复，给女性生活带来很大困扰，在治疗的同时，崔老经常叮嘱患者平时应注意个人卫生，保持外阴清洁；注意经期卫生，禁盆浴防逆行感染；内裤宜柔软透气，每日换洗并于阳光下暴晒；节制性生活，以免房劳多产损伤任、带二脉；少食辛辣肥厚之品，保持心情愉悦，正确认识疾病，增强战胜疾病的信心，身心舒畅，使机体气血运行舒畅，有利于疾病的康复。

治疗痛经经验

痛经为最常见的妇科症状之一，指行经前后或月经期出现下腹部疼痛、坠胀，伴有腰酸或其他不适，症状严重者影响生活质量。痛经分为原发性和继发性两类，原发性痛经指生殖器官无器质性病变者；继发性痛经指由盆腔器质性疾病，如子宫内膜异位症、子宫腺肌症等引起的痛经。原发性痛经又称功能性痛经，是指生殖器官无明显器质性病变的痛经，多在青春期发生，常在初潮的 1~2 年内发病，疼痛多在月经前及行经第 1 天疼痛最剧烈，持续 2~3 日后缓解，常呈痉挛性发作，通常位于下腹部耻骨上可放射至腰骶部和大腿内侧，可伴有恶心、呕吐、腹泻、头晕、乏力等症状，严重时面色苍白、出冷汗，妇科检查无异常发现。继发性痛经是指盆腔器质性疾病引起的痛经。

痛经最早见于汉《金匮要略·妇人杂病脉证并治》："带下，经水不利，少腹满痛，经月再现……"至隋《诸病源候论·妇人杂病诸候·月水来腹痛候》认为："妇人月水来腹痛者，由劳伤气血，以致体虚，受风冷之气客于胞络，损伤冲任之脉。"宋《妇人大全良方·调经门·月水行止腹痛》：亦主风冷致痛经，并列有治痛经的方剂——温经汤，此方由《金匮要略》温经汤化裁而来，为后世医家所喜用。在辨证上以经前作痛，经来后作痛来分虚实。明《景岳全书·妇人规·经期腹痛》指出："经期腹痛，证有虚实……实者多痛于未行之前，经通而痛自减；虚者多痛于既行之后，血去而痛未止，或血去而痛益甚，大都可揉可按为虚，拒按拒揉为实。"对痛经在辨证上作了详细论述。《宋氏女科秘书·经候不调门》说："经水将来作痛者，血瘀气滞者，腹中阵阵作痛，乍作乍止，气血俱虚，治当以行经顺气"，"经水行后作痛者，气血虚也，治当调养气血"。这些辨证要点及治疗原则至今仍为临床所依循。以后，各医家则更着重痛经治法的研究，如《傅青主女科·调经》认为痛经有肝郁、寒湿、肾虚等不同证类，当分别治法：宣郁通经汤、温脐化湿汤、调肝汤。痛经发病有情志所伤，起居不慎或六淫为害等不同病因，并与素体及经期前后特殊的生理环境有关。其发病机制主要是在此期间受到致病因素的影响，导致冲任郁阻或寒凝经脉，使气血运行不畅，胞宫经血流通受阻，以致"不通则痛"；或冲任、胞宫失于濡养，不荣则痛。其病位在冲任、胞宫，变化在气血，表现在痛症，其所以随月经周期发作，是与经期冲任气血变化有关。非行经期间，冲任气血平和，致病因素尚未能引起冲任、胞宫气血瘀滞，或不足，故不发生疼痛，而在经期或经期前后，由于血海由满盈而泻溢，气血变化急骤，致病因素乘时而作，便可发生痛经。临床上常见有气滞血瘀，寒凝胞中，湿热下注，气血虚弱，肝肾虚损等证候。也有因子宫发育不良畸形，或子宫位置过度不正等而发生痛经的。

崔老治疗痛经，首先审查其病症及舌脉，分辨发病时间、性质、部位，以及疼痛的程度，结合月经的周期、经量、经色以及其兼症。详辨痛经的性质、审虚实寒热。辨痛经的部位属肝、属肾，在气在血。一般在经前多属实，痛在经期多属虚实夹杂，痛在经后多属虚；痛剧拒按多属实，隐痛喜按多属虚；得热痛减多属寒，得热痛甚多属热；痛甚于胀或刺痛者属血瘀；胀甚于痛者多属气滞；绞痛、冷痛则为瘀为寒。灼热痛者为热结。痛在两侧少腹部，多在肝经，痛连腰际病在肾。

崔老诊治本病的另一特点，是根据痛经发生的时间不同，分别施治。凡属气滞者，治法：理气活血，化瘀止痛，一般在月经前十日开始治疗。因肝气瘀滞者，多数行经前出现腹胀胁痛，少腹疼痛，乳房胀痛，心烦易怒，脉弦等症，常用柴胡疏肝散加失笑散、金铃子散加减。气滞甚者，用香棱丸加柴胡、青皮、陈皮、丹参、沉香等。血瘀甚者，用少腹逐瘀汤，加桃仁、红花、焦山楂等。因寒凝经脉者，治疗一般在经后十日，因经血净后血海空虚，气血双亏，此时用补气养血，温经散寒之方剂，可因势利导，使下次行经血脉畅通，如期而至。常用方药温经汤合桃红四物汤加减。若气虚者，行经量少，应在月经后即开始治疗，常用方药：圣愈汤选加香附、丹参、木香调理气血；或用八珍汤益气养血，使气血充沛，任通冲盛；经前再用理气活血通经之品，则痛经自愈。临床若行经剧痛，经量多，经色紫暗者，多为子宫肌瘤，或子宫内膜异位症。常用桂枝茯苓丸加味，配经验方调经定痛汤，加元胡、沉香、制没药、失笑散等药，可入血分理气化瘀止痛。

另外，崔老在治疗痛经时，根据其经量多少，酌情选药。一般在经前五日，用药不宜寒凉，选温经行气活血化瘀药物。对痛经伴月经量少者，应选温经散寒、活血通经之品。对于痛经伴月经量多者，温经活瘀药要少用，以防有出血量多之弊，应用既活瘀又止血之类，如田三七、炮姜、益母草、五灵脂、生熟蒲黄等。吴茱萸、肉桂二药，均为温经散寒之品，但临床使用迥异。肉桂走下焦，胞宫虚寒之痛经必加。吴茱萸走肝胃二经，可疏肝温胃止呕，寒凝血瘀痛经伴胃脘痛呕吐不食者有良效。

总之，经前痛治法以温经通脉，理气活血为主；行经中痛治法以活瘀止痛为主，兼补气血；经后疼痛治法以补虚养血扶正为主，佐以舒郁调经为治。

崔老在临床上经过多年的研究观察总结认为：痛经属气血不足，复加寒凝气滞疏于调理而成。自拟调经定痛汤运用于临床。方药如下：全当归15g，川芎9g，赤白芍各10g，醋香附15~30g，木香6~10g，小茴香12g，醋元胡13g，乌药10g，制没药6g，炙甘草6~9g，生姜3片，大枣7枚（掰）。使用方法：患者行经前 1 周间断服药 1~3 剂，待行经第 1~5 天连服每日 1 剂，3 个月经周期为 1 疗程。月经期加服红糖为引。注意事项：中药宜空腹温服或于进食间隔 30 分钟以上温服，忌寒凉；若伴恶心呕吐患者，宜少量分多次温服；若月经错后育龄妇女应先排除妊娠，再服药调理月经。随症加减：①若伴恶心呕吐加砂仁、半夏、竹茹、生姜适量；②若伴月经紫黑有血块加五灵脂、蒲黄、山楂；③若伴腹泻加茯苓、车前子；④若伴头晕、乏力加党参、黄芪、山萸肉。

案 1　许某，女，20 岁，2014 年 12 月 13 日初诊。

［现病史］患者自 13 岁初潮痛经，近 3 年每次发作需要服止痛药，月经 3 天即净，现行经第 1 天，查体腹部平软，舌质暗红，苔薄白，脉细。

［诊断］痛经，气滞血瘀型兼气血亏虚。

［治法］活血化瘀，理气止痛佐以补气养血。

［方药］全当归 15g，川芎 9g，赤白芍各 10g，醋香附 15g，木香 6g，小茴香 12g，醋元胡 13g，乌药 10g，制没药 6g，炙甘草 6~9g，黄芪 15g，山萸肉 15g，生姜 3 片，大枣 7 枚（掰）。3 剂，日 1 剂，水煎服，红糖为引。

二诊：患者诉上次服药后腹痛大减，月经颜色转红，月经量稍多。查舌质淡红，苔薄白，脉细弱，效不更方，守 2014 年 12 月 13 日方 7 剂，前 3 剂隔 1 天服 1 剂，待月经来时每日 1 剂连服，月经期红糖为引。

三诊：患者诉上次行经腹痛消失，行经 5 天，月经量可，月经色红，舌质淡红，苔薄白，脉弱。为巩固疗效，守 2014 年 12 月 13 日方 7 剂，隔 2 天服 1 剂，待月经来时每日 1 剂连服，月经期红糖为引。

随访：1 年后。痛经已愈，未再复发。现随访已有 1 子，痛经未再复发。

按：本例患者自初潮开始痛经，月经量少，色暗，本属先天气虚血亏，气虚久而则瘀滞，不通则痛。血亏则月经量少，气虚则阳亦虚，故月经色暗。舌质暗红，苔薄白，脉细，为气滞血瘀兼气血亏虚之象，是证属本虚标实。方中用黄芪、山萸肉补气养肝肾；当归、白芍、大枣补血；川芎、赤芍活血；香附、木香、小茴香、乌药、生姜温经理气；醋元胡、制没药化瘀止痛；炙甘草调和诸药。辨证严谨、用药得当，故能药到病除，疗效显著。

案 2　李某，女，36 岁，2016 年 6 月 11 日初诊。

［现病史］半年来，患者月经后期 40~60 日一行。本月正值经期在水中劳

动，而后则腹痛，冰冷异常，经血黏浊如胶，伴食欲不振，周身乏力。脉沉紧，舌质淡润，舌苔薄白。

[诊断] ①痛经，②月经后期，寒凝胞宫。

[治法] 温经散寒，活血通经。

[方药] 当归15g，川芎6g，赤芍15g，桃仁12g，桂枝9g，木香9g，干姜6g，乌药9g，茯苓15g，吴茱萸6g，红花9g，砂仁6g，炙甘草9g。7剂，日1剂，水煎服。

二诊：服药3剂后，腹痛减轻，渐感腹中温暖。服药1周后，诸症消失。

按：本案为寒凝经脉，瘀血阻滞胞宫而痛经。患者经期遇寒，寒邪客于胞宫，故少腹疼痛，经血黏浊如胶；阳气受损，脾阳运化无力，症见食欲不振；脉来沉紧为寒凝腹痛之象。故治用桂枝、吴茱萸、干姜、乌药等温经散寒之品，配当归、赤芍、桃仁、红花活血化瘀；佐木香理气止痛；茯苓、砂仁健脾和胃。全方配伍，针对病因，使寒除瘀行，经脉通，痛经自止。

案3 赵某，女，21岁，2016年8月20日初诊。

[现病史] 患者3年前因经前生气停经2个月，此后每次行经，经前或经期小腹胀痛拒按，经血量少，行而不畅，血色紫黯有块，块下痛暂减，经前乳房胀痛，胸闷不舒。舌质紫黯或有瘀点，脉弦。

[诊断] 痛经属气滞血瘀。

[治法] 活血化瘀，理气止痛。

[方药] 当归15g，熟地黄15g，川芎12g，赤芍15g，桃仁12g，红花9g，元胡15g，五灵脂（包）15g，醋香附20g，生熟蒲黄（包）各9g，炙甘草6g，生姜5片。3剂，日1剂，水煎服。

二诊：服上方后，经行腹痛略减，经量稍多。照上方继续服药3剂。

三诊：腹痛大减，经净。精神较前好转。嘱其以后每月经前1周，服上方5剂。

随访：1年后。患者服药3个月经周期，共15剂，痛经未再发作。

按：情志拂郁，肝失条达，冲任气血郁滞，经血不利，不通则痛，故经前或经期疼痛拒按，经量少，经行不畅；经血瘀滞故色黯有块。血块排出后，气血暂通而疼痛暂减。肝郁气滞，经脉不利，故乳胀胸闷。舌、脉均属气滞血瘀之证。治疗用桃红四物汤合失笑散加味。四物汤和血养血，配失笑散及桃仁、红花活血化瘀，散结止痛，佐元胡、香附理气止痛效果更佳。本病用药于经前，有先夺其未至，防患于未然之意。且效不更方，守方3个周期，其病彻底去除。

案4 林某，女，18岁，2015年3月20日初诊。

患者平素月经后期，经行腹痛，此次月经来3日，经量较多，经色淡红，腹痛较甚，中满欲吐，不思饮食，手足欠温，面色无华，形体消瘦，脉沉紧，舌淡润，舌苔薄白。

[诊断] 痛经属脾肾双虚，胞宫虚寒。

[治法] 益肾健脾，温经止痛。

[方药] 当归13g，川芎6g，炒白芍20g，熟地炭15g，阿胶（烊化）10g，炒艾叶9g，巴戟天10g，吴茱萸9g，党参15g，炒白术12g，炮姜6g，砂仁6g，炙甘草10g。3剂，日1剂，水煎服。

服药1剂，腹痛减，呕吐止。服药3剂，月经止、腹痛除，已思饮食。在上方基础上加减调服，方药略有进退，2月后痊愈。

按：此案素有脾虚不运，以致气血生化乏源，日久肾气不足，寒邪凝滞胞宫，故痛经。阳虚则不达四肢，手足欠温；脾气不升，浊气不降，则中满纳差，不思饮食。治疗上用党参、白术健脾益气；肉桂、巴戟天温补肾阳，合用共奏健脾益肾之功；配用当归、川芎、白芍、甘草养血活血，调经止痛；吴茱萸、炮姜、砂仁、温中和胃，降逆止呕。本方合用可温胞宫，补肾健脾，益气养血。药中病机，效如桴鼓。

案5 李某，女，22岁，2011年4月16日初诊。

[现病史] 经来腹痛，行经5日持续疼痛，时轻时重，直至经止。经色暗红有血块，痛甚拒按，月经周期规律。10年前因处女膜肥厚，宫腔积血，在某医院妇产科行处女膜切开术。1个月前因痛经较甚，腰膝酸软，尿频尿急，到县医院内科就诊，作X线腹平片显示：右肾结石3mm×5mm，伴肾盂积水。彩超提示：子宫内膜异位症、左侧附件巧克力囊肿，直径约3mm。请崔老诊治，刻下月经甫净，腰部酸痛，小便频数黄热，大便秘结，脉弦滑略数。舌质暗红，苔根部黄腻。

[诊断] 痛经、热淋。

[治法] 活血化瘀，清热利湿，佐以排石。

［方药］桂枝9g，茯苓20g，赤芍10g，白芍10g，桃仁13g，丹皮10g，香附20g，郁金12g，薏苡仁30g，川牛膝20g，车前子30g，金钱草30g，海金沙10g，鸡内金10g，大黄（后下）9g，生甘草9g。8剂，水煎服。先连服4剂，后隔日服1剂。嘱咐其适当活动，多饮开水。

二诊：自觉小便清利，诸症均减。复查超声显示，结石已经下移至输尿管下端，将至膀胱处。嘱患者继续多饮开水，方药上方加红花13g，王不留行15g，枳壳10g，5剂。

三诊：月经来潮，腹痛较前大减，腰痛基本消失。现口干，少腹不适，大便秘结，脉弦略数，舌质淡润，苔薄白。治用清热活瘀调经：生地黄15g，当归13g，川芎12g，赤芍20g，丹皮10g，金钱草20g，栀子10g，大黄（后下）10g，桃仁13g，益母草20g，红花9g，郁金10g，浙贝母15g，生甘草6g，6剂。

服药后月经已经干净，腹痛亦除，口干减轻，大便通畅，小便清利。复查彩超：右侧肾结石已消失，肾盂已经无积水。2个月后超声探查腹腔，左侧巧克力囊肿已消失。

按：本案患者因处女膜肥厚，引起经血逆行，而发生子宫内膜异位症，并造成严重痛经。后因小便频数，腰酸痛，查X线为右肾结石，证候复杂。经崔老诊治详辨其证为：湿热蕴结，胞脉瘀阻而致痛经、热淋。故治宜清热利湿，化瘀消结。又配伍治结石验方五金承气汤。方中金钱草、郁金、海金沙等善化结石加薏苡仁、王不留行、车前子清热利湿，消石排石。用药对症，服药半月，病即痊愈，其收效之速，出人意料。

案6 丁某，女，30岁。2007年8月8日初诊。

［现病史］结婚5年，婚后1年怀孕，4个月流产，此后即出现行经腹痛，渐至经闭1年余。经治疗月经渐至，但行经腹痛，曾以盆腔炎治疗，效果不佳，至今未再怀孕。现月经周期30~40天，量大有血块，行经腹痛剧烈，必须每小时服1次止痛片，伴小腹发凉、恶寒、呕吐，经期持续5天左右。经后仍腹痛3~5天。在市妇产医院诊断为"子宫内膜异位症"，建议用"达那唑"治疗。患者不愿服西药，要求中医治疗。末次月经2007年7月30日，现经净3天，小腹隐痛，腰痛，白带不多，纳可，二便正常。患者精神好，面色较黄，舌质淡红，苔厚腻微黄，脉弦细。

［诊断］痛经属肾虚血瘀，胞络不通。

［治法］补肾养血，活瘀通络。

［方药］全当归 20g，熟地黄 20g，川芎 10g，赤芍 15g，茯苓 15g，醋香附 20g，桃仁 15g，吴茱萸 6g，淫羊藿 15g，巴戟天 15g，党参 15g，红花 6g，炙甘草 6g。3 剂，日 1 剂，水煎服。

二诊：上方服 3 剂，腹痛止。现月经过期 1 周未至，余无所苦，脉沉细，舌质暗红，苔厚腻微黄。证属寒凝血瘀，阻滞胞宫。

［治法］温经活瘀。

［方药］川芎 15g，炮姜 6g，元胡 12g，当归 15g，制没药 10g，淫羊藿 15g，茯苓 15g，桃仁 15g，丹皮 12g，益母草 30 克。4 剂。

三诊：月经仍未至。昨日发热，体温 38℃，汗多，今日热退，乳房胀痛，脉细弦，舌淡红，苔黄腻。守二诊方加柴胡 13g，紫苏 12g，香附 20g 以和解祛风。

四诊：昨日经至，量少，小腹隐痛，脉弦，舌淡红，苔黄。改用活瘀止痛之剂。

［方药］当归 30g，桃仁 15g，赤芍 20g，红花 15g，怀牛膝 15g，三棱 15g，莪术 15g，益母草 20g，香附 20g，炙甘草 6g。3 剂。

五诊：经来 3 日，量多有血块，腹痛甚剧，但较未服中药前明显减轻，仅于昨日服 2 次止痛片，恶心欲吐，纳差，小腹发凉，脉沉细，舌淡红苔白。仍用活瘀止痛之剂。

［方药］当归 15g，桃仁 20g，川芎 15g，五灵脂 10g，元胡 12g，制没药 10g，桃仁 6g，三棱 10g，莪术 10g，益母草 20g，醋香附 20g，炮姜 6g，党参 15g，丹参 20g，炙甘草 6g。3 剂。

六诊：月经已净，小腹隐痛，腰痛，脉沉细。肾虚血瘀，以血瘀为主，继续用活瘀理气。

［方药］全当归 15g，川芎 10g，炮姜 6g，元胡 12g，五灵脂（包）10g，小茴香 10g，生蒲黄（包）10g，肉桂 3g，制没药 10g，赤芍 15g，薏苡仁 30g，沉香（后下）3g，木香（后下）10g，柴胡 12g。3 剂。

七诊：平素月经后错，上次月经 9 月 22 日，近感乳房发胀，小腹隐痛，将行经。脉弦细，舌质淡红，苔白。

八诊：1月20日行经，现已净。此次行经腹痛大减，已经可以不服用止痛药。现腰酸，余无所苦。瘀去肾虚，改用益气活血补肾之剂。

［方药］生熟地各15g，川芎12g，白芷12g，淫羊藿15g，牡丹皮12g，黄芪15g，党参12g，炙甘草6g。6剂，服2剂，停1天，再服。此后每于经前服11月17日方，经后服11月26日方，共服半年，痛经消失。

按：中医认为："痛则不通"。故治疗各种痛证均以"通"为主，子宫内膜异位症尤其如此。子宫内膜异位在何处，何处即痛不可耐，治疗必须清除异位之子宫内膜，才能痊愈。从本案的治疗过程，活血化瘀始终贯穿治疗的全过程，即便是月经期，也用大量的活血祛瘀药物为主。对于活瘀方剂的选用，视病情而定：瘀阻轻者，崔老多选用桃红四物汤加减；瘀阻重者，以少腹逐瘀汤为主。

本案患者一诊时月经甫净，腹痛不甚，用桃红四物汤加味。此后治疗基本上是以少腹逐瘀汤为基方，加三棱、莪术、益母草等活血破瘀之品，使患者胞络瘀滞得以有效清除，腹痛重证得以缓解。患者经后仍感腹痛，这是经后肾虚胞络失养所致，经净后补肾养血，促进机体的恢复。活血与补肾交替使用，治标又治本，痛去病除而不易反复。

痛经发病有情志所伤、起居不慎或六淫为害等不同病因，并与素体及经期、经期前后特殊的生理环境有关。其发病机制主要是在此期间受到致病因素的影响，导致冲任瘀阻或寒凝经脉，使气血运行不畅，胞宫经血流通受碍，以致不通则痛；或冲任、胞宫失于濡养，不荣而痛。其病位在冲任、胞宫，变化在气血，表现为痛证。本病实证多见，虚证少见，亦有虚实夹杂者。实证有气滞血瘀、寒湿凝滞、湿热蕴结之别，虚证有气血亏虚、肝肾亏损之不同。痛经的治疗原则，以调理冲任气血为主。实证分别予行气活血，或温经散寒，或清热利湿；虚证则予补气养血，或补益肝肾；虚实夹杂者，治当兼顾。本篇六则病案，均为痛经，但其治法各异。

例1患者气滞血瘀型兼气血亏虚，先天气虚血亏，气虚久而则瘀滞，不通则痛，血亏则月经量少，气虚则阳亦虚，故治以活血化瘀，理气止痛佐以补气养血。

例2患者寒凝胞宫，行经不畅，少腹拒按故用少腹逐瘀汤加减，专攻少腹瘀血内停，使瘀血散，新血生，痛自除。

例3患者气滞血瘀，情志拂郁，肝失条达，冲任气血郁滞，经血不利，治宜活血化瘀，理气止痛。

例4患者脾肾双虚，胞宫虚寒，素有脾虚不运，以致气血生化乏源，日久肾气不足，寒邪凝滞胞宫，治宜益肾健脾，温经止痛。

例5患者因处女膜肥厚，引起经血逆行，而发生子宫内膜异位症。后又合并结石，病症复杂，辨证湿热蕴结，胞脉瘀阻而致痛经，治宜清热利湿，化瘀消结，配伍治结石验方五金承气汤。

例6患者为重度子宫内膜异位，痛经甚而迁延不愈，治疗过程，活血化瘀始终贯穿治疗的全过程，使患者胞络瘀滞得以有效清除，腹痛重证得以缓解。

痛经的治疗原则以调理冲任气血为主，又须根据不同的病机，或行气，或活血，或散寒，或清热，或补虚，或泄实。方法上治分两步：经痛时首重止痛以治其标，平时结合素体情况辨证求因治本，或调肝，或益肾，或扶脾，或养血。但痛经实证多，虚证少，"夹虚者多，全实者少"，处方用药应兼顾标本虚实。服药时间亦颇为重要，实证痛经宜在经前3~5天开始服药，至月经来潮，痛止停服；虚性痛经，则重在平时服药调理；虚实夹杂者，经前按实证治疗为主，经后则按虚证治疗。无论虚实，调治应持续3个月经周期以上，疗效方能巩固。

不孕症的治疗经验

不孕症系指夫妇有正常性生活，未经避孕一年未妊娠者，称为不孕症。临床上分原发性不孕和继发性不孕两种。未避孕而从未妊娠者称为原发性不孕。《备急千金要方》中称为"全无子"，《脉经》中称为"无子"。曾有过妊娠（流产、分娩）而后未避孕连续1年不孕者称为继发性不孕。《备急千金要方》中称为"断绪"。

不孕症的原因有先天和后天之分。《妇人大全良方》云："凡欲求子当先察夫妇有无劳伤痼疾，而依方调治，使内外和平则有子矣。"先天性原因如万全在《广嗣纪要·择配篇》中说"五不男""五不女"等，认为多属于不治。其中属于女性"五不女"为"螺、纹、角、鼓、脉"，"螺、纹、角、鼓"属于先天性生理缺陷，非药物所奏效，但目前随着诊疗技术的发展，有些先天畸形可以手术矫正治疗，例如子宫纵隔、处女膜闭锁等疾病。"脉"是指经脉未及十四而先来，或十五六岁而始至，或不调，或全无，经过治疗亦能生育。不孕症的后天病因甚多，多由脾虚、血虚、肾虚（卵子发育不良、子宫发育偏小）不孕，或外感六淫之邪，以寒、湿、热居多，如经期涉水淋雨感受寒湿及外阴不洁，湿热瘀毒侵蕴于胞宫，冲任损伤不孕；有七情所伤以怒、忧、思、悲、恐、惊居多，脏腑经络受损，气血紊乱导致月经或前或后，经量过多过少，甚至崩漏、闭经，影响月经正常生理周期而不孕；胞宫有癥瘕瘀血及外伤手术等疾患致输卵管不通及排卵障碍均可影响生育。男性不育多由肾精不足、肾气不固（如阳痿、早泄、精子畸形多、精子活动力差、优质精子少等）复加感受外邪（如急慢性生殖系统炎症）所致。

崔老认为，不孕症病因虽甚多，但以虚实为纲，虚证主要是肾虚、血虚、气虚、脾虚。实证主要是肝郁、气滞、痰湿、寒凝、血热、血瘀。在治疗上应审因论治，虚者补之，实者泻之，培补肾气，调和气血，去其所偏，使阴阳和而生化著矣。崔老治疗不孕症多从以下几个方面论述。

一、不能生育先调经，月经无疾孕乃成

妇女不孕多因排卵障碍和输卵管因素。排卵障碍和月经不调关系密切。《内经》云："任脉通，太冲脉盛，月事以时下，故有子……"崔老认为：调经是治疗不孕症的主要方法，引起月经不调的原因有外感六淫侵袭或蕴于胞宫，冲任损伤；或七情所伤、五志过及，脏腑经络受损，气血紊乱，导致月经或前或后，量过多过少，甚至崩漏、闭经，出现排卵障碍而不孕。崔老接诊不孕症患者时，首先询问其月经正常与否，如果月经不正常必审因辨证施药。经期后期伴有畏寒肢冷，舌淡，脉沉弱等属阳虚宫寒者，治宜补肾暖胞宫，养血助孕，方选温经汤或吴茱萸汤，加淫羊藿、补骨脂、菟丝子；月经后期伴有腹痛，属于肝郁血瘀者，治宜行气开郁，活血通经，方选开郁种玉汤或少腹逐瘀汤加丹参、泽兰、益母草等使肝气条达，疏泄正常，血脉通利，继加以滋肾养血助孕之品，如鹿角霜、淫羊藿、巴戟天、菟丝子、女贞子等，使肾气旺盛，气血通畅，则易受精而孕；症见形体丰腴、经行后错，或带下量多为痰湿瘀阻者，多见于多囊卵巢综合征肥胖患者，治宜除湿化

痰，活血通络，选苍附导痰汤，或用启宫丸加减；湿热郁结不孕，常因盆腔炎、附件炎所致的月经不调，治宜清热祛湿，活瘀调经，方选生四物汤加二妙散、鱼腥草、土茯苓、苦参、蛇床子等；若出现带下量多兼见痛经、闭经则为湿瘀互结，常选四逆散、四妙散、失笑散三方合用；身体素弱，脾虚血亏不孕者，治宜气血双补、益气固冲，方选八珍汤或毓麟珠加鹿茸、紫河车、鹿角胶等，使脾胃旺盛，气血生化有源。崔老临床还常用自拟助孕汤：熟地黄 15g，当归 15g，炒白芍 15g，川芎 10g，吴茱萸 6g，官桂 3g，淫羊藿 15g，仙茅 15g，沉香 5g，醋香附 20g，炙甘草 6g。若寒凝胞宫，可加附子，倍用官桂，使肾中真阳得补，寒邪得除；对于子宫发育不良或幼稚子宫者，可加党参、黄芪、鹿茸、菟丝子等药，既温养先天肾气以生精，又培补后天以生气血。本方可使卵泡发育，用于卵泡发育不良及无排卵性月经。崔老常讲不可一见不孕症，便投助阳种子之药。若不毛之地，不经开耕整理，虽有佳苗良种也不能生长。

案 张某某，女，32 岁，2016 年 5 月 13 日初诊。

婚后 3 年未孕，平素性生活正常，未避孕。妇科检查：子宫附件无异常，B 超显示无优势卵泡，子宫输卵管造影：双侧输卵管通畅，男方精液常规正常。平素经期后错，1~3 个月一行，经期少腹疼痛，得温痛减，经色暗，有血块，常恶寒，四肢发冷。身体消瘦，纳差。现经期第 2 天，症同上。舌质淡暗，苔薄白，脉弦细。

［诊断］不孕症属宫寒不孕。

［治法］温经散寒，活血通经，待其月事如期，再施助孕之药。

［方药］熟地黄 15g，当归 15g，川芎 10g，吴茱萸 6g，官桂 3g，淫羊藿 15g，巴戟天 15g，沉香 5g，醋香附 20g，桃仁 10g，红花 10g，炙甘草 6g。

经后改用八珍汤配嗣育丹（方见后述），服药 30 剂，身体恶寒明显改善。B 超示有优势卵泡。2 个月后发现怀孕。

按：本例患者素体阳虚，阴寒内盛，阳虚胞宫失于温养，寒凝血瘀气血不和故经行不畅，少腹疼痛。肾阳虚，冲任虚损，精血不足，故久不受孕。治法以活血调经为主，重用四物汤去白芍调理气血养血活血，佐吴茱萸、官桂暖宫散寒，使气血充沛，气旺血行，月事如期。后又拟八珍汤气血双补，配嗣育丹，调冲任，补肾助孕，故药到病除，育儿如愿。

二、补益肾气调冲任，阴平阳秘自摄精

《内经》云："肾为先天之本""生命之根""肾主蛰，封藏之本，精之处也。"《圣济总录》云："妇人无子，由于冲任不足，肾气虚寒故也。"傅山则认为："夫妇人受妊，本于肾气之旺也。"历代医家，十分强调肾对生殖、生长、发育的重要作用。肾藏精，一为先天之精，禀受于父母，充实于后天；二后天之精为水谷所化，供五脏六腑又贮藏于肾，成为其生殖及生长繁衍的基本物质。故肾气的强弱，肾精的盛衰与生殖、生长有密切关系。另外，冲任督带之脉与奇恒之府，均与妊娠有直接联系。王冰曰："冲为血海，任主胞胎，二者相资，故能有子。"这说明冲任之脉与胎孕的关系十分重要。而冲任督带脉的盛衰，又有赖于肾精、肾气的旺盛。肾中有肾阴肾阳，故补益肾气辨其阴阳，滋阴或助阳，使阴阳平衡，否则便会出现阴阳偏盛偏衰失调的症状；若肾阳虚衰，则会生殖能力低下、早衰、腰膝酸软，男子则阳痿、早泄、精少不育，女子则月经不调、闭经、痛经。气血亏虚，宫寒不孕，故治宜补肾壮阳。如《医贯》曰："益火之源，以消阴翳。"若肾阴不足，精气亏虚，则冲任虚损，水不涵木，出现阴虚阳亢诸症，导致久不受孕，故治宜滋肾养阴，即："壮水之主，以制阳光。"补益肾气调冲任是崔老常用治法，自拟方"嗣育丹"重在益肾填精，滋养胞宫，摄精助孕。嗣育丹组成：当归30g，熟地30g，川芎15g，炒白芍15g，醋香附30g，沉香6g，茯苓20g，紫河车5g，苍术15g，巴戟天30g，淫羊藿30g，菟丝子20g，砂仁6g。上药可服汤剂，每隔1~2日1剂服。也可研为细末，炼蜜为丸，每丸9克重，1次2丸，每晚1次服，连服3个月为一疗程。服药时间，一般经净3日用药，经前1周停药，嘱患者要密切配合，坚持服药。

本方中当归、熟地、芍药、川芎有补血活血，敛阴养血之效，配巴戟天、淫羊藿、菟丝子可补肾壮阳，益精气，治男子绝阳不起，女子绝阴无子；加紫河车一药，为血肉有情之品，气味甘温，大补元气，滋阴补肾，益精血，专治冲任虚损，久不受孕，佐以香附一味，入血分能活血化瘀，祛瘀生新，《本草纲目》中曰："香附……暖子宫……乃气病之总司，女科之主帅。"；配茯苓、苍术、砂仁可健脾祛湿，芳香和胃，并起到防止滋补以致腻膈中满之弊，加沉香入肝肾脾胃经，降气温中，暖肾纳气启子宫。《日华子本草》曰沉

香可"调中补五脏，益精壮阳，暖腰膝……"综观全方，补肾气，益精血，调经温宫，健脾胃，生化源，行瘀阻，启子宫。其补中有活，摄中有调，组合得体，能达到益肾助孕之效。

张锡纯曰："男女生育皆赖于肾气作强，肾旺自能荫胎也。"故补益肾气治法，亦可用于治疗男性不育症。崔老自拟方"种子丹"，经数十年的临床使用，有效者不胜枚举。同时要结合现代医学诊断方法，认真检查，排除器质性病变。

种子丹方药组成：菟丝子20g，五味子10g，覆盆子13g，枸杞15g，车前子15g，韭菜子9g，女贞子15g，仙茅10g，淫羊藿15g，当归10g，川芎9g，熟地15g。

临床根据不同症状加减，偏阳虚者加肉桂、鹿茸、肉苁蓉；偏阴虚者加何首乌、女贞子；兼有血瘀者，加赤芍、丹皮；检查精子活动率低者加生黄芪、鹿茸；若有阳痿者加阳起石、紫石英、海狗肾。有遗精者加芡实、金樱子；有早泄者加锁阳、生龙骨、生牡蛎、桑螵蛸。此方治疗男子不育，精子量少或成活率低，活动率差者，能较快地改善精子活动，增加精子的数量，精液稀薄者，加鱼螵胶、鹿角胶；精凝不液化者，加黄柏、公英、栀子之类，均有显著疗效。

本方中七子，均为补肾益精血，温肾壮阳之品，"凡物之多子者，久服之亦令人多子。"配仙茅、淫羊藿可益精起痿，助性欲。佐当归、熟地、川芎大补阴血，益冲任，增肾中阴阳之气。诸药配用，以温补肾阳摄精为主，使肾中精气充盛，温煦化生精子细胞，使性机能正常，精液充足，阳生阴长，达到种子之功效。本方经多年临床观察，对上述诸症，服药20~30剂后，各症均减轻。病情好转后，将上药量加1~2倍，炼蜜为丸，每丸重9克，每晚服1~2丸，连服1个月为1疗程，坚持服药3个月至半年后，方能取得满意效果。

案 李某某，男，27岁，工人，1987年3月3日初诊。

患者已婚4年，其妻未曾怀孕，自述身体无其他不适感。曾在河南省人民医院，做精液常规检查：精子量少，活动率低，仅有25%。脉沉细，舌质淡润，舌苔薄白。

[诊断] 不育症属肾虚精亏。

[治法] 温肾壮阳，益肾填精。

[方药] 肉苁蓉 20g，淫羊藿 15g，菟丝子 15g，枸杞 15g，覆盆子 15g，韭菜子 6g，五味子 10g，仙茅 10g，女贞子 15g，肉桂 3g，车前子（包）15g。10 剂，水煎服，隔日 1 服。

二诊：连服 10 剂后，平妥。守上方加山萸肉 15g，太子参 15g。5 剂，水煎服。

三诊：服上药后无其他不适，继用上方加金樱子 15g，5 剂，水煎服。

随访：半年后。精子成活率 50%，其爱人现已怀孕 4 个月。

按：本例为男性不育症。其先天肾气虚，藏精不足，则生育无能。"虚则补之"，治用补肾填精温阳之剂，以种子丹加减，以治其肾虚精亏，久不生育，又配肉苁蓉益肾壮阳，山萸肉补精养血，太子参益气扶正。综合全方，大补肾气，益阴壮阳，填精补髓，故其精子成活率提高。4 年不育症很快痊愈。

三、节欲择时重调养，男女完实嗣育良

不孕症，除对病理因素进行治疗外，男女双方都应注意养生之道，以固精、养精、育精、摄精、精气充盛，男女完实，则易于孕育。故《济阴纲目》中曰："求子贵养精血。"然保精之道，贵在节欲，若能起居有常，饮食有节，房事有度，不妄作劳，养精蓄锐，精不妄泻，神不外驰，肾中精气常保持旺盛的生机，自可受孕。在男子且不可房帏无节，旦旦而伐之，使精液亏耗，肾气虚损，阳事不振，"临炉而兴已阑，对垒而戈即倒，又何能种玉于蓝田，毓麟于兰室哉。"在女子调经先在养性。《诗经》云："妇人和平，则乐有子。"和则气血不乖，平则阴阳不争。所以在男子应当节欲以养精，女子应当寡欲以益血，男宜养精，女调其经，即可受孕育。若螽斯振振，频频交合，赢男亏阳，弱女亏阴，虽交不孕，即孕亦难成。故治疗不孕症，节欲养生实为孕育根本之一。节欲还包括戒私欲阻邪念，即《内经》所云："恬淡虚无，真气从之，精气内守，病安从来。"对于七情五志要顺乎自然，不使精神上有抑郁伤神，过极伤志，影响正常生理机能和心理状态。如恼怒、忧思、大悲、大伤等，皆可影响人的身心健康，怒则气上，思则气结，忧则气伤，大悲则伤心神，在男子则易患性欲减退、性功能低下、精子活动率降低等；在女子则会经期不规、不调或闭经，影响正常的排卵周期，造成不孕。采用疏肝解郁

治法，给予柴胡疏肝散联合调肝汤加减治疗，方药：柴胡 6g，当归 10g，炒白芍 10g，川芎 10g，炒枳壳 10g，佛手 10g，山茱萸 10g，巴戟天 10g。其次，交接要择时。以女子"氤氲时期"为最佳，掌握种子时机，易受孕。妇女在行经后，自感有 1~2 日周身蒸而热，有欲交接不可忍之状，则为"氤氲时"，所谓天地生物必有氤氲之时，万物化生必有乐育之候，即现代医学的排卵期，这时种子最易受孕。《医宗金鉴》中云："交接乘时不可失，须持氤氲时候至，乐育难忍是真机。"大好时机，受孕率最高，所以交要择时。

不孕症患者，还需注意营养与休息。人体各种生理功能想正常发挥，需要先天与后天的精微不断充实，而人的营养物质，则为先后天之精的主要组成部分，故加强营养十分重要。要做到饮食规律，少饮酒，使脾胃调和，气血充足，起居有常，谨避外邪，节劳息怒。谚云："饱暖思淫欲。"使其正气旺盛，肾精充沛，男女双方，调养有法，治疗得当，即可弄璋弄瓦矣。

四、古方今用调体质，化痰祛湿促排卵

多囊卵巢综合征是以月经稀发或闭经、不孕为主要表现的疾病，引起不孕原因以稀发排卵或无排卵为主，崔老认为本病的病因病机为肝脾两脏功能失调为本，痰湿瘀血内停为标，患者大多数形体肥胖，恣食肥甘厚味，肥者令人内热，甘者令人中满，肥甘之物皆可损伤中焦脾胃，即"饮食自倍，肠胃乃伤"，还有部分肥胖者素体脾阳虚，常四肢冰凉，喜静而少动，湿生痰，痰湿困脾，导致脾失健运，气血生化乏源，冲任不足，亦出现月经稀发，甚至闭经不孕。久不受孕，不遂所愿，必致心情郁闷，情志不舒，肝脾两脏功能失调，导致痰湿瘀血停留体内，痰湿瘀血又可阻滞气机，进而加重肝脾功能失调，如此形成恶性循环，因此，痰湿瘀血是导致多囊卵巢、闭经、不孕的重要致病因素。

崔老常分两步治疗本病，首先运用当归芍药散为主调理体质，方中当归、芍药、川芎三味入血分养血活血，兼可疏肝理气。白术、茯苓、泽泻入气分以益气健脾利湿。常重用赤芍和白芍，配伍当归、川芎，以活血化瘀补血调经。若闭经日久，血瘀较重，加桃仁、红花、三棱、莪术、水蛭，甚至大黄、蛰虫、鬼箭羽等破血通经类药物；若四肢畏寒怕冷，腰酸不适，带下清稀，脉沉尺部较弱，舌质紫暗，水滑属脾肾阳虚偏寒者，加用附子、肉桂、吴茱

萸等温经散寒之品；偏于气虚者，在方中加入黄芪、党参，以补气养血；肝郁者取四逆之意加入柴胡、枳壳以疏肝理气；对于湿热较重，面部痤疮，脂肪较多者则加白芷、菊花、荆芥、防风、丹皮、土茯苓、徐长卿等药物以清热活瘀解毒；湿邪较重，舌苔厚腻，则加苍术、薏苡仁、土茯苓以祛湿化痰泄浊。第二步建立规律月经周期，正常的月经是体内阴阳平和、冲任通盛的标志，是妇人受孕的基础，用当归芍药散加熟地、陈皮、香附、木香、红花、仙茅、菟丝子等药物调理冲任建立规律的月经周期。崔老常强调切不可一见不孕，便给予温阳种子之药，若体内瘀血未清，痰湿未除，脾气不健，肾气亏虚，即使勉强怀孕，亦因气血乏源，导致胎元失养，易发生胎萎不长、流产等。

[案] 范某某，女，25 岁，工人。2014 年 7 月 21 日初诊。

[现病史] 患者已婚 3 年余未孕，平常经期不规律，常后错，月经 1 至 3 个月一行，腹痛，行经量少，经色暗红。伴神疲肢重，气短，腰膝酸软。

[体格检查] 形体肥胖，多毛，大便稀，舌淡，边有齿痕，苔白腻，脉沉迟。彩超示：双侧卵巢呈多囊样改变，多次 B 超检查未见优势卵泡。现月经又 3 个月未至。

[诊断] 不孕症属脾肾阳虚，痰湿内盛。

[治法] 健脾补肾，化痰祛湿。

[方药] 当归 10g，芍药 10g，川芎 10g，炒白术 10g，茯苓 10g，泽泻 10g，苍术 10g，清半夏 10g，益母草 10g，泽兰 10g，炒枳壳 10g，桑寄生 15g，炒杜仲 10g。

二诊：服药 10 剂，月经来潮，量少，色黑，给予调经散加减。

[方药] 当归 10g，香附 10g，红花 10g，甘草 6g，川芎 10g，乌药 10g，益母草 15g，泽兰 10g，炒枳壳 10g。

以养血活血。月经后继服初方。

三诊：患者自觉乏力、腰膝酸软等症状较前明显改善，体重减轻 1kg。患者 40 余日未行，给予温经汤催经。

[方药] 当归 15g，川芎 10g，赤芍 10g，肉桂 3g，丹皮 10g，莪术 10g，党参 15g，甘草 6g，牛膝 10g。

连服 7 天，患者经来量少，3 天即净，经后有腰酸，仍照初方加桑寄生、牛膝、补骨脂,连服20剂,体重减轻1kg,大便正常,乏力减轻,月经自行来潮,较前量多,用温经汤调理。经后守方再服10剂,彩超示有优势卵泡,嘱患者同房助孕。

按:患者症见形体肥胖,乏力,气短,腰膝酸软,大便稀为脾肾阳虚、痰湿内盛不孕症,肥胖者素体脾阳虚,湿生痰,痰湿困脾,导致脾失健运,气血生化乏源,冲任不足,而肾阳亦虚,出现月经稀发,甚至闭经不孕。方中当归、芍药、川芎三味入血分养血活血,兼可疏肝理气;白术、茯苓、泽泻入气分以益气健脾利湿;六味合用,疏肝健脾,活血祛湿;半夏、炒枳壳化痰祛湿;益母草、泽兰活血化瘀,利血中之水气;桑寄生、杜仲补益肝肾,全方补肾活血化痰,达到调理冲任的目的。

五、内服外敷消瘀结,活瘀通络卵管通

输卵管阻塞是导致不孕的常见病因。此因瘀阻胞络,气塞通道,不能摄精成孕。《石室秘录》中:"任督之间,倘有疝瘕之证,则精不能施,因外有障碍也。"已认识到生殖系统发生阻塞,即可致不孕。本病可伴有少腹不适或胀痛,崔老自拟活瘀通络饮:当归15g,川芎9g,赤白芍各10g,薏苡仁20g,穿山甲9g,醋香附15g,皂刺9g,柴胡9g,沉香3g,路路通6个,桃仁12g,红花9g。每月连服20天,经期停服,3个月为1个疗程。伴有乏力气短加党参30g,黄芪20g;伴有腰酸困加熟地15g,桑寄生15g;伴有小腹发凉加吴茱萸6g,小茴香9g,肉桂9g;有输卵管积水者加土茯苓15g,忍冬藤15g,同时用通络煎外敷:透骨草45g,蒲公英30g,皂刺20g,制乳没各20g,路路通20个,三棱20g,莪术20g,红花15g。上药共为粗末,用纱布包好,蒸30~40分钟,外敷下腹部,每次30分钟,每日2次,1剂药可用1周。

案 李某,女,28岁,2013年5月3日初诊。

平素有盆腔炎病史,时有左下腹隐痛不适,2010年10月因宫外孕(左侧输卵管),行手术治疗,之后一直未在怀孕,2012年7月子宫输卵管造影示:右侧输卵管通而不畅。月经周期29天,经期5天,色暗,量可,末次月经2013年4月20日。舌质淡,苔薄白,脉缓有力。

[辅助检查]患者B超示有优势卵泡。其丈夫精液常规正常。

[诊断] 不孕症属胞脉瘀阻证。

[治法] 养血调经，活瘀通络。

[方药] 当归 15g，川芎 9g，赤芍 10g，白芍 10g，薏苡仁 20g，穿山甲 9g，香附 15g，皂刺 9g，柴胡 9g，沉香 3g，路路通 6g，桃仁 12g，红花 9g，王不留行 12g，伸筋草 10g，透骨草 10g。

经尽 3 天后服用，水煎服，日 1 剂，连服 15 剂患者无明显不适，嘱经期停服；守方继服 3 个月，同时给予通络煎外敷。

[方药] 透骨草 45g，蒲公英 30g，皂刺 20g，制乳没各 20g，路路通 20g，三棱 20g，莪术 20g，红花 15g。

上药共为粗末，用纱布包好，蒸 30~40 分钟，外敷下腹部。每次 30 分钟，每日 2 次，1 剂药可用 1 周。后患者于 2013 年 9 月成功受孕。

按：患者输卵管阻塞，瘀阻胞络，气塞通道，不能摄精成孕，如《石室秘录》中："任督之间，倘有疝瘕之证，则精不能施，因外有阻障也。"已认识到生殖系统发生阻塞，即可致不孕。本方以当归、川芎为君药，补血养肝，和血调经；赤白芍、穿山甲、桃仁、红花养血柔肝、理气活瘀通经络为臣，薏苡仁清热利湿；皂刺、路路通、王不留行、伸筋草、透骨草祛风通络；香附、柴胡理气解郁疏肝，沉香降气温中；全方共奏养血调经，活瘀通络之效，长期服用后瘀阻吸收，气血畅达，卵管通畅。

治疗乳癖经验

乳癖是中青年妇女常见的乳房疾病，是乳腺组织的良性增生性疾病，以乳房疼痛，乳房有大小不等，形态不一，边界不清，质地不硬，推之活动的肿块为临床特征。其疼痛性质可为胀痛、刺痛等，痛甚不可近衣，部分随着月经来潮而加重，经净痛减。乳癖虽然是良性增生性疾病，但是有一定的癌变倾向，临床值得注意。

崔老认为：乳癖的形成与肝气郁滞和冲任不畅有密切关系。足厥阴肝经"贯膈布胁肋"，其章门、期门穴均在乳下。若肝气不畅，可导致乳络不通，乳房气血凝滞或气滞痰结，从而出现乳癖等症。冲任二脉为气血之海，上行则为乳，下行则为经，若冲任不畅，不但会出现月经不调，亦会导致乳络不痛，气血凝聚，发为乳癖。月经来潮时，气血剧烈变动，致使经气壅塞更甚，故而出现疼痛加重的现象。根据其病因病机，崔老治疗乳癖，一般以疏肝通络、活血化瘀、化痰散结为主要治疗方法，常用方药为自拟消癖饮，此方由柴胡 12g，香附 15g，当归 12g，赤芍 15g，浙贝母 15g，天花粉 15g，鹿角霜 15g，忍冬藤 20g，土茯苓 15g，丝瓜络 6g，全瓜蒌 15g，生甘草 6g 等药物组成。疼痛明显者加制没药、刘寄奴、白芷；结块较硬者去甘草加夏枯草、昆布、海藻、白芥子、生牡蛎；内热盛者加蒲公英、连翘、牡丹皮；月经量少，少腹胀痛者加木香、三棱、莪术、桃仁、红花。方中之意，以柴胡配香附疏肝解郁，青皮畅肝胆滞气，陈皮理脾胃滞气，合用则中焦气机通畅，以达"土疏泄，苍气达"之效；忍冬藤、丝瓜络通畅乳络；当归、赤芍活血通经；浙贝母、天花粉、土茯苓、全瓜蒌清热化痰散结，合用共奏疏肝通络、活血化瘀、化痰散结的功效。余听鸿在《外科医案汇编》中说："乳中结核，虽云肝病，其本在肾。"崔老认为，肾经入乳内，与乳房直接相关，故用鹿角霜一味，味咸性温，取其补肾助阳，调节内分泌之效。本方对于乳癖之疼痛、肿块均有良好疗效，坚持服用，多能收功。

需要注意的是，用药时还应根据患者月经情况对方中各类药物比例进行适当调整，具体原则为经前以疏肝为主，重用疏肝通络类药物；行经时以活血通经药物为主，重用活血化瘀类药物，月经量少者还可以改用单纯调经方剂进行治疗；月经过后，气血亏虚，肝脉失养，此时应在方中适当加重补血养肝类药物如当归、白芍等药物的用量。对于体质虚弱的人，又当在本方的基础上加入黄芪、党参等益气扶正之品，否则，单纯应用疏肝、活血等药物，则会更加伤人正气，造成病情缠绵难愈，做到因人、因时制宜，方能收效。

疏肝理气、化痰散结法治疗乳核

乳核为发于乳房部位的良性肿瘤，相当于西医的乳腺纤维腺瘤，临床表现为乳房中有大小不等的结核，多发于乳房外侧，硬而不坚，边缘光滑，推之可移，局部皮肤颜色正常。具有不随情志变化和月经周期而聚散的特点，这一点和乳癖明显不同。

对于乳核，崔老认为多由肝气郁结兼有脾虚，郁久化火，郁火煎熬津液成痰，蕴结乳中，结成硬块，形成乳核。故而乳核的治疗主要是以疏肝理气，化痰散结为主。崔老根据乳核的病因病机，拟有两方，一方化痰消核汤，由昆布 20g，海藻 20g，夏枯草 30g，生牡蛎 20g，青陈皮各 12g，赤白芍各 15g，天花粉 15g，柴胡 10g，浙贝母 15g，金银花 20g，连翘 20g 组成，兼有胸胁胀痛者加全瓜蒌、丝瓜络、白芥子；痰核质硬者加穿山甲、皂角刺、莪术。此方清热解毒消炎，化痰散结，疏肝理气，用于治疗乳核持续增大，伴随症状明显者，待病情减轻，症状缓解后，可改用另一方乳核内消丸，本方由昆布 30g，海藻 30g，浙贝母 30g，赤白芍各 15g，忍冬藤 30g，当归 15g，柴胡 10g，天花粉 20g，青陈皮各 10g，木香 10g，穿山甲 15g，麝香 0.6g 组成，诸药共研细末，炼蜜为丸，每丸 9g，每次 1 丸，每日 3 次口服。方中之意，以昆布、海藻、浙贝母、天花粉等咸寒或甘寒之品化痰散结，清泻经络中郁火，配以忍冬藤、穿山甲、麝香通畅乳络之功甚大。柴胡、青陈皮、木香梳理中焦肝脾之气；当归、赤白芍养血活血，既能化瘀又有柔肝之效，是得肝体柔和，则肝火不生。诸药合用，有较好的化痰散结、活瘀软坚、通络止痛的功效，制成丸药，取丸者缓也之意，坚持服用，可使乳中痰核渐消弭于无形之中，乳癖证的后期以此方服用，亦可收效。对于肿块较大或增长迅速者，可给予手术切除。

乳痈分期论治

乳痈是发生在乳房的急性化脓性疾病，以哺乳期妇女居多，其临床表现为乳房结块，乳汁排出不畅，局部红肿热痛，逐渐向周围扩散，可伴有恶寒、发热等全身炎症表现，溃破后可有脓性分泌物。发于哺乳期的称为外吹乳痈，发于妊娠期的称为内吹乳痈，少数发于非哺乳期和非妊娠期，称为不乳儿乳痈。崔老认为，乳房与多条经脉直接相连，其中乳痈发生者，与肺、胃、肝等经络关系最为密切，肺主气，外合皮毛，新产之后，气血损伤，卫外不固，加之乳儿哺乳，裸漏于外，最易为外邪所伤，发为乳痈；乳头属肝，乳房属胃，肝胃二经与乳房关系密切，若平素喜食膏粱厚味之品，致胃中积热，胃热壅盛，循经传于乳房，再因肝气不畅，乳络不通，乳汁郁积，为胃热所蒸，热盛肉腐，终成乳痈之证。崔老指出，根据乳痈的临床表现和发病规律，一般可以分为三个时期，分别是初期、中期、末期，治疗乳痈的根本原则是早期是清热消炎、疏络通乳，后期以托里透脓为主，但在疾病不同的时期其治疗方法又有所不同，应当辨证论治，不可一概而论。

乳痈初期又称为郁乳期，常有乳房肿胀疼痛，但可无结块，皮色微红或不红但表证较为明显，常有恶寒发热、口干咽燥、头身疼痛等症状，脉浮数，舌苔黄，此时要在药物中加用疏风清热解表的药物如荆芥、防风、柴胡等，常用方药为消毒饮：柴胡、金银花、白芷、青皮、当归、浙贝母、天花粉。恶寒发热重者加荆芥、防风、连翘；乳汁不通，乳房胀甚者，加鹿角霜、漏芦、炒麦芽、穿山甲等；若痛甚，加赤芍、没药。

乳痈中期又称成脓期，此时邪热蕴结乳络，血败肉腐，症见乳房结块逐渐增大，局部红肿热痛加重，可伴有发热，口干尿黄、大便秘结等阳明热盛表现，此时宜重用解郁泻热解毒之剂，以常用方药为神效瓜蒌散加减：全瓜蒌、当归、赤芍、青陈皮、白芷、金银花、制乳香、制没药、土贝母、天花粉、夏枯草。发热较盛者加生石膏、玄参。可用配合芒硝水冲后局部外敷，内外合治，以增强疗效。

乳痈末期，即溃脓期，此时可见结块变软，按之应指，溃后可有脓液流出，脓未溃者，用仙方活命饮或解毒消肿汤加减：金银花、连翘、蒲公英、当归、赤芍、柴胡、青皮、浙贝母、天花粉、鹿角霜、炒麦芽。热度甚者加黄连、紫花地丁、败酱草、僵蚕。局部仍发硬者，加皂角刺、穿山甲、生牡蛎。乳痈破溃者用透脓散加减：黄芪、穿山甲、川芎、当归、皂角针等，久溃不愈者多为气血两虚，在透脓散的基础上重用黄芪，加当归、熟地、白术、砂仁、浙贝母、天花粉、土茯苓、生甘草。

以上为崔老治疗乳痈不同时期的常用方药，但应该注意的是，乳痈患者大部分处于哺乳期，且部分发病时恶露未尽，寒凉药物注意中病即止，不可过量应用，否则损伤胃气，容易导致缺乳及其他变证，过犹不及。

治疗结膜炎经验

急性结膜炎俗称"火眼"。该病多发于夏秋季节，传染性很强，绝大多数患者，在接触传染源24小时内即可发病，发病时结膜充血，自觉眼部灼热疼痛、有滞涩感或异物感，畏光流泪，目眵增多。中医学对该病称为"天行赤眼"。如《医宗金鉴》云："天行赤眼四时生，传染热泪肿赤疼。"《审视瑶函》云："天行赤热，时气流行，三焦浮燥，目涩睛疼，或椒疮沙擦，或怕热羞明，或一目而传两目，或七日而自清宁，往往尔我相感……一家之内，一里之中，往往老幼相传。"详细论述了该病的临床特点及预后。

崔老认为该病多因感受四时风热毒疠之气所致。临床上把该病分为风热型（轻型）和热毒型（重型）两大类。治疗上轻型给予疏风散热，重型以泻火解毒为主配合熏洗、点眼、针刺放血等方法进行治疗，取得了良好的疗效。

一、风热型

[主症] 见眼痒、畏光、流泪，眵不甚多，称白色黏膜状。可伴有头胀、鼻塞等症状，舌淡红，苔薄白，脉浮数。

[治法] 疏风散热。

[方药] 菊花15g，桑叶15g，金银花20g，连翘15g，防风12g，栀子10g，牛蒡子15g，羌活10g，当归15g，赤芍20g，川芎12g，薄荷（后下）6g，大黄（后下）6~9g。

[方解] 方中菊花、桑叶甘凉轻清，以透上焦风热，祛风明目；金银花、连翘苦寒，清热解毒，兼散风热；薄荷辛凉，协助上药疏散上焦风热，清利头目，配防风共奏升清阳而散风热之功；栀子苦寒，清热泻火；牛蒡子清热解毒；羌活辛散解表，祛风止痛，且有退热之功；赤芍、当归、川芎凉血活血以助祛风之效。方中大黄并非专用攻下，而是取其泻火的作用，通过泻下而达到泻热之目的。

二、热毒型

[主症] 陡然起病，双眼肿大如桃，眼痒、畏光、滞涩疼痛，目眵较多，大便秘结，小便黄赤，舌红苔黄，脉浮数。

[治法] 清热泻火解毒。

[方药] 菊花 20g，黄连 9g，木贼 9g，决明子 15g，丹皮 12g，龙胆草 9g，生地黄 15g，金银花 15g，大黄（后下）12g，生甘草 6g。

[方解] 菊花清上明目祛风；龙胆草、决明子清泻肝胆之热，与菊花同用以增强药效；薄荷清散头部之热，木贼疏风散热；黄连清热泻火；夏枯草清肝火散郁结，清目赤肿痛；大黄泻下清热凉血；生地黄、丹皮活血凉血；栀子泄热除烦；金银花解毒清热；甘草调和诸药，合用共奏清上泻火解毒明目之功。

三、熏洗法

（1）冬桑叶、菊花、金银花等量轻煎，先熏后洗。

（2）黄连 10g，水煎，先熏后洗。

（3）大黄 15g，水煎，先熏后洗。

（4）龙胆草 9~15g，浸汁，点眼 2~3 次。

（5）鲜蒲公英、鲜生地黄各 30g，煎汁洗，或捣成泥糊状外敷点眼，10~20 分钟换敷 1 次。

（6）熊胆 2g，梅片 2g。研极细末调入人乳点眼，每日 3 次。

（7）胆汁、人乳适量，调和后点眼。

（8）芙蓉叶适量，捣烂后稍加水，贴太阳穴，每日 2 次。

（9）柳叶 20g，水煎，先熏后洗。

（10）煅硼砂 9g，冰片 15g。研极细末调入人乳汁点眼。

四、针刺法

[主穴] 太阳、睛明、合谷、耳尖（放血）。

[配穴] 风池、少商、攒竹。

每日针刺 1~2 次，每次 20 分钟。

狐惑病治验三则

狐惑病相当于现代医学的白塞综合征即口、眼、生殖器综合。该病也称贝赫切特综合征，又称白塞病，属于血管炎的一种，是一种全身性免疫系统疾病。病变部位可侵及人体多个器官，包括皮肤、眼睛、口腔、关节、肌肉、血管、心脏、肺和神经系统、生殖系统等，临床主要表现为反复口腔和眼部虹膜炎、会阴部溃疡、皮疹、下肢结节红斑、关节肿痛、食管溃疡、小肠或结肠溃疡等。该病的病因尚不完全清楚，可能与生活环境、感染（部分患者可能与结核感染相关）、遗传因素（如 HLA–B51 基因）有关。目前认为，该病的发病机制是患者在各种发病原因的作用下出现免疫系统功能紊乱，包括细胞免疫和体液免疫失常、嗜中性粒细胞功能亢进、内皮细胞损伤与血栓形成、免疫系统针对自身器官组织产生反应，导致器官组织出现炎症，产生破坏。中医理论认为是一种与肝胆脾肾心经病变及湿热内蕴有关的口、眼、肛（或外阴）溃烂，并有神志反应的综合征。有关医籍记载首见于《金匮要略·百合病狐惑阴阳毒篇》："狐惑之为病，状如伤寒，默默欲眠，目不得闭，卧起不安，蚀于喉为惑，蚀于阴为狐，不欲饮食，恶闻食臭，其面目乍赤、乍黑、乍白、蚀于上部则声嗄，甘草泻心汤主之。"崔老针对此类症状繁杂、辨证颇难的疑难杂症能够抓住主要矛盾，思路清晰，方药精准，多获奇效。

案 1 魏某某，女，48 岁，2010 年 10 月 6 日初诊。

口鼻干燥，口苦，目赤，耳痒，耳中流黄水，脐周及前后二阴红肿，丘疱疹破溃流水 20 余天，伴心烦、大便干，曾西药抗菌、抗病毒以及糖皮质激素应用等治疗，疗效不佳，故求中医诊治。脉浮弦而滑，舌体胖略红苔略腻。

［中医诊断］狐惑病属肝经湿热。

［西医诊断］白塞病－口、眼、生殖器综合征。

［治法］清热祛湿，泻肝解毒，佐以凉血。

［方药］龙胆泻肝汤加味：龙胆草 9g，木通 6g，泽泻 20g，柴胡 12g，当归 12g，车前子（包煎）20g，黄芩 9g，黄连 12g，苍术 12g，黄柏 12g，金银

花 20g，连翘 15g，蒲公英 30g，大黄（后下）6g，赤芍 20g，丹皮 12g，甘草 9g。6 剂，日 1 剂，水煎服。

二诊：2010 年 10 月 13 日。口鼻及眼部发热症消，脐周及前后二阴处红肿热痛症减。西医检查：会阴部组织病检示：鳞状上皮增生、血管扩张、炎细胞浸润，脉细数有力，舌质红苔黄燥有裂纹。于上方加苦参 12g。6 剂，水煎服，日 1 剂。

三诊：2010 年 10 月 23 日。诸症大减，查口鼻处丘疱疹已愈，脐周亦无渗液，红肿热疼症消，二阴处皮肤渐好，热痛感消，渗液减轻。刻下：鼻干，口苦，耳稍痒时流液体，脉浮略滑，舌质淡红苔薄黄。治法：清泻肝胆脾胃湿毒，佐以补气扶正。于上方加西洋参 6g，太子参 15g。8 剂，水煎服，服 2 剂停 1 天以渐治。

随访：2010 年 12 月 1 日。患者疾病已愈，无不适。

按：患者由于湿热毒邪内蕴脾胃、肝胆所致。湿热熏蒸于上，则口咽蚀烂；湿热浸渍于下则见前后二阴溃烂；热盛灼津则上为口干，下为便干；肝开窍于目，湿热熏蒸肝胆，则口苦、目赤；脐周湿烂红肿，乃肠胃蕴热外移之象。舌体胖略红苔略腻，脉浮弦而滑为肠胃湿热、肝胆蕴热之象。其临床表现及病机符合中医诊断"狐惑病"，且与现代医学之口、眼、生殖器综合征颇为相似。方用龙胆泻肝汤以清泻肝胆湿热。方中苍术、黄柏合为二妙散清下焦湿热；金银花、连翘、蒲公英、大黄清热解毒；赤芍、丹皮凉血；由于方证相应，故效果不菲，首剂即见效；二诊因患处发痒，故上方加苦参以祛湿止痒。清热苦寒之药久用则伤阴，病久则耗气，故三诊在上方基础上加用西洋参、太子参以清热、生津、补气以固本，并服 2 天停 1 天以缓收其功。

案 2 韩某，男，60 岁，2009 年 8 月 13 日初诊。

口舌溃疡，眼睑红肿、前后二阴红肿疼痛，丘疱疹破溃糜烂 3 个月余，伴口干苦，纳差，情绪烦躁不安，失眠多梦，大便干结，曾经西药抗菌、抗病毒以及糖皮质激素应用等治疗，疗效欠佳，症状日渐加重，遂要求中医治疗。

［查体］脉弦细数。舌体糜烂，舌质暗红苔略黄燥。针刺反应阳性。

［中医诊断］狐惑病属湿热内蕴，久郁伤阴。

［西医诊断］白塞病 - 口、眼、生殖器综合征。

［治法］清热祛湿，泻火解毒，佐以养阴。

［方药］甘草泻心汤合百合知母汤加减。

清半夏10g，生甘草20g，生姜8g，干姜3g，黄芩10g，黄连10g，党参15g，大枣7枚，滑石粉（包）20g，赤芍20g，丹皮12g，生地黄20g，百合20g，知母10g，10剂，日1剂，水煎服。另用苦参30g，日1剂，煎水，外洗阴部。

二诊：2009年8月23日。口舌溃疡症状减轻，眼睑及前后二阴处红肿热疼症状减轻。脉细数有力，舌体糜烂症状减轻，舌质红苔黄燥有裂纹。于上方加苦参12g，生牡蛎20g。10剂，水煎服，日1剂。

三诊：2009年9月3日。诸症大减，查口舌处溃疡已愈，眼睑亦无渗液，红肿热疼症消，二阴处皮肤渐好，热痛感消，渗液减轻。纳差、睡眠症状改善。刻下：口干、口苦，心烦。脉弦细略数，舌质淡红苔薄黄。治法：清泻湿毒，佐以养阴补气扶正。于上方加西洋参6g，太子参15g，麦冬15g。10剂，水煎服，服2剂停1天以渐治。

随访：2009年11月3日。患者疾病已愈，无不适。

另有一女性患者，因时隔已久，崔老忘其姓名，当时收住院时，住院医生不知此病名，说主任乱命病名，成为笑谈。此患者崔老用五福解毒饮加减：金银花20g，连翘20g，蒲公英30g，紫花地丁20g，野菊花20g，苦参12g，黄连15g，生地黄15g，赤芍20g，丹皮12g，甘草9g。每日1剂，水煎早晚温服，治疗2个月而愈。

按：《金匮要略》云："狐惑之为病，状如伤寒……目不得闭，卧起不安，蚀于喉为惑，蚀于阴为狐……甘草泻心汤主之。""蚀于下部则咽干，苦参汤洗之"。验案一二诊时方加用苦参。因本证兼有口苦、目赤，故用龙胆泻肝汤为主方。现代《妇产科学》的贝赫切特病又称眼-口-生殖器综合征，是一种慢性、进行性、复发性、多系统损害的疾病，临床上以眼炎、口腔炎及生殖器炎为主要特征，病因不清，可能与慢性感染、自身免疫异常及遗传等有关。病理主要表现毛细血管病变，血管内膜增厚，管腔狭窄，血管壁及周围组织炎细胞浸润。西医以糖皮质激素、免疫抑制剂、加强营养及对症处理为治疗措施。此病例西医常规治疗未获效，遂求治于崔老，崔老辨证为肝胆湿热、脾胃蕴热、热毒外现于表，遂用龙胆泻肝汤、消毒饮加减治疗，服6剂即见大效。验案二为湿热内蕴，久郁伤阴，清泻湿毒的同时，后期气阴俱伤则佐以养阴补气扶正。甘草泻心汤主药甘草要用12g以上，黄连12~15g以上，苦参重用内服12~15g，外用30g以上，佐黄连更佳。验案三辨证为热毒内盛，方用五福解毒饮加减治疗而愈。此三例验案虽同诊为狐惑病，病虽相同，但病机稍有异，可见中医治病以辨证为主，证病求本、证机相符、方药对证，体现了同病异治的不同法则，故遵古用今，效果确切，正是中医炫彩之处。

方 药 经 验

善用经方，辨治妇人病

一、桂枝茯苓丸

《金匮要略·妇人妊娠病脉证治》篇云："妇人宿有癥病，经断未及三月，而得漏下不止，胎动在脐上者，为癥痼害。妊娠六月动者，前三月经水利时，胎也。下血者，后断三月，衃也。所以血不止者，其癥不去故也，当下其癥，桂枝茯苓丸主之。"此方是仲景为妊娠宿有癥病以致漏下不止而设。癥瘕指女性下腹部包块，包括胞宫、胞脉、胞络及盆腔其他部位，可与现代医学中子宫肌瘤、卵巢肿瘤、卵巢囊肿、痛经、子宫内膜异位症及慢性盆腔炎类似。桂枝茯苓丸全方由桂枝、茯苓、牡丹、芍药、桃仁各等份组成。血不利则为水，桂枝温经通脉化气利水，茯苓甘淡渗湿利水，桂枝得茯苓，则不发表而反行水。二味相伍，一是温通阳气，二是温化水湿，水行则血行，以达活血之功，更是以桂枝茯苓命名，独具匠心，是治血兼治水的体现；桂、芍相配，桂枝辛甘性温，助阳通脉而化瘀滞、消癥，芍药苦酸微寒，益阴调营，疏肝气，破坚积，并能缓急止痛，二者一散一收，组成调和营卫阴阳的基本结构；牡丹皮与芍药配伍，牡丹皮味苦微寒，既可活血化瘀，又能凉血清热。二者配伍，用以清癥瘕，瘀久而化之热，并能柔肝缓急；牡丹皮与桃仁配伍，桃仁味苦性平。《名医别录》谓其能"破癥瘕，通月水，止痛"，为化瘀消癥之要药，二者同入血分，破血行滞。崔老认为，妇人癥瘕的产生通常是由脏腑气化的太过与不及、外邪侵袭、饮食失节、情志失调等诸多因素引起，单个或多个因素相互作用，互为因果，最终演变成瘀血留滞，痰瘀胶结，络痹气阻，日久而成癥瘕的病理格局，而其停留继而又导致气滞血瘀。崔老常用其治疗卵巢囊肿、慢性盆腔炎、子宫内膜异位症等，病案举隅如下。

1. 痛经

案 陆某某，女，15岁，学生，2015年6月28日初诊。

患者末次月经2015年4月15日，现身寒，少腹疼痛，腹胀腹泻，大便每日2~3次，神疲纳少，膝关节疼痛，舌苔薄黄，脉濡紧弦。

[辨证] 寒瘀互结下焦。桂枝茯苓丸加减。

[方药] 桂枝5g，茯苓12g，牡丹皮6g，桃仁9g，炒白芍9g，制香附9g，全当归6g，川芎6g，红花9g，淡附片9g，失笑散（包煎）12g。5剂，水煎服。

二诊：2015年7月3日。服药后月经已至，量较多，色紫伴有血块，少腹胀痛，周身乏力，舌苔薄黄，脉濡紧弦。寒瘀有渐化之机，前法获效。原方去红花，加艾叶9g，3剂。另逍遥丸250g，每服9g，每日2次。

2015年9月，告知药后月经已正常。

按：《素问·举痛论篇》云："寒气入经而稽迟，泣而不行，客于脉外则血少，客于脉中则气不通，故卒然而痛。"此病例属经脉受寒邪侵犯，血凝气滞，出现少腹痛胀，桂枝茯苓丸加味有温经散寒行气活血之功，故获效。

2. 卵巢囊肿

案 张某，女，36岁，2014年6月3日初诊。

时下腹坠胀、隐痛不适4个月余，伴带下量多，色微黄，质稠，劳则加重，时有便溏，舌质淡黯，苔薄白，脉沉细。平素月经周期正常，经量中等，经色暗，行经乳房胀痛，轻度腹痛，刻下月经已净5日。彩超检查提示右侧附件区可探及大小约62mm×45mm的囊性暗区，周界清，内透声可，考虑右侧卵巢囊肿。肿瘤标记物CA125、CA199、CEA、AFP均正常。患者因惧怕手术，来崔老处要求中药治疗。

[中医诊断] 癥瘕属痰湿瘀阻证。

[西医诊断] 卵巢囊肿。

［方药］黄芪 30g，桂枝 6g，赤芍 15g，茯苓 15g，猪苓 15g，白术 15g，泽泻 15g，车前子（包煎）15g，五灵脂 10g，制没药 10g，丹皮 20g，浙贝母 10g，陈皮 10g。7 剂，每日 1 剂，水煎服。

服 7 剂患者诸症消失，后随症加减治疗，共服中药 25 剂。复查彩超示：子宫及双附件区未见明显异常。

按：患者性格内向，时有便溏，为脾虚肝郁之体，肝郁气滞，瘀血内停，脾虚失运，水湿停留则聚湿生痰，气、血、痰、水相互罹患，聚于冲任、胞宫，癖而内著则成癥积。崔老以桂枝茯苓丸去有滑肠之弊的桃仁，活血化瘀消癥，又以五苓散通阳化气行水、健脾益气运湿，车前子化湿利水；五灵脂、没药、水蛭、浙贝母破瘀化痰散结；陈皮行气止痛；黄芪补气以推动血行，扶正祛邪，可防攻伐之品伤正。诸药合用，行气活血，渗湿利水，化痰散结。本方用药与病机丝丝入扣，寓补于攻，痰血水同治，则病告痊愈。

3. 不孕症（输卵管积水）

案　任某，女，28 岁，2016 年 3 月初诊。

患者行人流术后 4 年，一直未怀孕，月经后期，周期 40 天左右，经行不畅，量少色暗，有紫血块，小腹痛拒按，乳房胀痛，现值经行第 2 日，舌质紫暗，边有瘀斑，苔薄白脉弦细涩。1 个月前于外院行输卵管造影示：双侧输卵管伞端积水。

［辨证］气滞血瘀，瘀阻胞宫，经脉失利。

［治法］活血化瘀，散结通络，理气调经。

［方药］桂枝茯苓丸加味。桂枝 9g，茯苓 15g，牡丹皮 10g，桃仁 8g，赤芍 12g，当归 10g，香附 10g，五灵脂（包）10g，制没药 10g，穿山甲 10g。

二诊：服药 5 剂，排出膜样血块后腹痛止，经净。予上方去穿山甲，加养血活血之白芍 10g，鸡血藤 30g 制成药丸，日服 2 次，每次 8g。

服药 2 个月后输卵管造影示：双侧输卵管通畅无异常，继服健脾补肾调经药 3 个月后怀孕，顺利产下一子。

二、胶艾汤

《金匮要略·妇人妊娠病脉证并治》曰："妇人有漏下者，有半产后因续下血都不绝者，有妊娠下血者，假令妊娠腹中痛，为胞阻，胶艾汤主之。"此节主要说明胶艾汤对妇人病具有以下治疗作用：①治妇人经水淋漓之漏下证；②治半产以后的下血不止；③治妊娠下血；④假使是妊娠病的胞阻证，亦能治疗。

胶艾汤：干地黄18g，芍药18g，当归9g，艾叶9g，川芎6g，阿胶6g，甘草6g（一方为干姜3g）。据崔老经验，崩漏改用炮姜，效果更好。

本方为治妇人崩漏及安胎的要方，方中芎、归、地、芍有补血调经之功，故陈修园说："妇人病，四物良。"方中熟地滋肾补血，生地黄滋阴凉血，若崩漏时下，营血亏虚或阴虚血热，二者炒炭取血遇黑则止之义。现代药理实验证明，地黄炭能缩短凝血时间，二者既有凉血止血作用，又有滋阴补血之功，以养胞宫，故为主药；芍药和营理血，能收能补，肝郁腹痛用白芍，酸以柔肝而凑止痛止血之效；营血瘀滞用赤芍，活血行血，以达瘀行漏止之目的。但地、芍二药均为阴药，为血中之血药，均有补而凝滞之弊。如身体虚寒，脾胃阳虚，中满纳少，便溏则地、芍又非所宜。如必须用则少加辛温通阳之品，如砂仁、桂枝之类。当归养血和血，为补血要药，尤其阳气不足者，得此温和流动之品，实有养血和血之功。其善补性温柔，养血而中守。当归头止血而不行，归尾破血而下流，全活血而不走。所以补血调经，行血养血，当归居首。但其性温气雄，偏于走而不守，如属阴而不守阳的失血证，当归辛温助阳应慎用。川芎行血和血，宣通气滞，疗经络之痛痹，升举下陷之清阳，为血中之气药，但其有行血通瘀，辛温走窜之性，阴虚气散之证，实为禁忌。

总之，当归、川芎二药阳盛于阴，走甚于守，故治崩漏证，当归不宜重用，止血少用川芎。阿胶滋阴补血，养肝肾，固冲任，入任脉育胞胎。阴气不能内守而崩漏下血，用之有益气补血止血之功。艾叶温暖子宫，治腹痛、胞阻、崩漏等。治崩漏多炒用，以增加收敛止血之效。生甘草调和诸药与芍药合用，即芍药甘草汤，酸甘化阴，有缓急止痛之效，与阿胶合用则甘缓滋补，善于止血。总之，本方具有补血调经，安胎止漏之功效，为妇女出血证之主方。崔老运用此方治崩漏下血、妊娠下血及产后气血虚寒性恶露不绝等，每次运用均能取得满意疗效。

案 滑胎

王某某，女，31岁，2012年9月16日初诊。

停经 42 天，3 天前出现腰酸坠胀，小腹隐痛，阴道少量出血，既往自然流产 4 次，每次流产均在停经 50 天左右，现停经 42 天，自觉腰背酸痛，小腹坠胀，神疲乏力，面色少华，阴道少量出血，因恐再次流产，神情紧张，夜寐不安，舌淡红苔薄，脉细滑。查血 HCG 阳性，血压、体温正常，早孕反应不明显。

［西医诊断］先兆流产。

［中医诊断］滑胎。

［辨证］气血不足，冲任不固。

［治法］益气养血，止血安胎。

［方药］芎归胶艾汤加味。阿胶（烊化）10g，艾叶 9g，当归 15g，熟地黄 20g，炒白芍 15g，川芎 6g，炒白术 20g，生牡蛎（先煎）30g，党参 20g，续断 15g，苎麻根 30g。7 剂，日 1 剂，水煎服。

二诊：2012 年 9 月 23 日。服药后阴道出血停止，精神好转，小腹坠胀及腰酸痛减轻，原法即效，守方有恒，上方加杜仲 15g。

服药 2 周后阴道一直未出血，腰痛消失，无明显不适，稍有晨吐等早孕反应，B 超检查宫内早孕，原始心管搏动，测体温 37.2℃，脉细滑有力。原方连服至妊娠 3 个月，B 超查胎心正常，胎儿符合孕周，停止服药。后随访告足月剖腹产 1 男婴。

案　月经量少

李某某，女，42 岁，长期定居国外，2014 年 7 月 29 日初诊。

自 2014 年开始月经量少，脱发，面部斑纹，月经先后不定期，经前小腹凉、胀痛，腰痛，末次月经 7 月 15 日，大便可。舌质淡有齿痕，脉沉细。

［中医诊断］月经量少。

［辨证］营血亏虚，寒凝胞宫。

［治法］养血调经，暖宫止痛，方用胶艾汤加味。

［方药］熟地黄 18g，白芍 10g，当归 15g，川芎 6g，阿胶（烊化）10g，艾叶 10g，制香附 15g，益母草 15g，续断 10g，乌药 10g，小茴香 10g，山萸肉 30g。7 剂，日 1 剂，水煎服。

患者之后 1 年多未来就诊，2015 年 9 月 29 日回国来诊，言服用上方月余，感觉良好，月经正常，脱发减少。

按：胶艾汤主治冲脉亏虚，血虚兼寒之证，原文中主治妇人冲脉亏虚所致之三种下血病。本案患者虽没有原文中所言及之三种下血病，然病机则为冲脉亏虚、营血不足、血虚兼寒。病虽异而证相同，故用方相同。这亦体现出中医辨证施治，灵活用方之重要性。本案患者血虚寒凝，故月经量少，月经有时错后7天，小腹凉、胀痛，脱发亦为血虚不能养发；肾精亏虚，故腰痛，面部斑纹，舌质淡有齿痕，脉沉细，亦为血虚之征；故崔老辨为营血亏虚，寒凝胞宫。方中胶艾汤养血调经；制香附调经止痛，益母草活血调经；乌药、小茴香散寒止痛；续断、山萸肉补益肝肾。"发为血之余"阴血充足，自然有利于头发的生长；同时"精血同源"，肾精充足，亦有助于阴血的滋生。故患者服用本方月余后，月经行经正常，脱发亦为之减少，感觉良好。崔老在治疗血虚兼寒之月经不调时，常以此方加此六味药物，疗效颇佳。

三、甘麦大枣汤

《金匮要略·妇人杂病脉证并治第二十二》："妇人脏躁，喜悲伤欲哭，象如神灵所作，数欠伸，甘麦大枣汤主之。"脏躁是指五脏，尤其是心肝之津液精血亏损、神气相扰而致之躁证，甘麦大枣汤专取甘药，缓急润燥。黄元御论："以厥阴风木之气善耗津血，风动而耗肺津，肺金枯燥，故悲伤欲哭，甘草培土，大枣滋乙木而息风。"方中甘草培土荣木；大枣益气补中、养血柔肝；小麦养心血、滋肝阴，诸药合用补益心脾，生金荣木，心肺肝脾均得以滋养，烦躁自除。崔老认为脏躁常发病于中青年女性，相当于现代的癔病、神经官能症、围绝经期综合征等。常将本方与百合地黄汤、归脾汤等合用治疗液亏血燥、脾虚肝急为病机的各种杂病。

案1　夏某，女，57岁，2012年1月21日初诊。

抑郁症4年，心悸，眩晕，夜寐不安，左关弦，右脉缓，舌苔薄腻，边有齿痕，拟甘麦大枣汤合温胆汤加减。

［方药］制半夏10g，陈皮10g，茯苓20g，炙甘草3g，炒枳壳6g，竹茹10g，五味子5g，远志5g，太子参20g，炒当归10g，淮小麦30g，大枣30g，炒枣仁15g，生姜3片。7剂，日1剂，水煎服。

二诊：2012年6月28日。心悸眩晕已减，夜寐亦稍安，左关弦，右脉缓，舌苔腻，药已中的，守方再服7剂。

按：患者抑郁症 4 年，眩晕，夜寐不安，左关弦，属肝血不足；心悸，右脉缓，舌苔薄腻，边有齿痕，乃是脾虚生湿成痰，阻碍心阳之象，此属肝脾不调，且怪病多因痰作祟，故崔老运用十味温胆汤合甘麦大枣汤加减方，化痰宁神，养心安神，方证合拍，二诊诸症均好转，续用效方。

案 2 王某，女，37 岁，2012 年 7 月 1 日初诊。

夜不安寐，心悸，情绪低落，大便溏，脉缓，舌苔薄腻尖红，治拟甘麦大枣汤合归脾汤。

[方药] 太子参 20g，生黄芪 25g，炒白术 12g，生甘草 6g，陈皮 6g，炒当归 10g，茯神 12g，炒枣仁 15g，远志 3g，广木香（后下）5g，大枣 20g，丹参 20g，淮小麦 30g。7 剂。

二诊：2012 年 7 月 8 日。夜寐较安，脉缓，苔薄腻尖红，再守方 7 剂，病愈。

按：患者大便溏，脉缓，舌苔薄腻，脾气虚运化不行，湿浊下注；心主血藏神，心主神明，脾气虚，子病及母，不能提供水谷精微于心，心血不足，故夜寐不安，心悸，心神不安，故方用甘麦大枣汤合归脾汤，归脾汤能补养心脾两虚，气血不足，所引起的不寐；甘麦大枣汤加强补养心阴之功，心有所养阴血充足，夜寐自安；二诊夜寐好转，效不更方，药尽而愈。

脏躁证并非更年期的妇女所专属的病证，男子、小孩亦可得之，凡是因心阴不足，虚热躁扰者，皆可用甘润之法治之。张仲景创建的"甘麦大枣汤"方简精辟，确能达到阴阳平衡的治病大法。崔老秉承先圣先贤之治病宗旨，体会出"医者意也，思虑精则得之"，要熟读经典医书，融会贯通，思虑周全，灵活运用。经验非常重要，用药需根据症状及舌脉，考虑周详，药不在贵重不在多，而在是否辨证准确。崔老常云："博涉知病，多诊识脉，屡用达药"，面对患者四诊合参，辨证施治，根据辨证灵活运用经方化裁，用药有方有证，往往能达到很好的治疗效果。

四、温经汤

温经汤出于《金匮要略·妇人杂病脉证并治第二十二》，"问曰：妇人年五十所，病下利数十日不止，暮即发热，少腹里急，腹满，手掌烦热，唇口干燥，何也？师曰：此病属带下，何以故？曾经半产，瘀血在少腹不去。何以知之？其证唇干口燥，故知之。当以温经汤主之。"温经汤治疗老年女性冲任虚寒兼有瘀血而漏下。临床上可以运用于所有虚寒有瘀的妇科症，不局限于出血性疾病。从古今临床应用来看，温经汤用于治疗月经愆期、崩漏、痛经、不孕、产后虚寒、围绝经期综合征、女性厥阴寒闭型不寐等，均有效验。

方中吴茱萸、桂枝为君，助以生姜，温经散寒，通利血脉，温暖冲任体现"温经"的要义。当归、川芎、牡丹皮三者合用行气活血，祛瘀生新。牡丹皮亦清血分虚热。瘀血既为寒、虚之果，亦为虚、热、燥之因。温经汤证虽冲任虚寒为本，还可见"手掌烦热"之标，治疗寒热错杂之证则当上下兼顾，妇人血枯则"血内瘀者不外荣也"，故见"唇口干燥"，阿胶、麦冬养阴润燥，且佐制吴茱萸、桂枝、半夏，使其温而不燥。人参、甘草补中益气，生姜、半夏和胃降逆，冲脉隶属阳明，四味合用正脾安胃，滋生化之源。"盖瘀久者荣必衰，下多者脾必伤也"。也是"老年治脾"的体现。崔老认为，本方治疗更年期疾病，患者大多数表现上热下寒，即上则胸闷烦躁、烘热汗出、唇干口燥，下则小腹作冷、大便溏泄，所以温经汤虽以温阳祛寒为主，但仍加入牡丹皮、麦冬以清上热。温经汤用药全面覆盖病因病机，固冲任、化瘀血、止崩漏，气血并补，温化阴邪，清其虚热，用药覆盖寒、热、虚、瘀四大病机，正是"天地温和，则经水安静也"。虽病症错杂，从配伍来看治疗妇人出血症思路层次清晰。

案 1 张某，女，41 岁，2013 年 1 月 14 日初诊。

平素月经周期规律，量可，2012 年 10 月曾因妇科炎症输抗生素 1 周，2012 年 11 月份月经量减少，2012 年 12 月经量极少，两次都伴经期鼻衄，量不多，少腹胀满疼痛较甚，月经周期尚规律，余无不适。2013 年 1 月份月经期间只见鼻衄，少腹胀痛，无月经，舌淡苔白，脉细滑。

[诊断] 倒经。

[辨证] 冲任受寒，气机逆乱。

[治法] 温经散寒，理气降逆。

[方药] 温经汤加减。吴茱萸 3g，麦冬 15g，法半夏 10g，桂枝 6g，当归 10g，川芎 6g，白芍 10g，牡丹皮 10g，党参 6g，炙甘草 6g，小茴香 6g，乌药 6g。7 剂，水煎服，日 1 剂。

二诊：少腹疼痛消失，适月经将至，去小茴香，增吴茱萸为 6g，加地鳖虫 10g，麦冬 20g。7 剂。

三诊：月经已至，经前小腹又胀，痛不甚，经行则痛失，行经第 3 日鼻涕中曾有一点血丝，余无不适。以原方再服 7 剂。

随访：1 年后随访述其未再复发。

案 2 李某，女，38 岁，2015 年 12 月 6 日初诊。

平素月经量少，3 天即净，且经来腹痛，白带清稀。近 2 年期间曾做先后人为流产 3 次，近半年月经未至，怕冷畏寒，四肢冰凉，腰痛疲惫。在当地医院黄体酮注射后月经来潮，待下月又未来经。刻下月经半年未至，畏寒怕冷，腰腿疼痛，疲乏无力，头晕纳差，大便干，白带少，阴道干涩，性欲淡漠，脱发，舌质红，苔薄白，脉沉迟弱。辅助检查彩超示：子宫前后径 3.5cm，内膜厚 0.5cm，肌层回声均匀，双侧卵巢探及卵泡数量减少。血清激素水平：LH 45.25mIU/ml，E_2 32.64pg/ml，FSH 75.2mIU/ml。

［西医诊断］卵巢早衰。

［中医辨证］冲任虚损，胞宫虚寒，气滞血瘀。

［治法］温经散寒，补肾调冲，兼活血化瘀。

［方药］温经汤加减。党参 15g，吴茱萸 6g，桂枝 10g，阿胶（烊化）10g，麦冬 10g，干姜 6g，半夏 6g，当归 10g，白芍 10g，生地黄 10g，川芎 6g，桃仁 10g，红花 6g，茯苓 10g，牡丹皮 6g，甘草 6g，香附 6g，益母草 15g。水煎服，日 1 剂，7 剂。

二诊：服药后月经未至，怕冷、便干、阴道干涩均较前好转，白带量渐多，食欲差，腰酸困，舌红苔白，脉沉细。证属脾肾亏虚，加杜仲 10g，续断 10g，桑寄生 10g，黄芪 15g。14 剂。

三诊：服药后月经来潮，伴少量血块，腹痛轻微，乳胀减轻，二便调，效不更方，守方继服 3 个月，配合归脾丸常服，后月经调和。

五、桂枝甘草龙骨牡蛎汤

《金匮要略·血痹虚劳病脉证并治》云："夫失精家少腹弦急，阴头寒，目眩发落，脉极虚芤迟，为清谷亡血，失精。脉得诸芤动微紧，男子失精，女子梦交，桂枝加龙骨牡蛎汤主之。"本方以桂枝汤加龙骨牡蛎而组成，功以安神救逆，镇惊潜阳，补心，崔老常用本方治疗心阳不足，虚阳外越的失眠、盗汗等疾病。

案1　罗某，女，67，2012年9月20日初诊。

失眠已数年，经常彻夜难以入寐，白天神疲乏力，头晕耳鸣，心悸时作，纳少。曾服用天王补心丹、六味地黄丸等药物乏效。现每晚需依赖安定方可入睡2~3小时，寐则梦多惊噩，脉虚，舌质淡，边有齿印。

［辨证］气血亏虚，阳气浮越。

［治法］温补镇摄为主。

［方药］桂枝10g，炙甘草10g，煅龙牡各30g，炙黄芪30g，淫羊藿10g，五味子10g，磁石（先煎）30g，酸枣仁30g，炙远志10g，茯神15g，合欢皮15g，夜交藤30g。7剂，日1剂，水煎服。

二诊：夜间已能入寐，效不更方，原方继进10剂。

按：不寐之症，原因甚多，如劳逸失调、饮食不节、情志失常、病后体虚等，但其病理变化总属阳盛阴衰，阴阳失交。《类证治裁·不寐》："阳气自动而之静，则寐；阴气自静而之动，则寤。不寐者病在阳不交阴也。"本案例中患者久服养阴镇静之品无效，脉虚，舌边有齿印，当属心气不足，阳气浮越之证。故用温补镇摄法，选用桂、甘、龙、牡潜阳镇逆，收敛神气；枣仁、远志、茯神、合欢皮、夜交藤养心安神；更加入黄芪、淫羊藿、五味子、磁石以补气、温阳、益精、潜镇。诸药合用，共奏温补镇摄之功。

六、桂枝汤

桂枝汤中以桂枝为君，芍药为臣，姜、枣为佐，甘草为使，桂枝配甘草辛甘化阳，芍药配甘草酸甘化阴，姜枣相配，又可补脾和胃，甘草调和药性，共奏滋阴和阳，补脾和胃之功效。崔老认为，桂枝汤能够调和营卫、表里、气血、阴阳，使人体阴阳、营卫、气血、津液、脏腑协调，恢复正常的生理功能。崔老临床应用桂枝汤范围广泛，不拘泥于表虚外感，凡病机属营卫不和、阴阳不和、脾胃不和均随症用之。

案1　陈某，女，37岁，2016年4月16日初诊。

半年前面部出现黄褐斑，以各种化妆品外搽均无效，服用养血类中药亦无效。双侧脸颊可见多处大小不等黄斑，舌淡苔白，脉弱。

［方药］桂枝12g，白芍10g，生姜6g，大枣5枚，当归12g，川芎10g，

制首乌 15g，鸡血藤 12g，胆南星 12g，薏苡仁 20g，茯苓 15g，甘草 6g。

二诊：1 周后，患者喜诉黄褐斑已减小减淡。继服 1 个月，得以痊愈。

按：崔老认为妇女年过五七则阳明脉始衰，面始焦，此时因卫气虚、营阴弱，气血不畅，血不上荣而产生黄褐斑，故以桂枝汤通阳并养胃气，合四物汤以调营卫，和气血而收良好疗效。

案 2 李某，女，39 岁，2015 年 9 月 10 日初诊。

精神抑郁，善太息，曾服逍遥丸无效，面色无华，舌淡红，苔薄白，脉弦滑。

[辨证] 心营不足，气郁不畅。

[方药] 桂枝汤加合欢皮、柴胡。

二诊：精神转佳，纳增力长。原方加当归，又服半月而愈。

按：本案患者营血不足，心失所养，出现神无所司之状。《难经》云："损其心者，调其荣卫。"故以桂枝汤调和营卫。营卫调则气血畅和，周行五脏，心神得养，神有所司。加之解郁之合欢皮、柴胡，补血之当归，共奏畅气解郁之功。

案 3 张某，女，36 岁，2014 年 3 月 20 日初诊。

失眠多梦，倦怠乏力，胸闷不适，纳呆，自汗，前医以虚证治疗，服补药无效。精神不振，面色少华，舌淡红，苔白厚，脉濡细。

[辨证] 痰湿内阻。

[方药] 桂枝汤加半夏、瓜蒌、远志。服 3 剂，夜梦减少，入睡较前易，仍觉胸中不快，纳少，原方加鸡内金、陈皮。继服 4 剂后，易入寐且睡眠时间延长，纳增，胸中已畅，以原方继服 15 剂而病愈。

按：《灵枢》云："阳入阴则寐，阳出阴则寤。"若经络脏腑有邪气所阻，经络不畅，卫阳出入受遏，则寐寤失常。今因痰湿内阻，卫气不畅，所患不寐。故取桂枝汤调营卫，通经络，加半夏、瓜蒌祛痰，远志安神。使卫阳得以入阴，而不寐自愈。

七、小柴胡汤

妇产科手术后，患者出现发热，或产后高热，乃因其手术创伤，耗损元气，或产后失血量多，更耗伤其气血津液，致卫外不固，表邪易侵，或阴虚不能敛阳，浮阳上越，或虚热内生，致发热不退，当用清热调营卫，滋阴养气血之法调治。崔老运用小柴胡汤加减治疗妇产科术后发热，产后高热，均获良效。

方中以柴胡、黄芩为主药，取柴胡解少阳之表邪，黄芩清肺卫之虚热，二药配伍，可解除寒热往来诸热之证。崔老并根据发热的证因不同，二方药量亦不同，一般用于退热，柴胡宜 15~20g，黄芩 9~15g。若热邪较重，柴胡、黄芩可等量，党参、生甘草量宜小或减去，以防助邪生热，邪不易清除。若阴虚发热，日久缠绵不愈者，黄芩量宜大，可用至 15~30g。对于产后高热不退，可酌加白薇、地骨皮、青蒿、玄参等，热邪明显者，白薇、地骨皮可用 20~30g，其中青蒿可引热邪外出，配合黄芩，尤善泻肺热，解除热重寒轻之症。此外治本病时，每酌情加入炮姜，可从阴引阳，从阳引阴，有平调阴阳之效。若发热血虚较甚，可配伍四物汤或八珍汤加减，益气补血养血。若发热气虚较明显，可伍当归补血汤，取其大补气血，甘温除热，此外产后多瘀，每据其证酌情加用生化汤，除其胞宫余血，具有去瘀生新之效。

案 1 单某某，35 岁，1990 年 8 月 7 日初诊。

患者于 20 日前行剖腹产手术，术后伤口愈合尚好，因素体虚弱，适至炎热酷暑，汗出当风，近 2 周来发热不退，体温 37.5~38.8℃之间，畏凉怕热，纳少乏力，曾用抗生素、退热剂治疗，效不佳，遂请崔老诊治。

［刻下］面色萎黄，神疲气短，语音低微，自汗出而热不退，舌质淡红，苔少而燥，脉弦细数。此乃气血不足，外感风邪，致阳气浮越于外而发热。治当清热和解，滋阴养血，方用小柴胡汤加减。

［方药］柴胡 15g，地骨皮 15g，青蒿 15g，生地黄 15g，生龙骨 15g，生牡蛎 15g，黄芩 12g，当归 10g，白薇 39g，玄参 20g，生白芍 20g，党参 6g，法半夏 6g，生甘草 6g，生姜 3 片。4 剂，日 1 剂，水煎服。

二诊：服药后发热已退，自感午后仍有微热，继用上方加生黄芪 15g，炮姜 6g，服 3 剂后低热退尽，余症亦除。

案 2 王某某，38 岁，1991 年 6 月 9 日初诊。

患者 5 个月前做人流 1 次，此后常自感发热，体温 37.3~38℃之间，午后发热较明显，每日口服解热止痛片 1 次。曾用青霉素、甲硝唑静脉点滴，效不佳，纳差呕恶，少腹隐痛时作，压之不减，月经先期，经色暗量少，带下量多，黄白兼见，舌红，苔黄腻，脉弦数。

［西医诊断］慢性盆腔炎。

［中医辨证］胞宫湿热，邪毒瘀滞。

［治法］清热解毒，利湿化瘀。

［方药］小柴胡汤加味。柴胡 15g，地骨皮 15g，紫花地丁 15g，黄芩 10g，党参 10g，龙胆草 10g，白薇 10g，青蒿 12g，黄柏 12g，丹皮 12g，蒲公英 20g，生山药 30g，薏苡仁 30g，法半夏 9g，生甘草 9g，生姜 4 片。5 剂，水煎服，日 1 剂。

药后发热已退，仍感少腹隐痛，带下量多，守方去地骨皮、白薇、青蒿，加当归、茜草、生龙骨、生牡蛎以活血消瘀，燥湿止带，又服药 1 周，诸症均减轻，后以上方为主，随症加减调服，半月后腹痛、带下均消失。

调经散的临床运用

调经散是四物汤加香附、炙甘草二药组成。本方以四物汤为主，为治疗妇科病之圣药，它补血调经，主治营血虚滞、月经不调、经闭腹痛。又能补肝肾，调冲任，治崩中漏下、妊娠胎动不安、产后恶露不下等疾病。临床诸种妇科证候，各种血虚证均可用本方为基础加减化裁。故陈修园云："妇人病，四物良。"

方中地黄分为生地黄和熟地黄两种，生地黄味甘苦，性寒，有养阴生津，清热凉血的作用，临床常用于治疗妇科阴虚内热而致的月经先期或月经过多。熟地黄味甘性温，较生地黄滋补作用增强，可滋补肾阴，填精益髓，补血养肝。主治因肝肾亏虚，津液枯竭所致的月经过少、闭经等证，也可治因肝肾阴虚、相火妄动导致的月经过多、崩中漏下等，具有滋肾养肝，调经补血的作用。另外，在临床使用时要注意脾胃的健运作用，因熟地之性滋腻，有补而中满之弊，一般临床佐以砂仁一药，可防止其滞腻之患。

临床若见月经过多，崩中漏下，或阴虚内热迫血妄行，则将生地黄、熟地黄改为炭剂同用，可增加其补虚止血固涩之力，取其见黑则止之义。生地黄炭凉血止血，熟地炭补血固脱，其止血作用更彰。根据现代药理研究，地黄炭缩短动物的出凝血时间，二者既有凉血止血的作用，又有滋阴补血之功。

方中芍药，有白芍、赤芍二种。女子以血为本，以肝为先天，赤芍、白芍二药，其味酸，性寒，主入肝经，可养肝阴平肝阳。白芍能收能补，酸敛缓急止痛，炒白芍可以减低其寒性，增其温性，用于下焦寒滞，少腹作痛，若用醋炒，可专入肝经，增强其疏肝暖肝之效；赤芍能泻能散，活血通经，临床多用于月经过少、痛经、经色暗有血块等证，营血瘀滞作痛者，用赤芍活血行血，可收瘀行痛止之效。

熟地伍芍药，能生血和营，调补肝肾，滋阴涵阳，为补血之正药，补肝肾即补冲任，肝肾精血旺盛，任通冲盛月经即以时而下，但二药为血中之血药，性阴，若身体虚寒，脾肾阳虚，中满纳差，大便溏薄，则有补而凝滞之弊，故闭经一般不用地黄，热盛津亏除外，行血少用芍药，必要时须加辛温通阳益气之品，如桂枝、砂仁之类。

当归一味，性温味甘，有补血活血的双重作用，以养血和血调经为主，主入血分，对于身体虚寒，经水不调、痛经、闭经等症，得此药则经脉温和流通。李东垣认为："当归头，止血而上行；身养血而中守；梢破血而下流；全活血而不走。"所以当归性温气雄偏于走而不守，如属阴不涵阳的失血证，经水过多，崩中漏下者，当归辛温助动亦应慎用。

川芎一药，味辛性温，辛能散，温能通，故此药行血活血，宣通气滞，升举下陷之清阳，为血中之气药，临床常用于气滞血瘀所致的月经过少、痛经、闭经等症，可为主药。但因川芎辛温走窜之性强，对于月经过多、阴虚血热之月经不调，此药应禁用或少用为宜。川芎配当归，二药辛香温补，一养血温经，一辛散行瘀，互为佐使，补中有散，可达祛瘀生新，促进血液循环的作用。另外，归、芎二药阳胜于阴，走甚于守，故治疗月经量多、崩中漏下之证，当归不能重用，止血须去川芎。芎、归与地、芍相配则行血而不伤血，地、芍得芎、归之助则补血而不滞血。若归、芎之量大于地、芍，则阳胜于阴，阴从阳化而主疏通，可治经少、经闭；若地、芍之量大于归、芎，则阴胜于阳，阳从阴化而主收敛，使血不外溢，而崩漏止。若地、芍、归、芎量相等，则疏通藏血功能均衡，即可生血行血，养血润燥。

总之，四物汤是调经之专剂，血证之主药，四药相配，血虚能补，滋而不腻，血燥能润，温而不燥，血溢能止，血瘀能行，刚柔相济，阴阳调和。故清代医家柯琴曰："冲任血海，均属于肝经，故调血者，舍四物不能为功。"

汪昂亦曰："四物归芍与地芎，血家百病此方通。"若四物汤加香附、炙甘草二药，即为崔老常用之调经散，方中香附一药，味微苦，性平和气香，味辛能散，微苦能降，微甘能和，乃血中之气药，能通行十二经八脉之气分，主一切之气，可治多忧、多怒、多郁等证。气为血帅，气行血行，所以又可治疗妇科月经不调、痛经、闭经、崩中漏下等证，酒浸炒后，又可活血通经，醋炒后又可消积聚，炒黑后又可止血。故前人谓之："气病之总司，妇科之主帅。"炙甘草可调和诸药而解百毒，二药与四物汤相配，组合得体，相得益彰，补血而不滞血，行血而不破血，补中有活，散中有收，是崔老用于治疗妇科疾病的良方。临床治疗月经病诸症，均可以此方加减运用。若月经不调偏气虚者，用此方加党参、黄芪以补血行血；偏于脾胃虚弱，饮食欠佳者，加白术、砂仁以健脾和胃；偏于寒凝气滞者，加肉桂、吴茱萸以温经散寒，寒邪较甚者加附子、肉桂，气滞明显者加木香、青皮、陈皮以理气行滞；血瘀重者，加桃仁、红花、三棱、莪术活血化瘀，瘀甚者加水蛭、大黄以破血行瘀；湿邪较重者加苍术、白术、茯苓以健脾除湿；虚寒腹痛较甚者加吴茱萸、高良姜、乌药以温中散寒止痛；肾虚腰痛者加生山药、桑寄生、川牛膝以补肾强腰；血虚者加阿胶以补之，血虚兼有热者，加黄芩、白薇、地骨皮以养阴清热。

总之，本方随症加减，可通治诸种血证、月经疾病，临证灵活运用，多能达到预期效果。

运用四妙散经验

四妙散见于清代医家张秉承所著的《成方便读》一书，由苍术、黄柏、牛膝、薏苡仁四味药组成，与《丹溪心法》之二妙丸、《医学正传》之三妙丸乃一脉相承之剂。原方主治湿热下注之痿证，取苍术燥湿健脾除湿邪之来源；黄柏走下焦除肝肾之湿热，薏苡仁入阳明胃经祛湿热而利筋络；牛膝补肝肾兼领诸药之力以直入下焦。崔老认为其方能走下焦而清热燥湿，故对于以下焦湿热为主要表现的疾病，皆可用之，不必拘泥于痿证。其常用四妙散为基础方化裁治疗下焦湿热之痛风、脉痹、黄带等疾病，取得了良好的疗效，扩大了四妙散的应用范围。

一、治疗痛风

痛风是一种嘌呤代谢紊乱所致的疾病，其临床表现为高尿酸血症及其由此引起的痛风性关节炎反复发作、痛风石性慢性关节炎，累积到肾脏形成慢性间质性肾炎和尿酸肾结石。中医认为痛风症的发生是由于过食肥甘厚味、烟酒等物品，痰浊、湿热内生，流注关节经络，阻碍气血运行，从而发肿胀、疼痛等痛风症候，是以《内经》有"膏粱之变，足生大疔"之戒，明代医学家龚廷贤在《万病回春》中亦指出："一切痛风肢体痛者，痛属火，肿属湿……所以膏粱之人，多食煎炒、炙煿、酒肉，热物蒸脏腑，所以患痛风。"崔老根据痛风之病因病机，结合多年临证经验，从泄浊化瘀，通利经脉入手，以四妙散为主方，加利湿泄浊，通经活络之品，组成经验方崔氏痛风汤。

崔氏痛风方：由苍术、黄柏、薏苡仁、川牛膝、防己、川木瓜、木通、蜈蚣、全蝎、僵蚕、川萆薢、羌活、独活、赤芍、五灵脂、没药、桃仁、红花18味药物组成，主治痛风急性发作之湿热偏盛型，常见下肢关节红肿疼痛，局部灼热，舌质红，苔黄腻，实验室检查提示血尿酸增高。本方能从整体调整脏腑功能，促进尿酸排泄，减少尿酸沉积，从而达到治疗痛风的目的。

案 吴某某，男，54岁，2015年12月5日初诊。

[主诉]痛风反复发作2年余。患者平素喜饮酒，近2年余痛风数次发作，尿酸增高，3天前因饮酒后痛风再次发作，右足第一跖趾关节红肿疼痛，连及整个脚面均肿胀，行走困难，脉滑数有力，舌边尖红，苔黄腻。实验室检查：血尿酸502μmol/L。

[诊断]痛风属湿热下注，血脉不通。

[治法]清热燥湿，通络止痛之剂。

[方药]苍术12g，黄柏12g，薏苡仁20g，川、怀牛膝各20g，木防己15g，木通12g，木瓜15g，羌活9g，独活9g，威灵仙12g，没药9g，丹皮12g，赤芍30g，白茅根20g，金银花20g，川萆薢15g，连翘15g，当归12g，五灵脂（包）12g，红花9g，甘草9g。6剂。

二诊：服药后疼痛减轻，仍夜间痛甚，守上方加蜈蚣2条，全蝎6g，8剂水煎服。之后未再来复诊，半年后门诊偶遇患者，其自述服药后症状完全消失，目前未再复发。

按：本案治疗即是以崔老痛风汤为主方加减运用。方中以四妙散为主，走下焦清热除湿，且苍术、薏苡仁、牛膝三药皆有除痹之功，再配以川木瓜、木通、汉防己、川草薢、白茅根等药以渗湿泄浊；羌活、独活除湿止痛；威灵仙性猛善走，用之大能通行经络，使气血流通无阻；丹皮、赤芍凉血解毒；金银花、连翘清热解毒，配以当归、五灵脂、红花、没药化瘀止痛。方药对证，故一诊而痛减轻，二诊时加蜈蚣、全蝎，取其攻毒散结、通络止痛之功，荡涤浊邪，流通气血。据崔老临床经验，痛风患者红肿疼痛等热象明显者宜重用黄柏，同时加金银花、连翘或五味消毒饮等清热解毒药物，疼痛轻而肿势明显者重用苍术、薏苡仁；川草薢一味用量需大，常用 15~30g，方能达到较好的泄浊之功。

二、下肢深部静脉血栓（湿热型）

下肢深静脉血栓形成主要是由于静脉损伤、血流缓慢和血液高凝状态三大因素使血液在深静脉腔内不正常凝结，阻塞静脉腔，导致静脉回流障碍而致。血栓形成后，阻碍血流运行，血中水液外泄，从而形成肿胀、疼痛，血行不畅，局部肌肤失养，日久发为皮肤溃疡等症。就其病因病机及临床表现来看，可归于中医脉痹的范畴。崔老认为脉痹的形成多因气血亏虚，邪气结于脉中，导致血凝而不流，日久则化湿生热，因其多有下焦湿热之表现，故而崔老在治疗此类疾病时以具有清利下焦湿热之功的四妙散为主方佐以活血通经，凉血解毒之品以治之。

[案] 吴某某，女，55 岁。2009 年 7 月 10 日初诊。

[主诉] 下肢肿胀 1 个月余。

[现病史] 患者双下肢肿胀疼痛已有月余，下肢发热，颜色发暗，行走困难，生活不能自理，在外院诊断为下肢深静脉血栓并静脉炎，经治疗后效果不佳，由家人搀扶其到中医门诊就诊。刻下：双下肢肿胀疼痛，以膝关节以下较甚，按之凹陷（+++），局部皮肤触之有热感，脉沉滑，舌质紫暗。

[诊断] 脉痹属湿热下注兼有瘀血。

[治法] 清热祛湿，凉血活瘀。

[方药] 苍术 12g，黄柏 12g，川牛膝 20g，薏苡仁 30g，车前子 20g，茯苓 20g，忍冬藤 30g，连翘 20g，升麻 12g，赤芍 15g，丹皮 12g，川草薢 20g，川

木瓜 15g，当归 12g，红花 6g，没药 9g，甘草 6g，4 剂水煎服。

二诊：服药后症状略减，下肢肿胀（++），效不更方，加威灵仙 12g，6 剂。

三诊：服药后，患者自觉效果甚好，症状大减，肿胀大消，守上方加减再服 6 剂，巩固疗效。此后患者在此方基础上略有进退，前后共服药百余剂，半年后亲朋来诊，代述患者现精神大好，行走自如。

按：清代张石顽在《张氏医通》中说："脉痹者，即热痹也。脏腑移热，复遇外邪，客搏经络，留而不行。"血行不利则为水，水湿与热相合，故病肿胀，气血不通则病疼痛，故而方中用四妙散为主和车前子、茯苓、木瓜、草薢诸药，清热利湿，湿热去则肿胀消。血行不利，水渗脉外，则脉中留有瘀血，故用赤芍、丹皮、红花、没药、当归活血止痛；忍冬藤清热解毒兼以通经活络；连翘解湿热毒邪，湿热清，瘀血化则血行通畅，痹证可除。方中妙用升麻一味，辛甘微寒，性善升提，可升提脾虚下陷之气，防止湿热之邪流注下焦。二诊时加入威灵仙一味，性猛善走，通行十二经，加强除湿通行经脉的作用，坚持服用，疗效甚佳。

三、黄带

黄带为带下色黄或赤白相兼，或气甚腥秽质黏稠，或见阴痒难忍，或见小腹隐痛，带下量多缠绵难愈，大多继发于盆腔感染、宫颈炎等疾病。中医认为带证的发生与湿邪密切相关，多因冲任虚损，带脉失约，脾湿下流，其色白量多者多为寒湿，色黄者多为湿热。故而崔老治疗黄带多以四妙散为主方加以清热解毒、燥湿止带之品，组成自拟方蠲带汤。

蠲带汤：苍术、黄柏、薏苡仁、连翘、苦参、乌贼骨、茜草、土茯苓、浙贝母、元胡、甘草。

本方具有清热燥湿，解毒止带之功，对于各种盆腔炎、宫颈炎、宫颈糜烂等疾病引起的带下色黄，或带有血丝，量多，有异味，阴部瘙痒，少腹疼痛等症具有良好的疗效。

案 宋某某，女，41 岁，2015 年 6 月 2 日初诊。

[主诉] 白带量多、色黄半年余。

[现病史] 患者近半年来白带量多，发黄，有异味，近 4 个月来同房后白

带中带有血丝，月经提前，量多，有血块，脉滑数，重按无力，舌淡苔根部黄腻。

［诊断］黄带属肾阴虚，胞宫湿热。

［治法］滋肾清热利湿。

［方药］苍术15g，黄柏12g，薏苡仁30g，苦参12g，乌贼骨15g，茜草12g，浙贝母15g，土茯苓15g，生熟地各15g，白果12g，车前子15g，旱莲草30g，女贞子20g，连翘15g，仙鹤草30g，甘草6g，10剂水煎服。

二诊：服药后黄带大减，刻下将至经期，脉沉略滑数尺弱，舌淡苔薄白，根部厚腻，用上方去旱莲草、女贞子、生熟地、苦参，加生山药30g，川牛膝15g，白术15g，8剂水煎服。

随访：服药后白带明显减少，色不黄，无明显不适。

按：《傅青主女科》云黄带所成乃"热邪存于下焦之间，则津液不能化精，而反化湿也……湿与热合，欲化红而不能，欲返黑而不得，煎熬成汁，因变为黄色矣。"是以黄带乃下焦湿热所称可知也，至于同房后带血丝者，乃是下焦火热本盛，同房之时，欲火旺动，复而助之，煎熬阴血，再加之肝气疏泄太过，藏血失职，致湿热之气通血俱下而成，其月经提前，亦乃是火旺之象。治疗当以清利下焦湿热为主，傅青主以易黄汤以治之，而崔老在四妙散为基础佐以利湿解毒、滋肾养阴之品合成蠲带汤应用亦可治之，师其意而不泥其方，此乃中医之灵活巧妙之处。临证应用时，应根据患者整体情况随症加减，热毒较甚者，可加蒲公英、金银花、连翘等清热解毒之品，月经将至时，可去方中苦寒滋腻之药如生熟地、苦参等，根据月经量多少酌加桃仁、红花等活血通经之品，同时加大茜草用量至15~30g，因茜草大剂量应用尚具有活血之功。

四、臁疮

臁疮相当于西医的小腿慢性溃疡，其临床表现为小腿下部慢性溃疡，经久不愈，或愈后易复发，其发病原因多因长期久站或有下肢静脉曲张，导致局部血液循环不畅，血流瘀滞，化湿生热，湿热成毒，肌肤失养。因其发于小腿部位，且有湿热为患的特点，所以崔老在治疗此类疾病时常用具有走下焦而清湿热的四妙散为主方加减运用，毒邪较盛者加清热解毒之品，日久伤及气血者加补气养血之品，常能收到较好的疗效。

案 陈某某，男，80岁，2009年8月10日初诊。

[主诉] 双下肢溃疡1年余。

[现病史] 患者1年前无明显诱因出现双下肢溃疡，肿胀，局部肌肤腐烂，流黄水，痒痛难忍，时轻时重，多次治疗，效果欠佳，脉浮滑，舌淡，苔黄腻。

[诊断] 臁疮属湿热下注，气血不通。

[治法] 除湿清热，活血通络。

[方药] 苍术12g，黄柏12g，土茯苓30g，怀牛膝20g，薏苡仁30g，金银花20g，连翘15g，黄连12g，白鲜皮20g，紫荆皮15g，皂刺12g，苦参15g，黄芪30g，当归12g，白花蛇舌草30g，甘草6g，8剂。

二诊：服药后下肢溃疡、疼痛、肿胀均较前减轻，效不更方，继服8剂。

三诊：溃疡面局部已愈合，肿大减，痒痛消失，守方加益气活血之品再服8剂。

随访：数月后。患者诉自行守方间断服用3个月余，溃疡面已全部愈合，行动自如，惟行走尚有沉重感。

按：本病多由于经久站立或负担重物，劳累耗伤气血，中气下陷，而致下肢气血运行无力，肌肤失养及血流瘀滞，湿盛于下。溃疡后皮肤失其卫外之能，复感毒邪，毒邪化热，湿热蕴结于下而成。故治疗当以清热祛湿、活血解毒以治其标，益气活血生肌以治其本。方中方中黄柏苦寒，清热燥湿，尤善祛下焦之湿热；湿自脾来，以苍术燥湿健脾，使湿邪去而不在生；薏苡仁甘淡利湿舒筋，主治湿热下注之痿痹证；怀牛膝补肝肾，强筋骨，祛风湿，引药下行，四药合用，去湿热而利经络，为治疗下部湿痿之妙药。双花、连翘苦寒，均清热解毒，消肿散结，应用于湿热痈肿；土茯苓甘利湿，消肿解毒；黄连、苦参苦寒均清热燥湿；白鲜皮、紫荆皮苦寒，清热燥湿，解毒；皂刺辛散温通，攻散之力较强，凡痈疽能消能溃，诸药合用，一方面增强清热利湿之功。另一方面又清热消肿；黄芪辛温，益气活血，托毒生肌，当归辛甘温，养血和营，两药合用，补气养血，用于疮疡溃后，久不愈合；白花蛇舌草苦寒，清热解毒，利湿通淋，甘草调和诸药。辨证准确，用药合理，数年疾患一朝而愈。

四妙散是由二妙散经多年临床应用逐渐发展而来，其较二妙散而言，清热利湿之功更大，且能补肝肾而专注下焦湿热之证，对于多种因湿热所致的疾患均有较好的疗效，除上述所举疾病外，崔老还曾应用四妙散治疗湿热腰痛、湿热型紫癜等疾病均取得了较好的疗效。崔老认为，中医治疗疾病时强调审证求机，方药对证，证在其中处于关键和核心地位，不同的疾病，尽管其病因、表现、发展及预后各不相同，但只要在某一阶段表现出由相同病机所促发的某些症状，即可采用类似的方法治疗，即所谓异病同证同治，如本篇中所举病案，分属于内分泌、周围血管、皮肤、妇科等不同的系统，但均表现出湿热下注的证候，所以采用具有清利下焦湿热之四妙散为主治疗，取得了较好的疗效。但在辨证治疗的同时，不能忽视辨病治疗，应在辨证的基础上，根据不同疾病的发生、发展规律，在主方的基础上给予加减运用，以使治疗更具有针对性，如治疗痛风加用渗湿泄浊之品；脉痹证加用通经活络之品；黄带加用补肾固冲之品等。崔老常教导我们说，临证治病，当详细辨证，对病机了然于心，然后据此开出主方主药，再根据疾病演变规律，具体临床表现，给予加减运用，切不可死守成方，胶柱鼓瑟，贻误病情。

阳和汤治验

阳和汤出自清朝乾隆年间外科学家王维德《外科证治全生集》卷四，此书创立了以阴阳为主辨治疮疡的法则，其中以阳和汤为治疗阴疽证的代表方。其认为阴疽多因人体正虚（阳虚、气虚、血虚）而邪侵寒化附于肌肉、筋骨、血脉之中，治疗上应考虑虚是"本"而寒是"标"，故方中重用熟地黄滋阴补血，填精益髓，鹿角胶补肾壮阳，强壮筋骨，两者养血助阳，共为君药；炮姜温中散寒，肉桂温通血脉，两药均入血分，引熟地黄、鹿角胶直入其地，二者共为臣药；麻黄引阳气，开寒结，辛温达卫为佐药，白芥子祛寒痰湿滞，可达皮里膜外，两味合用，既宣通气血，又使熟地黄、鹿角胶补而不滞；生甘草为使药，解毒而调诸药，赖其为九土之精英，百毒遇土则化。其方补血温阳并用，辛散与滋腻相伍，宣化寒凝而通经络，补精血而扶阳气，使筋骨、肌肉、血脉、皮里膜外凝聚之阴邪尽去，犹如日照当空，阴霾四散，化阴凝布阳和而阴疽诸症自除矣。崔老认为阳和汤临床应用不应局限于治疗外科病，临床曾用阳和汤治疗血虚寒盛、阳虚体弱之慢性支气管炎、慢性咳喘。只要辨证得当就能药至效显。

（一）慢性骨膜炎

案 武某，男，78 岁。

左肘关节屈曲不能伸展，漫肿如馒头 2 年余，局部皮肤颜色正常，流稀黄水，疼痛，活动受限 2 年，曾多次到当地医院住院治疗，先后用抗生素及其他方法治疗，一直未愈，且逐渐加重，体温正常，血常规正常，患者非常痛苦，遂求治于崔老。刻诊：症如上述，口中不渴，舌淡苔白，脉沉细。

［中医诊断］阴疽，病由正气虚弱，余毒未尽所致。

［方药］阳和汤加味。白芥子 9g，炙麻黄 6g，肉桂 6g，熟地黄 20g，鹿角胶 15g，炮姜 6g，白芷 12g，浙贝母 15g，没药 9g，赤芍 20g，忍冬藤 30g，生甘草 6g。

服药 6 剂，并用药渣外敷肘关节，疼痛大减，肿胀大消，左肘关节已能活动，仍时有流稀薄水，守上方加生黄芪 30g，当归 12g，穿山甲 6g，以补气托里透脓，继内服外敷 8 剂，诸症皆减，已能活动，未流黄稀水，守方加党参 15g，皂角刺 12g，以增加补气透邪之功，继服 8 剂，患者病症尽消。

（二）术后刀口愈合延迟

案 于某，男，62 岁。

左锁骨骨折术后 2 年，刀口不愈合，流稀水，有一创口约如花生米大小，经查排除结核病、艾滋病、肝病、糖尿病等疾病，经多方治疗无果，遂求治于崔老。患者体质较弱，刀口处疤痕肤色略暗，脉细弱，舌质淡苔薄白。

［中医诊断］阴疽。

［方药］方用阳和汤加味。白芥子 10g，炙麻黄 6g，鹿角胶 10g，肉桂 6g，熟地黄 15g，炮姜 6g，生黄芪 20g，生甘草 6g，浙贝母 15g，全当归 12g。

服药 12 剂，诸症大减，刀口疤痕处已有新肉芽生长，刀口缩小如绿豆大小，上方继服 8 剂，改为连服 2 天停 1 天，尽剂而愈。

（三）慢性支气管炎咳喘

案 王某，女 60 岁。

患者有慢性气管炎病史，平素形寒怯冷，体质较弱。今年冬季感寒后咳嗽痰稀、色白，时有胸闷气喘，夜间较重，已有月余。舌质淡，苔略白，脉沉细，查血常规正常。

[辨证] 咳喘，证属阳虚寒凝，肾亏肺虚证。

[方药] 方用阳和汤加味。炙麻黄6g，鹿角胶10g，肉桂6g，白芥子10g，熟地黄20g，干姜6g，浙贝母15g，川贝母9g，炙甘草6g，细辛6g，五味子10g，地龙12g。

药服6剂，诸症好转，守方继服6剂，咳嗽咯痰大减，自感倦怠乏力，遂上方加生黄芪20g，当归10g，以补气活血，服2天停1天，又服10剂，药尽而愈。

当归芍药散在妇科中的应用

当归芍药散出自《金匮要略》，原方由当归三两，芍药一斤，川芎半斤，茯苓四两，白术四两，泽泻半斤组成，在《金匮要略·妇人妊娠病脉证并治第二十》以及《金匮要略·妇人杂病脉证并治第二十二》中分别说道："妇人怀妊，腹中疠痛，当归芍药散主之"，"妇人腹中诸疾痛，当归芍药散主之"。论述了妊娠血虚夹湿、肝脾不和所致腹痛的治疗。症见腹中拘急，绵绵作痛。当归芍药散方中重用芍药，和当归相须配伍，具有补血敛阴，缓急止痛的作用；川芎调肝和血，使气血通而不滞；配以茯苓、泽泻渗湿，白术健脾，诸药共奏养血柔肝，健脾利湿止痛之功。陈修园按："妇人腹中诸疾痛者，不外气郁、血凝、带下等症。用当归芍药散者，以肝为血海，随其性而畅达也。"崔老在临床中以当归芍药散作为主方治疗多种妇科疾病，疗效显著。

一、妊娠腹痛腹泻

案 何某某，女，19岁，2014年4月3日初诊。

患者妊娠5个月余，胎儿发育正常。大便素则稀溏，近日加重，日3~4次，便时腹痛，便后痛解，食欲尚可，情绪急躁易怒，舌淡润，苔薄白。

[诊断] 妊娠腹泻属肝郁脾湿。

[治法] 健脾养肝，益气祛湿，止泄安胎。

[方药] 当归芍药散加减。炒白术 15g，炒白芍 12g，当归 9g，川芎 6g，茯苓 15g，泽泻 12g，砂仁（后下）8g，陈皮 12g，太子参 15g，炙甘草 6g，生姜 3 片，大枣 4 枚。4 剂，日 1 剂，水煎服。

二诊：2014 年 4 月 7 日。服药后腹泻、腹痛均消失，后以健脾益气安胎之剂以巩固疗效。

按：妊娠病的治疗原则为治病与安胎并举。妊娠腹泻腹痛，恐有堕胎之虞，故君以甘温之白术，燥湿止泻安胎，臣以炒白芍养肝敛阴，稍佐补血之当归，理气之川芎，养血疏肝。茯苓、泽泻健脾渗湿；生姜、陈皮，化湿行气，温中止泻安胎；太子参、炙甘草、大枣补气健脾。其中白芍与甘草相配，酸甘化阴，缓急止痛。诸药合用，共奏健脾养肝，益气安胎，止泻止痛之功。

二、闭经（2 例）

案 1 葛某某，女，34 岁，2013 年 12 月 7 日初诊。

患者月经 5 个月未至，少腹胀痛，口苦口干，恶心，泛酸胃中灼热，大便稀溏，日 3~4 次，神疲乏力，心悸气短，面部瘀斑。

[诊断] 闭经属肝郁脾虚，气虚血瘀兼有湿热。

[治法] 疏肝健脾，补气活血祛湿。

[方法] 当归芍药散合左金丸加味。当归 15g，川芎 12g，赤芍 20g，炒白术 12g，茯苓 15g，泽泻 12g，桃仁 12g，红花 9g，吴茱萸 6g，炒黄连 6g，肉桂 6g，怀牛膝 15g，木香（后下）9g，香附 15g，青皮 12g，三棱 12g，莪术 12g，丹参 20g，水蛭 6g，黄芪 12g，炙甘草 6g，生姜 3 片，8 剂，日 1 剂，水煎服。

随访：2014 年 2 月 20 日回访，患者月经已至，诸症均减，面部色斑亦减轻。

按：此女喜辛辣，性情急躁，常口苦、泛酸、便溏、腹胀、乏力，乃是肝郁脾虚湿盛之象，脾虚气血生化之源不足，冲任失养经水自然闭枯。故用当归芍药散健脾疏肝，祛湿养血。素喜食辛辣之品，脾气暴躁，木旺克土，肝火犯胃，口苦，泛酸，胃中灼热，合用左金丸以清泄肝火，降逆止呕。王好古在《汤液本草》吴茱萸条下说："冲任为病，逆气里急，宜此主之。"吴茱萸助黄连和胃降逆，因本案欲使经通，故用炒黄连，以减其寒凉之性且与吴茱萸等量以清肝热，肝气和降，胃气得充，冲任得到水谷精微的濡养，经水自通。又合桃红四物汤、三棱、莪术、水蛭破血活血通经，木香、香附、青皮疏肝理气；肉桂以温经通脉，稍佐黄芪以益气扶正，诸药共奏健脾疏肝，脾胃和畅，气顺瘀去，故经自通。

案2 郝某某，女，15岁，2013年12月5日初诊。

患者素则月经规律，后因饮食生冷辛辣刺激之物，月经逐渐后错，进入高三后因学习紧张，症状加剧，月经数月一行，彩超提示：多囊卵巢综合征。

[刻下] 月经又3个月未至，食欲可，偶有胃胀，手汗多，二便可，带下正常，脉沉滑有力，舌淡润，苔薄白。

[诊断] 闭经属肝郁脾虚，湿瘀互结。

[治法] 疏肝健脾，祛湿活血通经。

[方药] 当归芍药散合桃红四物汤加减。当归15g，川芎12g，赤芍20g，白术12g，泽泻15g，桃仁12g，红花9g，怀牛膝15g，车前子15g，肉桂6g，三棱20g，莪术20g，6剂，水煎服，日1剂。

二诊：12月12日。服药后胃胀减轻，脉沉滑有力，舌苔白腻较前好转，月经未至，守上方三棱、莪术各加10g，水蛭12g，6剂，隔日1剂。

三诊：12月26日。服上药后见有白带稍许，月经仍未至，守上方当归加5g，水蛭加3g，木香15g，陈皮12g，通利三焦，调达气机，8剂。

四诊：2014年1月9日。月经1月5日已至，量、色均可，刻下行经4日，以益气健脾除湿之剂以善后。

随访：月经规律正常。

按：本案少女素则月经规律，后因饮食不当伤及脾胃，再加之学习紧张，压力较大，使肝气瘀滞，克脾犯胃，出现胃胀、恶心，脉沉滑，苔厚腻。湿气日盛，下趋胞宫，寒湿阻滞气机，加之喜食冷物，寒伤胞宫，寒湿致瘀，湿瘀互结，肝失条达，脾虚生化之源不足，导致闭经。治用当归芍药散合桃红四物汤，柔肝健脾，祛湿活瘀并重，因方中仅有桃仁、红花、川芎活血化瘀药物，难以使百日之积速除，故加三棱、莪术破瘀之品，佐以肉桂温经散寒，木香、香附、陈皮疏肝理气，故使闭经一举治愈。

三、不孕

案 王某，女，28 岁，2012 年 10 月 15 日初诊。

素则月经错后，3~4 个月一至，婚后 3 年未孕，白带少，手足冷，便溏乏力，脉沉细力差，舌质淡、舌体胖大，苔薄白滑润。彩超提示：双侧卵巢多囊样改变。

[诊断] 不孕属气虚血瘀。

[治法] 益气活瘀，温经助孕。

[方药] 圣愈汤合桂枝茯苓丸加味。黄芪 20g，党参 15g，当归 15g，川芎 12g，桂枝 9g，丹皮 12g，丹参 12g，赤芍 20g，桃仁 12g，红花 9g，怀牛膝 15g，三棱 20g，莪术 20g，土茯苓 15g，泽泻 15g，水蛭 9g，炙甘草 6g，生姜 3 片，8 剂，日 1 剂，水煎服。

二诊：2012 年 11 月 18 日。服药后月经未至，手足温，乏力减，白带增多。

[方药] 当归芍药散合桂枝茯苓丸加味。当归 20g，川芎 12g，赤芍 20g，白术 12g，土茯苓 20g，泽泻 12g，桂枝 9g，桃仁 12g，红花 9g，丹皮 12g，三棱 20g，莪术 20g，土鳖虫 6g，水蛭 12g，益母草 15g，淫羊藿 15g，炙甘草 6g，8 剂，水煎服，服完后月经仍未至，守方加仙茅 6g，再服 6 剂。

随访：2013 年 1 月，服药后月经正常，已怀孕。

按：此例多囊卵巢患者，经常乏力，舌体胖大，为气虚湿瘀互结，先以圣愈汤加味益气养血，活瘀祛湿，月经虽未至，但正气充足，气行则血行。多囊卵巢患者多伴有排卵障碍、不孕等表现，崔老治疗多囊卵巢多以血瘀、湿阻、肾虚为主要矛盾，故二诊在正气充足的情况下用当归芍药散合桂枝茯苓丸疏肝活瘀祛湿，加重破血药物如水蛭、土鳖虫、三棱、莪术以通经，加淫羊藿以温肾，促使优势卵泡得生而孕自成。

肝为刚脏，性喜条达，主调畅情志，储藏和调节血量，亦主生育，肝气郁结可影响脾之运化。脾为湿土，喜燥而恶湿，无论外感湿邪还是内生湿邪均易困遏脾土，脾失健运，变生湿阻、水停、气滞诸证，影响肝气条达与疏泄，肝脾二脏相互影响，终至肝郁脾虚互见，《医门补要》曰："善怒多思之体，情志每不畅遂，怒则气结于肝，思则气并于脾，一染杂症，则气之升降失度，必加呕吐、胁胀。"《医宗金鉴·妇科心法要诀》："妇人从人不专主，病多忧郁怨伤情，血之行止于顺逆，皆由一气率而行。"当今社会妇女地位虽然提高，但除了工作还要打理家务，来自工作和家庭的压力增大，女性本身易多思善感，加上生活条件的提高，过食肥甘厚味辛辣之品，辛辣生冷多伤脾生湿，则肝郁脾虚、血虚夹湿成为妇科疾病的主要原因之一。当归芍药散虽旨在治疗妊娠妇女血虚有湿的腹痛症，但由于该方重在治疗脾虚湿停、肝气郁滞、血虚夹湿，切中妇科肝郁脾虚的病机，且该方药味平和，通而不滞，补中有疏，不温不燥，故在妇科疾病的治疗中有重要价值，除了闭经及妊娠腹痛、不孕外，对因血虚湿滞、肝郁脾虚所致的痛经、月经不调、闭经、恶露不净、先兆流产、围绝经期综合征及妇科炎症均有较好的疗效。当归芍药散不愧于妇科腹痛的祖方，在临床中有着广泛的应用，还有待我们进一步去体会和探究。

麻黄附子细辛汤治疗心动过缓经验

心率每分钟低于 60 次者，称为心动过缓，属心律失常的研究范畴。中医学对本病虽无记载，但从古代医籍的惊悸、怔忡、胸痹、心痛等证候门类中可以找到类似心动过缓的描述。崔老善用《伤寒论》麻黄附子细辛汤治疗本病，每获神奇疗效。

一、深谙经方内涵，师古不泥

《伤寒论》原文："少阴病，始得之，反发热，脉沉者，麻黄附子细辛汤主之。"一般来讲发热恶寒为太阳表证，有一分寒热便有一分表证；而脉沉为少阴阳虚的见证。太阳与少阴互为表里，其气相通，若平素心肾阳虚之人感受外邪，往往在出现太阳表证的同时兼见少阴里虚寒证，这就是《内经》所言的两感证。本证治疗方面既不同于太阳，也不同于少阴，但又不离乎太阳与少阴。仲景立麻黄附子细辛汤意在用麻黄发汗解表散外寒，使外邪从表以汗解之；取附子补火助阳散内寒，内阳既振，乃能外达；复佐以辛温香窜之细辛既能助附子以解内寒，更能助麻黄以散外寒，俾其自太阳透入的寒邪仍由太阳作汗而解，此乃本方之妙也。

崔老法宗仲景，善用经方，但师其意用其方决不泥其治，如用麻黄附子细辛汤治疗心动过缓，绝非取其温里解表之性，而是用其温补少阴心肾助阳复脉之功。崔老认为麻黄辛温微苦，质轻而疏，辛善行散，温能祛寒，故可温散阴寒，宣通经络，调畅血脉，如《外科全生集》治疗阴疽流注之阳和汤，用麻黄即取此意。附子为大辛大热之品，乃阳中之阳，火性迅发无所不到，善通行十二经，上能助心阳以通脉，下能温肾阳以益火，是回阳复脉之要药。张锡纯《医学衷中参西录》曰："附子论者谓善补命门相火，而服之能使心脉跳动加速，是于君相二火皆能大有补益也。"《济生方》参附汤用附子即取其回阳救逆，益气复脉之功。由此可见，阳气不仅是物质，而更多的是对脏腑功能的概括。细辛温热香窜之性最烈，既能发散在表之风寒，又能祛除入里之寒邪。据现代药理研究，麻黄碱有类肾上腺素作用，能兴奋心脏，收缩血管；附子能兴奋迷走神经中枢，有强心作用，通过兴奋神经中枢，使心脏收缩力加强，心排血量增加，那么心动过缓，就一定能从根本上得以改善。

二、谨守病机，笃定病位

崔老认为本病发生之病机关键在于阳气不足，鼓动无力，病变部位主要涉及心肺肾三脏。

肺主气，司呼吸，为一身气之根本，肺主气的功能正常，则气道通畅，呼吸均匀和调；如果肺气不足，不仅会引起肺呼吸功能的减弱，而且也会影响宗气的生成，因而会出现胸闷，气短，呼吸无力，或少气不足以息，语言低微，身倦乏力等症状。肺朝百脉，肺气虚无力帅血畅行则脉来迟涩结代。

心在五脏六腑中占首要地位，它的主要功能是主血脉藏神。心主血脉是指心脏有推动血液在脉管中运行的作用，心脏之所以能够推动血液的运行，全赖于心中阳气的作用。心气旺盛，血脉充盈，则脉搏和缓有力，面色红润，神志聪颖；如果心气不足，心血亏少，则心悸怔忡，失眠健忘，面色苍白，脉虚弱迟缓或结代。中医所说的心，不仅包括解剖学里所指的心脏，也包含大脑皮层的功能活动，因此说心是脏腑中最重要的器官，君主之官。

肾为先天之本，水火之脏，主纳气，内寓命门相火，总司人一身之阳气，为元气之根本。肾主纳气，对人体的呼吸有重要意义，只有命门之火生生不息，肾气充沛，摄纳有权，才能保证肺的气道通畅，呼吸均匀。同时心中阳气得肾中真火之助，才能更好地发挥其主血脉之功能。如命门火衰，肾气不足，根本不固，吸入之气不能归纳于肾就会出现四肢厥冷，动则气急，呼吸困难等病变；同时肾中真阳衰败，不能上济心阳，心阳不振，鼓动无力，则脉来迟涩无力。

三、治则明确，圆机法活

崔老认为本病之治疗应以温经散寒，振奋心阳为基本原则。力倡专病专方专药，但同时又非常重视辨证施治，既具原则性又有灵活性，审因施治，随症变法，圆机法活。临证时崔老治疗该病常以麻黄附子细辛汤为主，再根据患者的不同情况随症配伍，其具体分型及治法如下。

（一）胸阳不振型

［临床表现］心胸憋闷甚或作痛，活动后加重，畏寒肢冷，面色晦暗，舌质淡紫或暗，脉沉迟无力。

［方药］常给予宽胸散寒之剂，方选桂枝汤、枳实薤白桂枝汤加减，方药如：桂枝、赤白芍、全瓜蒌、薤白、炙甘草、生姜、大枣等。

（二）阴血不足型

［临床表现］心悸怔忡，失眠健忘，面色萎黄，口干咽燥，舌质淡红苔少缺津，脉迟细弱。

［方药］常配以滋阴养血安神之剂，方选炙甘草汤或归脾汤加减，方药如：生地黄、玄参、麦冬、酸枣仁、柏子仁、龙眼肉、当归、阿胶、五味子、合欢、旱莲草、紫河车、炙甘草、大枣等。

（三）气虚型

［临床表现］心慌，胸闷，气短，神疲懒言，动则自汗，面色苍白，舌质淡，苔白润，脉迟力差。

［方药］常配以益气固本之剂。方选生脉散合四君子汤加减：西洋参、党参、太子参、黄芪、白术、茯苓、麦冬、五味子、炙甘草等。

（四）心神不宁型

[临床表现] 心虚胆怯，善惊易恐，坐卧不宁，舌质淡苔薄，脉迟或结代。

[方药] 常配以镇惊定志之剂，方选朱砂安神丸加龙齿、珍珠母、琥珀等重镇安神之品。方药如：朱砂、琥珀、龙骨、牡蛎、龙齿、磁石、珍珠母、石菖蒲、远志、茯神、神曲等。

（五）饮邪上犯型

[临床表现] 心悸眩晕，胸闷脘痞，恶心吐涎，渴不欲饮，舌淡体胖，苔白滑，脉迟滑。

[方药] 常配以化气行水之剂，方选苓桂术甘汤、真武汤加减。方药如：陈皮、半夏、茯苓、白术、猪苓、泽泻、桂枝、枳实、厚朴、生姜等。

（六）瘀血内阻型

[临床表现] 心悸不安，胸闷不舒，心前区刺痛，唇甲青紫，舌质暗有瘀斑，脉迟涩。

[方药] 常配以行气活瘀之剂，方选丹参饮合桃红四物汤加减。方药如：丹参、赤芍、桃仁、红花、当归、川芎、檀香、香附、鸡血藤、砂仁、甘草等。若寒热虚实错杂难以分别者，崔老常用自拟衡心丹加减治疗。方药组成：丹参、苦参、玄参、党参、太子参、甘松、桑寄生、鸡血藤、茯苓、炙甘草等，寒热并用攻补兼施。

四、验案举例

案 马某某，男，82岁。2001年11月27日初诊。

患者近月余自感心慌，胸闷气短，神疲乏力，劳累后加剧，伴畏寒，四肢发凉，肘膝关节以下尤甚，纳差，食少，精神差，睡眠可，大小便正常，舌质红绛，少苔，脉沉迟结代。心率52次/分，律不齐，血压240/120mmHg。

[辨证] 真阳虚衰，心阳不振，心血瘀阻。

[治法] 温阳散寒，益气活瘀。

[方药] 麻黄附子细辛汤合桂枝汤加减。炙麻黄6g，制附子6g，细辛4g，桂枝9g，赤芍15g，党参15g，丹参20g，川芎13g，鸡血藤30g，炙甘草10g，

生姜 3 片，大枣 4 枚。每日 1 剂，水煎服。

二诊：11 月 30 日。服药 3 剂畏寒及四肢逆冷明显改善，胸闷气短较前好转，活动后稍感心慌，心率 54 次 / 分，律不齐，血压 220/110mmHg，舌质由红绛转暗红，苔薄黄而干，脉仍结代但较前有力。

［方药］上方去党参、川芎、鸡血藤，加桑寄生 15g，生杜仲 15g，怀牛膝 20g，玄参 15g，生地黄 15g，生龙牡各 20g，甘松 13g，苦参 12g，竹茹 12g，水煎服，2 剂停 1 日，间断用药。

三诊：12 月 11 日。服药 6 剂心慌胸闷大减，四肢温暖如常，纳食增多，夜间有时咳嗽，心率 64 次 / 分，律齐，血压 190/100mmHg，舌质红润苔根部略腻，脉弦细。

［方药］上方加杏仁 13g，旋覆花（布包）15g，6 剂水煎服，隔日 1 剂，嘱患者药服完后若无明显不适可停药善后调理。

按：本案患者年已八旬有余，肾气必然亏虚，真阳衰败，不得温养四肢百骸，则畏寒肢冷，神疲乏力。肾气乃人一身阳气之根本，肾气不足，不能上助心阳，心阳不振鼓动无力，气血运行不畅，心失所养故心慌胸闷气短，脉沉迟结代。患者舌质红绛少苔虽属阴虚内热之象，但崔老认为年老体衰应以振阳为先，故舍舌从脉，治当温通心阳，益气化瘀，方中麻黄附子细辛汤温阳散寒通脉，桂枝汤和营卫调阴阳，党参、丹参、川芎、鸡血藤益气活血通络，待阳气来复血脉畅通后加入生地黄、玄参、寄生、杜仲、牛膝、生龙牡等滋养肝肾、育阴潜阳之品，使阴阳相济，升降相宜，故诸症皆消，身健如常。患者初诊时血压偏高，此时一般多用平肝降压之剂，而崔老依据脉证大胆使用温阳活瘀之剂取效，若无丰富的临床经验和辨证思路，实不敢采用上方。

黄芪赤风汤之尊生三则——预防老年病诊疗思想

黄芪赤风汤出自清代医学家王清任《医林改错》。本方原用治于癫痫、下肢痿而不用之瘫腿等。药少力专，正如王清任所云："治瘫腿，多用一分，服后以腿动为准……无病服之，不生疾病。总出数篇，不能言尽其妙。此方治诸病，皆效者，能使周身之气通而不滞，血活而不瘀，气通血活，何患疾病不除。"老年人脏腑完实，形气渐虚。脏腑萎弱，气血亏少，发病容易，衰老亦快，虐邪贼风，避之甚难。在黄芪赤风汤的方药组成特点上，结合老年人体质虚和瘀的特点。崔老在防治老年人疾病中提出养生三大原则：益气、活血、固表。

一、"黄芪"——老年益气，防治之本

《素问·上古天真论》记载"五八肾气衰，发堕齿槁。六八阳气衰竭于上，面焦，发鬓斑白。七八肝气衰，筋不能动，天癸竭，精少，肾脏衰，形体皆极。八八则齿发去……"很明确的指出：随着年龄的增加，脏腑机能衰退，衰老的生理现象表现出来，从而抗病能力下降，卫气不足，肌表不固，多汗易感；外邪内侵，肌无所濡，倦怠乏困，精神失养，头昏耳鸣；气不液化，水液失布，凝痰成饮，水犯周身；血行无力，脉络失畅，脏失濡养，脏器渐衰。这一衰老过程恶性循环，越来越重，极大影响到老年人的身体健康。故老年人防病治病在于"益气"。老年人肺气充足则腠理密闭，贼风难入，宣肃协调，吐故纳新，津液布散，脏腑濡养，气机通畅，宗气内存，邪不内犯。在治疗肺气不足中，崔老惯用玉屏风散、补中益气汤、保元汤等方剂加减。老年人脾气充足则脾气健运，水谷转化，以灌四傍，化生精血，后天健固。在治疗脾气虚弱时，崔老善用四君子汤、参苓白术散等方剂加减。心气充足则脉道通利，血液通常，化血养神，神明内安。心气不足时崔老主以养心汤、天王补心丹、柏子养心丸等加减。老年人肾气充足则精气内守，齿固发密，耳聪目明，健步如飞，四肢温煦，阴阳和济。在治疗肾气虚弱时，崔老常用六味地黄丸加减。老年益气是老年人养生、防病治病的根本所在。故《黄帝内经》高度概括其真理："正气内存，邪不可干。"

二、"赤芍"——老年活血，防治之法

《难经·二十二难》曰"血主濡之"，机体依靠血的濡养而生长。血的充盈则面色红润，肌肉壮实，毛发润泽，感觉灵敏，运动自如。而随着年龄的增长，五脏渐衰。肝失疏泄，气机不利，则血行瘀滞；心气不足，推动无力，则血脉涩痹；脾失健运，痰湿内扰，则痰凝血瘀；肺失宣降，病及于血则血滞为瘀；肾气不足，精血不充，稽留致瘀。瘀血不去，新血不生，脏器不荣。

这个血瘀致衰的恶性循环，也严重影响到老年人的身体健康。如果这一病理产物瘀阻脉络，可使四肢不用发而痿，崔老借助血瘀致痿的理论用补阳还五汤治疗中风后遗症、腿瘫等；瘀血阻碍清阳升达，崔老创用"崔氏颈椎活血汤"治疗项痹、眩晕等；瘀血入脑，与精髓交错，清窍受蒙，灵机呆顿，目花耳鸣，崔老运用加味益气聪明汤或通窍活血汤治疗老年痴呆、眼花失明、耳鸣耳聋等疾病。同时崔老运用活瘀通络法治疗老年人痛风性关节炎、糖尿病周围性病变、冠脉介入术后狭窄、高脂血症等慢性病均有较好的疗效。"流水不腐，户枢不蠹"，老年活血是老年人养生，防病治病的遵生大法，故《灵枢·平人绝谷》高度总结为"血脉和利，精神乃居"。

三、"防风"——老年固表，防治之常

《素问·四气调神大论》示："冬三月，早卧晚起，必待日光。"冬日寒气凛冽，如果冬日早起就会扰动阳气，卫阳之气无法抵御寒邪，故容易生病。这就是一个老年人简单的避护固表道理。其实古代医家最重视避邪固表护体。《黄帝内经》谓"正邪者，不从虚之乡来也，以中人微，故莫知其情意，莫见其形状"。各种邪气不知不觉地侵扰我们的机体。而老年人体虚无法抵御外邪，身体就会出问题。医圣张仲景在《金匮要略》中提到的"夫风之为病，当半身不遂，或但臂不遂者，此为痹。脉微而数，中风使然"这就是气血不足，外邪诱发为中风病的病例。"少阴脉浮而弱，弱则血不足，浮则为风，风血相搏，即疼痛如掣。盛人脉涩小，短气自汗出，历节疼，不可屈伸，此皆饮酒汗出当风所致"这是气虚湿盛，腠理开泄，汗出当风，内湿外风，搏与筋骨，流注关节发为历节病。"阳微阴弦，即胸痹而痛"，外邪往往是老年人脑中风、冠心病、类风湿性关节炎等常见病的发病因素。崔老常用黄芪赤风汤、玉屏风散等药物治疗，同时告诫老年人起居有常来防治疾病。增强体质，固表避邪是老年人养生，防病治病的常理。故《素问·上古天真论》高度概括"虚邪贼风，避之有时"。

通过黄芪赤风汤简单三味药，崔老高度概括出预防老年病诊疗思想："益气，活血，固表"三种原则三位一体，不可分割。再结合老年人具体的体质、地域及生活习惯等多种因素，在三原则的基础上辨证防护与诊疗。这样才能养生防病，颐养天年。

医 理 研 究

慢性气管炎与肾虚的关系

慢性气管炎是指气管、支气管黏膜及其周围组织的非特异性慢性炎症，起病隐匿，病程过程缓慢，病因较为复杂，以理化、感染、致敏、气候等为主要因素。临床上以咳嗽、咯痰或伴有喘息为特征，其复发和加重与感冒、寒冷有密切关系。

一、中医学对慢性支气管炎的认识

慢性支气管炎根据其咳、痰、喘的临床三大症状，在中医学中属于"咳嗽""痰饮""咳嗽气急""肺胀""喘证""气短"等范畴，是内伤、久咳、本虚的病。它的发生、发展，与肺、脾、肾三脏功能失调，偏于虚衰有密切关系，老年人更为明显。

肺主气，司呼吸，肺失宣通则咳，脾失健运则生痰，肾气虚则喘而气短。由是观之，咳、痰、喘三症的出现和病情轻重，与肺、脾、肾三脏损伤程度有着密切的内在联系，故有"肺不伤咳，脾不伤不久咳，肾不伤咳而不喘，以及脾无留湿不生痰"之说。总之，外邪犯肺，引起的咳、痰、喘和急性炎症属标，内伤正气，引起的肺、脾、肾气虚为本。本病之标在肺，本中之本在肾，在阴阳亏虚。但是机体的任何一方虚损到一定程度，常可导致对方的不足。慢性气管炎，肾阴虚到一定程度可累及肾阳，肾阳虚到一定程度也可伤及肾阴，即所谓："阳损及阴"和"阴损及阳"，以致最后出现阴阳俱虚的症状，凌心冲肺，损伤营血而形成代偿或失代偿性肺源性心脏病。

二、肾的生理及慢性气管炎与肾虚的关系

中医学认为："肾是先天之本，元气之根，五脏六腑之阴气，非此不能滋，五脏六腑之阳气，非此不能发。"肾是各脏器的调节中心，是根本。慢性

气管炎的发生、发展、转归亦是与肾气盛衰有重要关系。肾分为肾阴和肾阳两部分，它的主要生理功能为"主藏精""固摄""纳气""主水""主骨""生髓""通于脑""出技巧""藏志""开窍于耳及二阴""其府在腰""其华在发""与膀胱相表里"。所以人体的发育、生死、衰老与肾气的盛衰有直接的关系。水液代谢、呼吸功能、精神思维等都与肾有一定的联系。疾病的发生、发展、康复都受其很大的影响（有时起决定性作用），所以判定身体的健康状况、抗病能力都要和肾气的盛衰密切结合起来，才能认识到疾病的本质。

慢性气管炎的咳、痰、喘、炎等证与肾的关系，一般认为："肾不伤，火不炽，则咳不甚""肾不伤咳而不喘"。痰之本水也，源于肾，动于脾，而发于肺""久咳伤肾""肾为气之根""肾虚不能纳气则喘"。呼吸虽是肺所主，但吸入之气，必须下及于肾，由肾气为之摄纳，所谓"根结丹田，内主呼吸"，即指肾主纳气的功能而言。只有肾气充沛，摄纳正常，才能使肺的气道通畅，呼吸均匀。若肾虚根本不固，吸入之气不能归纳于肾，就会出现呼吸困难，动则气急、气短的喘证。

总之，外邪犯肺，气不肃降而咳，属标；内伤肾虚，气失摄纳而咳，属本，脾湿可以生痰，但与肾中命门火衰不能生土，致脾虚不能健运化湿有关，所以对慢性气管炎的咳、痰、喘，则认为"其标在肺，其制在脾，其本在肾。"肾虚、阳虚使机体生理活动，防御功能降低（首先是呼吸道），是形成慢性气管炎的主要因素，它的演变过程都与肾气盛衰有密切的关系。

治胃不成反伐肝

一、学术思想

治胃不成反伐肝。其中"胃"是指中医五脏之一的脾和六腑中的胃，也包括大肠、小肠。《灵枢·本输》中提出："大肠、小肠皆属于胃。"亦可指现代医学中的消化系统，包括消化道（口腔、咽、食管、胃、小肠、大肠）和消化腺（唾液腺、肝、胰腺和其他在消化道中的腺体）。其主要的生理功能是对食物进行消化吸收为机体的新陈代谢提供必不可少的营养物质和能量以及水和电解质。机体生命活动持续和气血津液的生成都依赖于"胃",故中医学称其为"后天之本"。"肝"指中医五脏之一,其主要功能是疏泄,是调节全身气机与推动气血津液的重要环节。因此本思想可以解读为某些顽固性消化系统疾病用常规方法治疗效果不显,可探求其本因,判断病因是否与肝的疏泄功能有关系。若病位在肝则可采用泻肝、疏肝、柔肝等法进行治疗,从而治愈消化系统疾病。

二、临证运用

(一)加味温胆汤治疗顽固性呕吐

呕吐是胃失和降,气逆于上所致胃中内容物逆行通过口窍排出的一种病症。《素问·脉解》:"所谓食之呕者,物盛满而上逆,故呕也。"历代医家纷纷循因立论。崔老根据家传经验和自身丰富的临床体会自拟加味温胆汤治疗顽固性呕吐病案。典型病案介绍如下。

案1 薛某,女,35岁,1992年10月23日初诊。

患者自觉中满,恶心,食入即吐,有时饮水时亦吐。经查HCV阳性。给予"反吐灵"等药物治疗1周后仍呕吐不止。刻下呕吐甚,腹胀,纳呆,烦躁,小便黄有灼热感,大便干,3日一行。脉象沉弦,舌质薄白。

[辨证]肝气犯胃,胃失和降。

[治法]平肝降逆,通腑泻热。

[方药]方用加味温胆汤。生白芍30g,薄荷6g,清半夏12g,陈皮12g,茯苓15g,枳实12g,竹茹9g,厚朴12g,大黄(后下)6g,甘草6g,生姜3片。3剂,水煎服,日1剂。

二诊:1992年10月26日。患者服上药1剂后呕吐止,2剂则腑气通,服药3剂曾大便2次,中满已减,已能进食,但自觉酸困乏力,右肋下有隐胀感,脉细力差,舌质红润。此肝肾之病已显露,但胃气仍不调和,按兼则并行治法以调脾胃,兼治肝肾。后续治疗共服药30余剂,后随访患者诸症悉除。

案2 王某,女,62岁,1997年7月25日初诊。

患者2日前下午突然出现两胁肋疼痛,呈持续性胀痛,向后放射至背,伴有呕吐频频，初为食物残渣，继则呕吐黄绿苦水，食物及水食入即吐，已两天未进食。伴有头晕心悸。自发病来大便未行。经查 B 超提示胆囊急性扩张、狭窄性胆总管炎。曾静滴 2000ml 液体及氨苄西林、维生素 B_6、维生素 C 及阿托品等药物，但仍呕吐腹痛不止。

[查体]腹软，胆囊处压痛明显，表情痛苦，面色萎黄，舌质红苔黄腻。脉象弦细。

[辨证]肝气犯胃，胃失和降，腑气不通。

[治法]疏肝和胃，降逆通腑。

[方药]生白芍 30g，薄荷 6g，清半夏 12g，橘红 12g，茯苓 15g，枳实 15g，竹茹 9g，厚朴 12g，大黄（后下）10g，甘草 6g，生姜 3 片。3 剂水煎服，日 1 剂。

复诊：7 月 29 日，上方服完第 1 剂，呕吐次数减少。并能进少量流质饮食。3 剂服完，大便 2 次，肋痛减轻。又自取 2 剂。服后呕吐停止，腹痛明显减轻。现以中满，纳差为主。脉象沉细，舌淡暗苔厚腻。腑气已通，浊气未化。上方加佛手 12g，白豆蔻 6g，藿香 10g，再服 3 剂以巩固疗效。

按：病案 1 是由丙型病毒性肝炎引发呕吐。此为肝经湿热毒邪壅盛而致胃失和降证。病案 2 由于胆囊急性扩张形成的急腹症。《灵枢·四时气》指出"邪在胆，逆在胃，胆液泄，则口苦，胃气逆，则呕苦。"因此本病为肝胆湿热，平冲犯胃而致胃失和降证。两方药均以温胆汤为主方。方中半夏降逆和胃，燥痰化湿；竹茹清热化痰，止呕除烦；枳实行气祛痰，引气下行；佐以陈皮理气燥湿；茯苓健脾渗湿；姜、草、枣益脾和胃，调和诸药。诸药共达清热祛湿，和胃止呕之功。崔老在本方基础上重用白芍缓急止痛，抑肝扶土，伍薄荷由阳引阴，疏肝理气，和胃伐肝，又合小承气汤，引气下行。故治疗顽固性呕吐效如桴鼓。

（二）自拟溃疡合剂治疗消化性溃疡

消化性溃疡主要是指发生在胃和十二指肠的慢性溃疡。现代医学研究表明幽门螺杆菌（Hp）感染、非甾体抗炎药是其最主要的病因。其临床表现中上腹呈持续性疼痛伴有节律性的特点，有时出现反酸，嗳气，上腹胀等症状。中医学认为，消化性溃疡病属"胃脘痛""嘈杂"等病。目前临床采用抑制胃酸分泌、保护胃黏膜，抗生素等药物根除 Hp 等方法；中医用健脾和胃，制酸止痛法治疗本病。但效果都不明显，复发率高。崔老根据多年临床与总结，明确指出顽固性的消化性溃疡病不仅要治胃，而且要治肝。"治胃不成反伐肝"自拟溃疡合剂治疗本病。典型病案介绍如下。

案 刘某，男，56 岁，农民。2012 年 7 月 12 日初诊。

患者原有胃溃疡病史，经常上腹部胀痛，胃中灼热，泛酸，纳差，大便 2 天 1 次。口服胃舒平有所缓解，但易复发。1 周前疼痛加剧，服用奥美拉唑和克拉霉素胶囊效果不佳。胃镜检查：胃角见 3 个不规则溃疡面，最大的约 0.2cm×0.4cm，底凹，上覆白苔。Hp（＋）。舌质淡，苔白厚腻，脉弦细力差。

［辨证］肝气犯胃，脾胃失和。

［治法］柔肝和胃，制酸止痛。

［方药］方用溃疡合剂。白芍 30g，海螵蛸 15g，浙贝母 15g，甘草 12g，南沙参 15g。6 剂，水煎服，每日 1 剂，早晚饭前服。

二诊：2012 年 7 月 19 日。服药后胀痛大减，反酸已止，但上腹部偶有痛感，脉弦细，舌淡苔白。效不更方，继服 6 剂。

三诊：2012 年 7 月 26 日。各症已无。食欲增，二便正常。此时，崔老叮嘱服丸剂调养。白芍 200g，海螵蛸 120g，大贝母 120g，甘草 90g，南沙参 150g，做水丸 1 料，一日 3 次，每次 9g。3 个月后寻访，诸症悉除，病无反复。

按：本案为典型胃溃疡病，崔老以缓急止痛，制酸生肌，收敛保护溃疡面为主而立方。白芍为君，味酸入肝，可敛肝以除生酸之源，并养血柔肝，缓急止痛。从根本上治疗该病。臣药海螵蛸、浙贝母。海螵蛸制酸除湿，活血通脉，其中含有 80% 的硫酸钙，中和胃酸，减少胃酸效果明显。浙贝母清热化痰，消肿散结，软坚活瘀。君臣相配干湿互用，互制弊端，又可促进局部血液循环，维持血液供给，加快溃疡的愈合。佐以南沙参、甘草，南沙参滋阴清热，补肺胃之气，养五脏之阴，配以甘草，酸甘化阴，解痉止痛。纵观全方配伍巧妙，临床运用时根据病证加减化裁，以及改变剂型。这样治疗溃疡病疗效满意。

治疗消化系统疾病关键在于求本。在治疗该疾病不仅只注重脾胃而且要重视其他脏腑对脾胃的影响，特别注意肝胆。肝胆与脾胃关系密切。肝木疏土，助其运化。脾土营木，利其疏泄。《素问·生气通天论》"味过于酸，肝气以津，脾气乃绝"，肝性主散，肝气偏亢，横逆侮脾，脾受肝乘，精气受损，脾气衰竭。酸入肝主敛，以敛肝气而恢复脾胃功能。医圣张仲景在《金匮要略》首篇首段提出"见肝之病，知肝传脾，当先实脾"我们逆向推理就可得出：见脾之病，知脾传肝，当先伐肝。后世脾胃学派大家王好古论述："有缓中一词，何为缓中？损其肝者，缓其中。何药治之？用四物汤，以其内有芍药故也。白者，入太阴脾也。"更加明确提出伐肝益脾的思想，而且指出芍药之功。由此可知崔老运用加味温胆汤与溃疡合剂大量使用白芍药之故。"治胃不成反伐肝"思想在临床中屡屡得到验证。顽固性口腔溃疡养阴生肌解毒法皆不效，龙胆泻肝汤药到病除。肠鸣腹痛，大便泄泻之痛泻，痛泻要方柔肝补土，效果称奇。加味温胆汤化裁治疗反流性食管炎、胃炎效果显著。"治胃不成反伐肝"思想为治疗消化系统疾病提供了又一思路。

对《内经》《金匮》两条闭经经文的认识与体会

一、对《内经》"二阳之病发心脾"一节的体会与治疗

《内经·阴阳别论》曰："二阳之病发心脾，有不得隐曲，女子不月，其传为风消，其传为息贲，死不治。"此一节对经闭不行引起的原因及病情的转变和预后都做了较为详细的论述。首先指出了因精神因素，如情志不遂，忧愁思虑，心情抑郁，对隐曲难言之事郁之于心，致心不能生血主血，血不能养脾，形成过思伤脾之病，脾病则不能助胃消化食物以化生精血，精血虚衰则经闭不行。此时治疗应以益气健脾、补血养心佐以疏肝，以归脾汤为基础方加减化裁，重用黄芪、人参以益气补血，根据病情或加砂仁、鸡内金以调和胃气，或加丹参、赤芍以活血调经，或加柴胡、香附以疏肝行气，或加合欢皮、萱草以解忿忘忧，或加石菖蒲、朱砂以益智宁心，此时不可妄用苦寒逐下之品，损心伤脾使血凝而不通。若病久不愈，精血日亏，病情进一步发展为风消，发热，肌肉瘦削，此乃阴虚内热，耗伤精血。阳明主肌肉，胃热耗血致精血不能充养，故发热消瘦，治疗用归脾汤加丹皮、栀子、地骨皮、

芍药、青蒿等，既可健脾益胃而生血，又可滋阴除蒸以清热。如经闭发热，汗出食少者可用龙荟丸，日进2次，取极苦之药以敛其血入内而下通瘀经脉，则热退经行，而汗自止。概汗亦血也，为心之液，经血内闭只有从皮毛间透出一路，设无汗血不流则皮毛干槁而难医，陈修园称赞龙荟丸之妙。喻嘉言曾有治验，崔老师其意曾用玉烛散加当归、龙荟丸治一胃热灼血，中消燥血的经闭患者，治疗1个月后经行，但经来以后仍须培健中州，补益坎水，月经自调。

若传为息贲者乃是火乘肺金，胃气上逆而喘息，迫气上奔也，宜用麦门冬汤重加鹿茸，入冲任督三脉以补血，亦可取效。本方功能生津益胃、降逆下气，对肺胃阴伤，气火上炎，咳吐涎沫，舌尖红，脉虚数者用之。病虽在肺，其源在胃，其本在心脾二经，服本方滋润清养，胃得其润，肺得以滋，虚火降，咽喉利，咳嗽气逆亦能随之而愈，用时崔老常去粳米加山药、芍药、丹皮、北沙参、炒杏仁、百部、桑白皮等药物以助其滋阴养胃，清热润肺之力，曾治愈数人。若系阴虚生内热的干血痨病（包括肺结核、输卵管结核）后期，就比较难治，亦可用李杲之劫痨散加百部、冬虫夏草、蛤蚧以治之。《金匮》獭肝散亦可，此病要强调：加强营养，精神乐观，扶正固本、培补脾肾，否则实难治愈。"死不治"为若不及时治疗多可引起死亡。

二、对《金匮》"因虚积冷结气，为诸经水断绝"的浅析

《金匮要略·妇人杂病脉证并治篇》曰："妇人之病，因虚积冷结气，为诸经水断绝……"后世医家多数注释认为是妇人杂病之总纲，而将其列于杂病篇之首，崔老认为本段主要是对经水不行的闭经而言，上述原因虽然能引起妇科其他杂病，但不能囊括妇人杂病篇所载的如热入血室、脏燥、转胞、阴疮、阴吹、带下等病的致病原因。其次多数注释家均将该段经文断注为"因虚、积冷、结气"成为三条，诸经水断的病因皆包括在这三种病因之中。崔老认为这样断注，不能完全符合该条文之原意，亦不能概括"诸经水断绝之病因"，应将其断注为"因虚、积、冷、结、气"五个方面来分析，方能作为诸经水断绝之总纲。试浅析之，"虚"为人体正气不足，精气夺损，营血亏虚，肝肾衰弱，气血不足，心脾气虚，生化乏源，则胞宫无血可下，或未至七七之数，已任脉虚，太冲脉衰少等皆可引起经水断绝，此皆因虚而致的

闭经症。"积"血液积聚也，经脉之血因瘀积内阻，致经水不得下行而闭经。"积"又是病名，有形固定不移，病有定处，积在少腹多因血瘀积聚而成，因积的病因《内经》即有"石瘕生于胞中……月事不以时下"的论述。关于"冷"，《说文》释为寒也，外受寒邪侵袭或饮冷食凉，寒则血凝，滞而不通、胞脉闭阻而无月经。《诸病源候论》曰："风冷伤其经血，血性得温则宣流，得寒则涩闭，即为冷所结搏，血结在内，故令月水不通。"此即因冷而致闭经。"结"《说文》"缔也"，结缔凝而不解或物体凝结而成，杂病篇内即有"水与血俱结在血室"之证，此处之"结"应是痰湿瘀结，因痰为湿邪，性黏滞易于凝结不化，痰结下流于胞门闭塞不流，可导致经闭不通。李东垣即有痰湿积结胞门，经闭不通之说。"气"此处主要是指气机郁滞而言，气机失于调达，可影响任冲的通盛，气行则血行，气滞则血瘀，瘀则阻塞而不得下行，故月经闭止。

依据以上分析，可以认为：因虚、因积、因冷、因结、因气，此五者，都可以导致闭经，且诸因素所产生的症候，或单病或兼病或互病，它们是有联系的，可以互相影响，相因而病，互为因果。偏盛而病，病则皆可引起诸经水断绝，但都与虚、积、冷、结、气有着不可分割的关系。本段经文概括全面，是引起闭经证的主要因素，是闭经症的总纲，全面理解这段经文，对认识闭经和治疗闭经都具有纲领性的指导意义。

对"有故无殒，亦无殒也"的认识

妊娠期间，外感邪气或素有脏腑气血偏盛偏衰，或受体质因素影响，伤及脏腑、气血或冲任从而发生妊娠病。崔老根据多年临床经验，认为妊娠病的发生，主要由于受孕后阴血聚于冲任以养胎，使阴血偏虚，且胞脉系于肾，若先天肾气不足，或房劳所伤致胎元不固，从而发生漏胎、胎动不安、滑胎等疾病，也有因脾胃虚弱，生化之源不足而影响胚胎者，出现流产、早产或胎萎不长等疾患。其次是胎儿的逐渐长大，影响气机升降形成气滞、气逆、痰瘀等病理改变，从而使原有痼疾加重或诱发新的疾病，例如妊娠肿胀、妊娠咳嗽、妊娠期小便不通、妊娠腹痛等疾病。

对于妊娠病的治疗，临床医生用药大多较为小心，对活血药、淡渗利湿药及苦寒清热降下类药物均有忌讳，恐伤及母体危及胎儿。崔老根据《内经》"有故无殒，亦无殒也"之旨，认为妊娠病的治疗应详细辨证，做到用药有的放矢、中病即止，以达到邪祛胎安的目的。根据胎前多实多热的病理特点，治疗每以清热养血为主，佐以健脾理气安胎。常用白术、黄芩为主药进行治疗。若邪实过盛或发病急骤，治宜祛邪安胎，曾用清肠饮、大黄牡丹汤加减治愈妊娠期急性和慢性阑尾炎；用行血调气的加味导气汤治愈妊娠期赤白痢；对于妊娠剧吐者，崔老则常用白术、茯苓、藿香、清半夏、黄芩、陈皮、砂仁、竹茹、甘草、生姜为基础方加减治疗，凡呕吐偏热，口苦，舌质红者，加黄连清其热邪；呕吐较重者，减白术量增半夏量，以助降逆之力；呕吐偏寒者，常用吴茱萸汤加砂仁，温胃止呕安胎。

案 刘某某，女，25岁。

患者停经70天，呕吐3周。于停经50天开始恶心呕吐，初期尚能进食，近1周呕吐加重，食入即吐，曾晕倒3次。经输液及西医治疗，恶心呕吐仍不止，该患者在医院急诊科工作，因身体虚弱，不能上班病休在家。检查尿酮体阳性。脉细弱，舌质淡红，苔白。

[方药] 黄芩12g，白术12g，当归10g，茯苓12g，桑寄生12g，砂仁6g，半夏10g，陈皮10g，白芍12g，薄荷6g，竹茹10g。

二诊：服药1剂，即能进食，呕吐次数减半。服完2剂，仅恶心干呕。上方加党参13g，继服2剂，恶心干呕基本消失，进食量增加，并恢复工作，至足月生产身体状况一直较好。

按：白术、黄芩为安胎圣药，合二陈汤降逆止呕，治疗妊娠合并各种疾病时崔老必用。古有妊娠忌半夏，但崔老经验：短时间应用半夏对胎儿并无影响。对于呕吐较甚，食入即吐者，崔老则用生姜汁令患者呷服，或生姜、半夏二味煎汁频服。因孕妇剧吐，用大量汤剂口服，势必饮入即吐，若用汁状、糊状呷服，继之少量汤药频服，就避免了药入即吐的现象。临床验证效果较好，实为治疗妊娠恶阻的一种绝招。

崔老治疗妊娠肿胀辨证分为两类：一是四肢甚至腹部或全身出现皮薄色白而光亮，按之凹陷即时难起的水肿现象，或水停于胞中表现为腹大异常，胸中满闷，喘逆不安，下肢及阴户部肿胀按之如泥的胎水肿满之证，多属脾虚或肾气不足；二是肝失条达，气机不畅，升降之机悖逆，而致津液不布出现双足渐及脚部肿胀，局部皮色不变随按随起。此外，尚有患者无明显肿胀而每周体重增加超过 0.5 公斤，或每月体重增加超过 2.3 公斤者，称"隐性水肿"。治宜健脾渗湿，利水消肿。肾虚者，兼见面色晦暗，头晕耳鸣，腰酸乏力，亦属妊娠肿胀范围。

案1 汤某某，女，34 岁，教师，1980 年 5 月 10 日初诊。

妊娠 6 个月余，遍身浮肿，腹胀而喘，胸闷气促，小便不利。脉沉细，舌质淡，苔薄白。

[方药] 茯苓 30g，生白术 9g，党参 9g，升麻 6g，桑白皮 15g，陈皮 9g，炒枣仁 9g，生姜皮 9g，大腹皮 9g，杜仲 10g，砂仁 6g。

另活鲤鱼一尾清蒸，汤鱼和药同服。服药 2 剂，小便利，连服 5 剂肿消喘满诸症均愈。

按：本案为妊娠肿胀，又称子肿、子满，其病因由素体虚弱，妊娠后阴血聚于下以养胎，脾失健运，水湿停聚，浸渍于四肢肌肤，出现遍身浮肿。如薛立斋曰："胎前作肿，纵生水湿均属脾虚。"故用健脾渗湿，佐以行气安胎为其正治。方中重用茯苓、白术健脾益气；配大腹皮、陈皮、生姜行气利水；佐党参、升麻益气升阳，可消阴霾之气，以助运脾行水；伍砂仁、杜仲理气安胎固肾。诸药配伍，共奏健脾益气，渗湿行水，理气安胎之效。另配用鲤鱼，有滋养健脾作用，药食并用，水肿消除而不伤胎。

案2 卞某某，女，31 岁，工人，1979 年 4 月 2 日初诊。

妊娠 7 个月，近 1 个月来突然周身浮肿，腹部胀满逐渐加重，刻下腹胀大，下肢浮肿，压之有凹陷（++），腰酸沉重，中满纳差，有时咳嗽气喘，吐痰不多，小便涩少，大便稀溏。舌质胖嫩，苔白而润，脉浮滑而数。

[治法] 宣肺健脾，导滞行水。

[方药] 茯苓 20g，白术 10g，泽泻 15g，猪苓 15g，桑白皮 20g，大腹皮 15g，紫苏 10g，木瓜 12g，陈皮 12g，木香（后下）6g，砂仁皮 6g，生姜 6g。

服药 3 剂，中满已减，尿量较前已增，水肿见消。效不更方，继服 3 剂，肿胀大减，仍时有口干心烦，上方去木瓜，加麦冬 10g，4 剂，间日 1 剂以巩固疗效，后肿胀全消而愈。

按：本案是以茯苓导水汤加减运用而获痊愈。《医宗金鉴·妇科心法要诀》曰："妊娠水肿胀满……皆有水气湿郁，伤于脾肺为病也。若水气盛而浸胎，则必喘而难卧。若湿气重而伤胎，则胀满难堪。"崔老每遇妊娠肿胀病多用此方，结合临床见症，略有加减，每获良效。方中诸药，具有宣肺以通调水气，健脾以运化水湿，化浊降逆理滞行水、利水之功，故肿胀皆消矣。

案 3 王某某，女，25 岁，营业员，1979 年 8 月 21 日初诊。

妊娠 7 个月余，近月来周身肿胀，晨起眼睑浮肿，每日傍晚双下肢浮肿较甚，压之凹陷，肤色透明，两足肿胀如靴，不能纳履，尿少微黄，伴有头痛，全身乏力，中满纳差，脉沉弦有力而滑，舌质淡润苔薄。查 BP：190/110mmHg。尿常规：蛋白（+++），管型（+）。

[治法] 健脾利湿，清上平肝。

[方药] 浮萍草 15g，桑白皮 20g，白术 13g，茯苓 20g，杜仲 15g，泽泻 15g，猪苓 13g，知母 13g，白茅根 30g，夏枯草 20g，竹茹 6g，黄芩 10g，钩藤 15g。3 剂。

服药后头痛减轻，尿量增多。守上方加桑寄生 15g，大腹皮 15g。

连服 5 剂，肢肿减轻，血压基本正常。改用滋肾养阴固胎之剂：熟地 15g，怀山药 15g，泽泻 13g，茯苓 15g，白术 10g，黄芩 10g，知母 12g，桑白皮 15g，砂仁皮 5g。间断服药 2 周，诸症悉除。

随访：未再复发，后顺产一男婴。

按：根据现代医学理论，结合检查，妊娠后期有水肿、高血压、蛋白尿，即可诊断为妊娠高血压综合征。其有轻度、中度、重度之分，重者即可发生抽搐或昏迷，中医学称为子痫。《医宗金鉴》云："暴仆抽搐不识人，须臾间醒，子痫名。"现代医学中之先兆子痫又很似祖医学中的子冒、子烦、子肿，本例患者三症俱全，西医诊为先兆子痫。以其主症分析，水湿之邪因肺脾肾之功能失调，气机失畅而流溢周身；孕后血养胎儿，肾阴不足，肝阳上亢而头痛；肝气横逆犯胃，则胸满纳差，甚则恶心呕吐，昏迷而发生子痫。《医宗金鉴》认为子痫是"肝心二经同热所致，因心之脏属火，肝主筋而生风"。所以在治疗时用健脾利湿，清上平肝为主。以逐水湿之邪，培中州固胎气，又重用清上焦风水之热，平肝气上犯之邪的药品，易使湿热之邪从小便排出，秽浊逆气下降而平，使子痫不能产生，水肿渐消退。继用滋肾阴之品以补肾阴之不足，使木有所涵，阳不上亢，脾健湿祛，肿胀消除，母子俱安。

　　崔老认为：妊娠肿胀，其本多为脾、肾阳虚。脾虚者兼见精神疲倦，气短懒言，食少便溏，舌质淡，苔白腻，脉缓滑无力，肾虚者兼见肢冷畏寒，舌质淡，苔白润，脉沉细无力，治宜温肾助阳，化气行水，济生肾气丸主之。气肿者，多由于平素性情忧郁，妊娠数月后，气郁尤甚，加之胎体渐大有碍于气机升降，而致体内气机郁阻，清阳不升，浊阴滞下，常先由足肿，渐及于下肢，甚者周身肿胀，治宜理气行滞，佐以健脾利湿，必要时结合现代医学检查，以防病情加重，出现危候。因恐发生意外危及母子，目前中医很少介入治疗，但通过以上医案发现经中医治疗后症状缓解，均能继续妊娠。

方剂篇

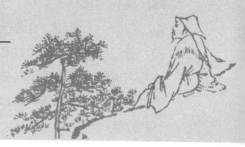

养阴止咳糖浆

【药物组成】黄精 15g，北沙参 15g，五味子 10g，杏仁 12g，枇杷叶 20g，糖浆适量。

【功能主治】滋阴润肺，生津止咳。主治阴虚型咳嗽，症见干咳，痰少而黏，不易咳出，舌红少苔，或光剥无津，脉弦细数。

【加减运用】共制成 45ml，一次 15ml，一日 3 次口服。

【方解】咳嗽日久不愈，耗伤津液，可出现阴虚证候。据崔老观察，慢性支气管炎阴虚型约占 10%。治疗宜滋润肺肾，生津止渴。方中黄精甘、平，入肺、肾、脾经，有养阴润肺补脾之功；北沙参甘而微寒，归肺、胃经，有较好的养阴润肺作用；五味子酸、甘、温，归肺、心、肾经，具有益气生津、补肾养心、收敛固涩的作用，用之既能补益肺肾，又能敛肺气而止喘咳。现代药理研究表明，五味子确有较好的止咳祛痰的作用。杏仁苦而微温，归肺、大肠经，有苦泄降气，止咳平喘的作用；枇杷叶苦、辛、平，归肺、肾经，化痰止咳，且和胃降逆，《新修本草》谓其"主咳逆不食"。以上诸药制成糖浆，增强了润肺止咳的功效，且便于服用，对于阴虚型慢性支气管炎干咳少痰具有标本兼治的作用，对于阴虚肺燥之干咳少痰症状，亦有很好的疗效。

平 哮 汤

【药物组成】炙麻黄 6~9g，炒杏仁 12g，桑白皮 20g，地龙 15g，蝉蜕 6g，蜈蚣 2~3 条，当归 12g，石韦 20g，细辛 5g，徐长卿 20g，甘草 6g。

【功能主治】祛风脱敏，化痰平喘。用于哮喘发作期，症见喘息，气急，胸闷，可伴有咳嗽吐痰，咽喉不利等症。

【加减运用】偏热者加僵蚕、生石膏、鱼腥草；偏寒者加干姜、桂枝，重用细辛；痰盛气逆者加葶苈子、半夏、茯苓；气虚者加黄芪、太子参、白果；

咳嗽较剧者加款冬花、白前、枇杷叶。每日1剂，水煎频服。

【方解】哮证首辨寒热，典型的寒哮、热哮按前医论篇所论方药治疗即可，然有时哮证猝然发作，并无明显寒热可辨，或经治疗寒热症状已缓解者，用此方最妙。方中麻黄解表宣肺，通调水道，其性属阳；地龙凉血、平喘、息风通络，其性属阴，二药一阴一阳，一理气，一活瘀，地龙去麻黄之辛燥，麻黄减地龙之咸寒，二药均俱解痉脱敏作用；徐长卿祛风解痉，活血解毒；蝉蜕散风热，宣肺定痉，现代药理研究二药具有显著的抗炎、抗变态反应的功效；桑白皮清泄肺气之逆，细辛温开气道之闭，二药寒热并用，去副留正相得益彰；石韦镇咳祛痰，平喘利水，对哮喘大量或单味应用均有效。哮喘反复发作，造成肺气宣降失常，必然导致肺络瘀阻，当归活血能达血运而助气行，《本草经》载其治"咳逆上气"，现代药理研究表明当归有活血脱敏作用；蜈蚣咸温、有毒，具有息风解痉，解毒散结，通络止痛之效，故用其义，以缓解支气管平滑肌痉挛，使哮喘缓解，因其能搜剔经络"凡气血凝聚之处，皆能开之"，协助当归活血通络，改善肺及气管血液循环，改善气管通气量，从而增加肺组织对炎症的吸收，减少痰液分泌而达到治喘平哮的目的。全方寒热并用，相互牵制，不温不燥，符合李中梓哮喘用药"不可过于寒凉……亦不可过热……"之意，具有良好的解除支气管痉挛，消除局部炎症，缓解呼吸困难的作用。其他如僵蚕、全蝎、土鳖虫、穿山甲等虫类药物，亦均有解痉通气行瘀开闭之效，临症时可酌情选用。

【典型医案】

例1 刘某某，男，34岁，工人，1985年10月5日初诊。

[主诉] 胸闷气喘反复发作10余年，加重3天。

[现病史] 患者素有哮喘症已有10余年，冬夏皆犯病，日夜无定时，原因不明，似与风寒有关，大发作时须注射氨茶碱、地塞米松等药方能缓解。近1个月来，常服异丙肾上腺素来维持，3天前又喘息发作，来诊时症见闷喘甚剧，喉中如水鸡声，喘甚不能工作，伴有咳嗽，吐白痰。

[听诊] 哮鸣音（+++）。脉浮略滑数，舌淡润。

[诊断] 哮证属正虚邪实，此为发病日久，正气亏虚，兼有邪气壅肺所

致，因其邪气盛，急则治其标，暂给予理肺平喘之剂。

[治法] 平哮汤加减。

[方药] 炙麻黄 6g，炒杏仁 12g，桑白皮 20g，地龙 12g，蝉蜕 6g，蜈蚣 2条，当归 12g，细辛 5g，徐长卿 20g，熟地 20g，太子参 15g，白僵蚕 10g。

二诊：服药 3 剂，哮喘、咳嗽均减轻，又连服 6 剂，哮喘基本停止，听诊仍有散在性哮鸣音，此时邪气已退，发病日久，正气亏损，遂改用温肾理肺之剂以扶正祛邪兼顾。

[方药] 熟地 20g，五味子 10g，淫羊藿 15g，白果 15g，茯苓 15g，太子参 13g，当归 12g，干姜 5g，细辛 4g，地龙 15g，蜈蚣 2 条，炒杏仁 13g，炙甘草 6g，本方共服 15 剂，症状完全消失。

例2　于某，男，8 岁，学生，1987 年 1 月 27 日初诊。

[主诉] 哮喘间断发作 8 年，加重 2 天。

[现病史] 患者自幼患哮喘症，经常发作，有时 1 个月发作 2~3 次，曾多次住院治疗，仅能暂缓解。2 天前因外感风寒引起哮喘发作，症见呼吸困难，咳嗽闷气发喘，脉细略数，舌淡苔白薄。

[听诊] 两肺哮鸣音（+++）。

[诊断] 哮喘属风寒束肺。此为风寒之邪壅塞肺气所致。

[治法] 理肺散寒平喘，解痉脱敏之剂，方药平哮汤加减。

[方药] 炙麻黄 6g，杏仁 10g，当归 6g，白果 10g，炙桑白皮 6g，地龙 6g，茯苓 6g，徐长卿 10g，北沙参 10g，太子参 10g，细辛 3g，蜈蚣 1 条，蝉蜕 5g，甘草 3g。

二诊：服药 2 剂，哮喘已减，继服 12 剂，哮喘已平，哮鸣音消失。改用温肾益气固本之剂。隔日 1 剂，调理治之，共服 15 剂停药。

例3　王某，女，10 岁，学生，1986 年 7 月 12 日初诊。

[主诉] 胸闷气喘 6 年，加重 1 周。

[现病史] 患者患支气管哮喘已有 6 年，经常闷气喘息，时轻时重，曾服西药治疗，效果不明显。近 1 周来发作频繁，症见胸闷气粗，喉中痰鸣，口干喜饮，小便色黄，脉滑数，舌质润，苔燥微黄。

[听诊] 两肺哮鸣音满布。

[诊断] 哮喘属肺热壅盛。

［治法］清热祛痰，理气泻肺。用平哮汤去当归、蜈蚣、细辛之辛温，加化痰清热泄肺之药。

［方药］炙麻黄 6g，杏仁 9g，桑白皮 15g，地龙 10g，蝉蜕 6g，石韦 15g，徐长卿 20g，太子参 10g，生石膏（先煎）30g，鱼腥草 30g，葶苈子 12g，生甘草 6g。

二诊：服药 6 剂，哮喘大减，口干渴已止，唯其发病日久，正气亏虚，改用补肾平喘扶正之剂调养，以减少复发。

［方药］熟地 12g，山萸肉 6g，菟丝子 10g，白果 13g，炒杏仁 10g，茯苓 10g，太子参 12g，地龙 10g，徐长卿 15g，川贝母（冲服）3g，当归 6g，石韦 6g，甘草 3g。2~3 日内服 1 剂，共服 20 剂，哮喘基本停止。

例 4　陈某某，女，64 岁，退休干部，1994 年 6 月 25 日初诊。

［主诉］哮喘反复发作 4 年余，加重 3 天。

［现病史］患者经常犯哮喘已 4 年，每年夏、秋季发作较频，需住院治疗方可缓解。平素常口服氨茶碱、沙丁胺醇等药物治疗，病情时轻时重。3 日前因外感风寒哮喘发作，症见气喘声粗，喉中痰鸣，夜间不易平卧，吐白黏痰。脉弦滑而数，舌质淡润，舌苔白腻。

［听诊］两肺哮鸣音满布（+++），心率 108 次 / 分，节律齐。肺功能检查为中度混合型通气功能障碍。

［中医诊断］哮证属寒热夹杂型。

［西医诊断］哮喘急性发作期。

［治法］宣肺清热，平喘脱敏，方用平哮汤加减。

［方药］炙麻黄 6g，射干 12g，炒杏仁 12g，徐长卿 15g，地龙 12g，当归 12g，白僵蚕 10g，蜈蚣 2 条，炙桑白皮 20g，石韦 20g，蝉蜕 9g，生甘草 6g。3 剂，水煎服，日 1 剂。

二诊：服药 4 剂后，哮喘大减，其他症状也减轻，脉弦滑，舌质淡润，舌苔薄白。查双肺呼吸音粗糙，哮鸣音（+），守上方去蝉蜕，加熟地 15g，五味子 6g，3 剂水煎服。

三诊：咳嗽闷气发喘均有好转，夜间未再发作，听诊两肺呼吸音粗糙，哮鸣音消失，活动后有时气短，其他无异常感觉。脉略弦滑，舌质淡薄黄苔。此外邪已去，缓则治其本，改用理肺固肾之剂，以扶正固本，巩固疗效。

［方药］炒杏仁 12g，白果 12g，地龙 12g，太子参 10g，白前 10g，徐长卿 15g，僵蚕 10g，蜈蚣 1 条，熟地 20g，桑白皮 15g，射干 12g，茯苓 15g，五味子 9g，甘草 6g。

新拟定喘汤

【药物组成】麻黄 9g，炒杏仁 12g，桑白皮 15g，黄芩 15g，白果 15g，紫苏子 12g，天竺黄 12g，款冬花 15g，鱼腥草 30g，金荞麦 15g，地龙 12g，百部 12g，甘草 6g。

【功能主治】清热化痰，止咳平喘。主治咳嗽、气喘属痰热型。症见咳嗽，闷喘，咳吐黄痰或黏稠痰，可伴有胸闷气短，发热等证，脉滑数，舌红苔黄腻。

【加减运用】有外感发热者加生石膏 20~30g。每日 1 剂，分 2 次温服。

【方解】本方是在定喘汤的基础上减半夏之辛燥，加天竺黄、百部、地龙、鱼腥草、金荞麦等药物，增强清热化痰消炎之功，对于各种急性气管炎、喘息性支气管炎急性发作、感冒见上述症状者具有良好的清热化痰消炎之功。

气管炎防治丸

【药物组成】生黄芪 30g，党参 20g，防风 10g，生白术 10g，黄精 20g，丹参 30g，当归 12g，淫羊藿 15g，猪苓 15g，五味子 10g。

【功能主治】补气养血，扶正固本。主治慢性气管炎缓解期属于肺脾肾气虚型，常有疲乏无力，腰膝酸软，自汗畏风，容易感冒等气虚症状，舌质淡胖，苔白或水滑，脉细弱。

【加减运用】上药共为细末，水泛为丸，如梧桐子大，每次服 10g，每日 2~3 次，1 个月为 1 疗程。

【方解】方中生黄芪、党参为补益正气的要药，大补人体脾肺之气，伍防风、生白术，是为玉屏风散，具有益气健脾，御风固表之力，配黄精补脾润肺，益其阴阳不足，脏腑虚损，佐猪苓健脾去痰湿，猪苓中含有猪苓多糖的成分，可提高人体免疫功能；淫羊藿补肾壮阳；丹参、当归二药以活血化瘀通络为用，能改善肺及气管的血液循环，提高气道通气量，有助于肺功能的改善，且丹参味苦性微寒，在本方中与诸温补药互佐，寒温并用，相得益彰；五味子滋肾补肺，酸温收敛，善治劳嗽。纵观全方具有补益肺肾，益气健脾，扶正固本之效，可增强人体免疫力，减少外感的发作，有预防支气管炎发作及急性加重的功效。

虚性哮喘丸

【药物组成】西洋参 30g，蛤蚧（去头足）2 对，麻黄 45g，川贝母 30g，杏仁 60g，丹参 60g，五味子 30g，徐长卿 50g，地龙 45g，甘草 30g。

【功能主治】补益肺肾，解痉平喘。主治喘证日久不愈，脾肾阳虚，症见喘息气促，动则喘甚，喉间痰鸣，形瘦神疲，面青唇紫，舌质淡黯，脉沉涩或滑数。

【加减运用】上药共研细末，炼蜜为丸，每丸重 9g，每服 1~2 丸，每日 1~2 次。

【方解】喘证与哮证与肺、脾、肾三脏关系密切，大凡初病在肺，久则及肾。故对于久病患者，应从固肾益气着眼。本方中西洋参味苦微甘性寒，入肺、肾经，有益气养阴生津之功，张锡纯认为西洋参性凉而补，凡欲用人参而不受人参之温者，皆可以此代之；蛤蚧咸平性温，亦归肺、肾经，长于补肺益肾，摄纳肾气以定喘，为治肺肾虚喘之要药，其雄者为蛤，雌者为蚧，其力在尾，其毒在睛，故用时去头足；麻黄性温，乃肺经专药，善开宣肺气，利水平喘，所含麻黄碱有显著松弛支气管平滑肌的作用，能解除因支气管平滑肌痉挛而引起的呼吸困难；杏仁苦泄降气，止咳平喘；甘草润肺止咳，补脾益气可增强麻黄的平喘作用；川贝母性凉而甘能清肺化痰止咳，兼有润肺之功，用于肺虚久咳，所含生物碱亦能扩张支气管平滑肌，减少痰液分泌；五味子酸温，入肺、肾经，长于收敛肺气而滋肾水，虽五味俱备，但以酸、咸为主，其性虽温，但非温燥，多用于久咳虚喘，体虚多汗，全身衰弱，与麻黄相合，一宣一敛，相反相成，既防麻黄过度辛散，又不致使五味子酸敛留邪；哮喘日久不愈，多有微循环障碍存在，这与传统的久病入络、久病多瘀理论相符，故又加丹参活血化瘀，提高疗效；地龙咸寒入肺、肾，能入络搜剔病邪，又能清肺平喘，与麻黄相配，一走气，一行血，解痉平喘，相得益彰；徐长卿辛温，具有较强的抗过敏，解痉通气之功。诸药寒热并用，辛酸相伍，性归平和，长期服用，能较好地扶正固本，可使喘哮症状逐渐减轻，甚至痊愈。

肺气肿丸

【药物组成】丹参 20g，淫羊藿 20g，五味子 9g，白果 15g，附子 6g，杏仁 12g，川贝母 6g，橘红 12g，葶苈子 15g，甘草 6g。

【功能主治】温肾纳气，活瘀平喘。主治中度以上肺气肿稳定期，症见闷气发喘，动则喘甚，气短不继，日轻夜重，咯白色黏液痰，咳声低沉无力，舌质紫暗，苔水滑，脉沉弱。

【加减运用】先水煎口服数剂，待闷喘缓解后，用 3~4 倍药量，共为细末，炼蜜为丸，每丸重 9g，每日 1~2 次，每次 1~2 丸。

【方解】肺气肿多见于 40 岁以上的老年人，属于中医"肺胀"的范畴。《灵枢》曰："肺胀者，虚满而喘咳"；《金匮要略》中言："咳而上气，此为肺胀，其人喘，目如脱状。"其病机为初期在肺，久病及肾，肾气亏损，不能纳气，可致气喘日益加重，呼吸短促难续，动则加重。肺主治节，助心行血，肺气不利，久则及心，使心气不畅，心脉瘀滞，所以肺气肿中后期的治疗除了降气化痰平喘外，更应补肾纳气，养心活瘀以达标本兼治之效。本方中丹参入心经、肝经、活血祛瘀，养心安神；附子辛温性热，其性善走，通行十二经脉，据现代医学研究，附子有强心、镇痛、抗炎、利尿的作用，通过其强心作用，可改善全身循环功能；淫羊藿补肾壮阳，止咳平喘，可增强肾纳气之功，使肺活量明显增加，且有镇咳祛痰的功效；五味子味酸性温，归肺、心、肾经，上能敛肺气而止咳，下能滋肾水而强阴，现代医学认为五味子具有调节血液循环，兴奋呼吸中枢，并有明显的止咳祛痰作用；白果味甘苦涩性平，归肺经，涩敛苦降，敛肺气，平痰喘，适用于咳嗽痰多之症；杏仁宣肺止咳平喘，仲圣治咳而喘者，必用杏仁；川贝母润肺消痰，止咳平喘；橘红燥湿化痰力强，对于痰白量多黏稠者甚宜；葶苈子味苦辛性寒，疗肺壅上气咳嗽，定喘促，除胸中痰饮，所含成分具有强心利尿的作用；甘草润肺祛痰，调和诸药。制成丸剂常服，对肺气肿可收到缓解症状、阻遏病势发展的效果，持续服用，可使病情逐渐减轻。有外感症状者，当先祛其邪气，外感解除后，再服此药。

平喘抗纤汤

【药物组成】党参 15g，黄芪 20g，丹参 20g，南沙参 15g，北沙参 15g，当归 12g，川芎 12g，紫苏子 12g，葶苈子 30g，地龙 15g，桃仁 12g，杏仁 12g，浙贝母 15g，细辛 6g，五味子 10g，陈皮 9g，甘草 6g，生姜 3 片。

【功能主治】补肺纳肾，化痰活血，理肺平喘。主治肺纤维化，胸闷气喘，动则加重，有时咳嗽。

【加减运用】若咳喘较甚者可加麻黄以增强平喘之功。水煎服，日 1 剂，分 2 次温服。

【方解】肺纤维化主要是肺部组织成纤维化、瘢痕化改变，从而导致肺结构破坏和功能丧失，其人往往闷气发喘，有时咳嗽、少痰，晚期多累及循环系统，出现口唇紫绀，肺动脉高压和心功能不全的征象。肺纤维化属于中医肺痹的范畴，痹者，痹阻不通也，多由于外邪侵袭，肺脏受损，肺气亏虚，气虚不能推动血行，致血瘀脏腑经络。肺主气，司呼吸，肺中气血痹阻，失其治节，从而出现闷气发喘、咳嗽等症状，日久可累及脾肾，导致肾不纳气，闷喘症状逐渐加重。故而崔老治疗肺纤维化时常采用益气、理肺、健脾、补肾、活血化瘀的治疗原则。本方为崔老治疗肺纤维化的常用方，临床治疗数十例，皆能收到良好疗效。方中用党参、黄芪健脾益气，补脾胃之土以生肺气；沙参补肺气而不燥，又能润肺生津，肺津充足则利于开合，且能制约党参、黄芪热燥之性；当归、川芎、丹参、桃仁活血化瘀，与党参、黄芪合用，补气血而使之流通，乃是治疗痹证之要法；紫苏子、葶苈子、地龙、杏仁四药，理肺气之郁，细辛辛散之力甚强，能祛肺中邪气外出，且能"发动肺叶辟阖之机使灵活也"，与前述四味合用，则理肺之功甚强；用陈皮者，与党参、黄芪配伍，不但补脾且能理脾，使脾胃升降有序，则气血自调；五味子收敛肾气，能使肺气下归于肾，从而维持一定的呼吸深度，与细辛同用，一散一收，具有敛正气而不留邪之功。诸药合用，肺脾肾三脏同治，既补气养血，又能流通经络，故而痹证可除。

【典型医案】

案 王某，男，60 岁，2006 年 4 月初诊。

[主诉] 咳嗽痰多 10 年，加重伴胸闷气喘 3 个月。

[现病史] 患者原在某化工厂任仓库保管员，有抽烟史，因咳嗽气喘进行性加重在某胸科医院做肺 CT，诊断为间质纤维化肺泡炎。口服泼尼松治疗 3 个月，胸闷未缓解，要求服中药治疗。刻下：患者呼吸短促，声音低怯，动则闷喘加重，下肢浮肿，夜间不能平卧。易感冒，全身乏力，纳差便溏，舌质淡胖，苔白水滑，脉沉涩。

[诊断] 咳嗽、喘证，证属肺气亏虚，肾阳不足，痰饮内停。

[治法] 补益肺肾，温阳化饮，佐以活血化瘀。

[方药] 生晒参 15g，黄芪 15g，白术 15g，沙参 15g，山萸肉 15g，枸杞 15g，淫羊藿 15g，当归 12g，丹参 15g，益母草 30g，车前子 15g，茯苓 15g，桂枝 8g，甘草 6g，生姜 3 片，大枣 3 枚。水煎服，日 1 剂。

二诊：服药 6 剂，腿肿渐消，精神好，咳喘轻，纳食略增，上方去益母草，加焦三仙各 12g，继服。

三诊：上方加减调理 7 个月。患者呼吸顺畅，诸症消失，复查 CT：纤维化病变明显好转。上方加蛤蚧、冬虫夏草打粉，水泛为丸，每次 10g，每日 2 次，巩固疗效。

随访：至今病情稳定。

肺纤化宁汤

【**药物组成**】炙麻黄 7g，杏仁 12g，细辛 6g，地龙 15g，桃仁 12g，当归 15g，三七 6g，丹参 20g，西洋参 6~9g，南沙参 15g，北沙参 15g，天冬 15g，麦冬 15g，五味子 10g，甘草 6g。

【**功能主治**】同平喘抗纤汤方。

【**加减运用**】若疾病处于发作期，症见咳嗽较重者加桑白皮、川贝、百部化痰止咳；咳吐黄痰者去西洋参、细辛加黄芩、海浮石、天竺黄清热化痰；咳吐稀白痰者加陈皮、半夏燥湿化痰；咳嗽带血者加仙鹤草、白茅根止血；闷喘较重者加白果平喘；咳嗽面赤，口干口苦者加柴胡、薄荷清肝胆之热。发作期诸症有所缓解，出现气短乏力，动则闷喘、咳嗽加重者，加党参、山萸肉补气养阴。诸症明显缓解或基本消失，肺纤化宁汤加蛤蚧、红参、冬虫夏草，制成水丸，每次服 6g，每天 2 次，长期服用。

【**方解**】肺纤维化患者肺肾之气不足，肺中津液亏虚，痰涎、瘀血阻滞，肺脏宣降失常，开合不利。方中之意，以南北沙参、天冬、麦冬以滋肺肾之阴；蛤蚧助肾之阳；西洋参、红参、虫草补肺肾之气，合用可使肺肾气阴充足，阴阳调和，再辅以桃仁、三七、丹参、当归活血养血以消肺络中瘀滞；麻黄、杏仁、地龙、细辛寒热并用，理肺中壅塞之气以止咳平喘，如此标本兼治，寒热并用，补通相兼，切合病机，且配伍得当，可久服常服而无偏颇之弊。

【**典型医案**】

案 郭某，女，59 岁，小学教师，2005 年 3 月 7 日初诊。

[**主诉**]呼吸困难进行性加重 5 个月余。

[**现病史**]患者近 5 个月来胸闷气短呈进行性加重，伴有手指皮肤粗糙角化，在北京某医院确诊为特发性肺间质纤维化，经住院治疗并出院后口服泼尼松，每次 6 片，每日 2 次，病情未见好转，闷喘逐渐加重，以致卧床不起，每日靠吸氧维持。

　　[刻下] 胸闷气短，动则加重，咳嗽呈阵发性，痰少而黏，面色暗红，口唇发绀，舌质暗少苔，脉弦细而数。

　　[诊断] 喘证属肺肾阴虚，痰瘀阻肺。

　　[治法] 滋养肺肾，佐以活血化瘀。方用肺纤化宁汤。

　　[方药] 南北沙参各 15g，天麦冬各 15g，五味子 10g，丹参 20g，当归 15g，桃杏仁各 12g，橘红 15g，清半夏 12g，川浙贝各 10g，地龙 12g，蒸百部 10g，甘草 6g。水煎服，日 1 剂分 2 次温服，泼尼松用量逐渐递减。

　　二诊：服上方 6 剂闷喘减轻，仍感乏力，用上方加西洋参 10g，百合 15g，水煎服，日 1 剂，10 剂。

　　三诊：服药咳嗽已轻，闷喘缓解，已能下地行走，腰膝酸困，上方加山萸肉 20g，枸杞 20g，如无不适，可长期服用。间断服用此方 3 年，现精神好，面色红润，呼吸顺畅，生活自理，能从事一般劳动。曾去北京复查，病变未发展。

清 渊 饮

　　【药物组成】荆芥 12g，防风 12g，白芷 12g，菊花 15g，辛夷 6g，山奈 6g，薄荷 6g，玄参 30g，细辛 4g，甘草 6g。

　　【功能主治】滋阴清上，祛风通窍。主治鼻渊反复发作，日久不愈，症见鼻塞流浊涕，不闻香臭，头昏胀痛，记忆力减退，舌质红，苔薄白或黄，脉滑数。

　　【加减运用】鼻流黄涕较重者加鱼腥草、黄芩、知母、龙胆草；发热者加生石膏、柴胡、金银花、连翘；头痛甚者加川芎、藁本；鼻塞较重者加苍耳子、石菖蒲；大便干者加大黄；咽喉肿痛者加牛蒡子、僵蚕、桔梗。另外加蝉蜕、徐长卿治疗过敏性鼻炎，症见鼻塞、流清涕等症状效果较好。水煎服，每日 1 剂，分 2 次温服。

　　【方解】鼻渊，相当于现代医学的急慢性鼻窦炎。中医认为肺开窍于鼻，足阳明胃经挟鼻上行，故而鼻渊与肺胃二经关系密切。鼻渊初起，多因风寒之邪，侵袭肺卫，肺系不利，则鼻塞流涕。日久化热，内传阳明，循经上攻，则头晕头胀，鼻流浊涕。其治法，外感者宜辛散，内热者宜清解，日久化热伤阴，当用咸寒以滋阴。

方中玄参味苦咸性寒，入肺胃经，善清上焦浮游之火，除上焦烦热，故以之为君。辅以菊花、薄荷，疏散风热，清上解毒；辛夷、白芷、山柰入肺胃经，上行头面而善通鼻窍；荆芥、防风疏风散邪，清利头目，佐以细辛，既能通窍止痛，又可使玄参寒而不滞；甘草清热解毒，调和诸药。全方清火而不凝滞，辛散而不伤阴，故对急、慢性鼻窦炎，加减运用，取效甚捷。

加味五参饮

【药物组成】党参 15~60g，丹参 20~30g，苦参 9~15g，玄参 10~20g，太子参 15g，甘草 6~12g。

【功能主治】益气活血，清热宁心。主治心慌、心悸，心电图检查有心律不齐者。

【加减运用】心阳不振，脉缓涩、迟而结者加麻黄、附子、桂枝、细辛，以温通心阳、助阳扶正，苦参、玄参用量宜减其半。心阴不足，脉数，疾而促者加麦冬、五味子、酸枣仁、柏子仁以滋阴养血、宁心安神；脉数促而汗出者加龙骨、牡蛎，玄参，苦参重用，以清心敛汗；心气不足加黄芪、五味子以补益心气，固卫生津；心脾两虚者加当归、茯苓、黄芪补养心血，益气健脾；胸痹痰阻，加瓜蒌、薤白、半夏通阳散结，行气祛痰；气虚血瘀（心肌缺血）加当归、黄芪、鸡血藤以补气生血，活血化瘀；气滞血瘀加鸡血藤、降香、五灵脂、赤芍以活血祛瘀，行气止痛。心胃痛（心律不齐兼胃神经痛）加砂仁、檀香、香附以调中行气止痛；气不化水（心性水肿）加葶苈子、车前子、防己以泻肺行水；兼不寐加酸枣仁、夜交藤、合欢皮以养血宁心安神。每日 1 剂，分 2 次温服。

【方解】崔老认为：心藏神，主血脉，心慌、心悸的发生，乃是神不守舍，心神不安的表现，其原因有气虚、阴虚及心脏本身血脉不通等原因，《千金翼方》中有五参丸，主治"心虚热不能饮食，食即呕逆，不欲闻人语"。崔老经过临床实践，将其中的沙参改为太子参，并加甘草一味，使其对于心慌、心悸等证具有更好的疗效。本方中党参性味甘平，入手、足太阴经气分，补中益气，生津健脾，主治脾胃虚弱，气血两亏，是临床治疗心衰、休克等危重患者之首选药物，对治疗心房纤颤和房、室性早搏具有较好疗效。

苦参性味苦寒，入心、肺、肾、大肠、小肠经，实验证明有降低心肌收缩力，减慢心搏，延缓房性传导以及降低自律性等作用，临床单独使用苦参治疗频发性室性早搏有效率高达90%；玄参性苦、咸，微寒，有滋阴、降火、生津、解毒的功能，据药理研究，玄参有强心的作用，对心率快的患者，用玄参以滋心阴，可减慢心率；丹参味苦微寒，具有祛瘀生新，活血化瘀的作用，据药理研究，丹参有扩张冠状动脉、增加血流量的作用；太子参味甘苦，微温，入心、脾、肺经。有益气养心，健脾和胃功能。炙甘草性平，入脾经，可健脾益气，以助生血之源，且可调和诸药。心率过快用生甘草，心动过缓用炙甘草6~12g。

【典型病案】

1. 频发性房性期前收缩并心动过速

案 郭某某，女，24岁，住院号：171177。

[主诉] 心悸、气短2年余。

[现病史] 患者2年来频发心前区不适，曾查心电图提示：频发性房性期前收缩。为求进一步系统治疗，门诊以"心悸"收入住院。入院后经治疗，症状缓解不明显，故求崔老会诊。

[刻下] 心悸、气短，心率在110次/分左右，不能活动，动则加甚，四肢倦怠乏力，舌质发暗，苔薄白，脉促结互见，心电图提示：频发性房性期前收缩。

[诊断] 心悸属气阴虚兼有血瘀。

[治法] 益气养心，活血化瘀。以五参饮加味。

[方药] 玄参20g，苦参15g，党参15g，丹参20g，太子参15g，茯苓15g，麦冬13g，五味子10g，生地黄15g，炙甘草6g。

[结果] 共服药15剂。做心电图已提示正常。1年后追访，患者无明显不适。复查心电图：窦性心律。

2. 阵发性房性心动过速

案 许某某，男，60岁。

[主诉] 阵发性心慌，心前区不适10年余加重1个月。

[现病史] 患者原有冠心病病史，时感胸闷、气短，近1个月加重，心悸呈阵发性，胸闷，心前区不适，查血压150/110mmHg。心电图提示：阵发性房性心动过速，经内科治疗，仍感心悸、气短、乏力。故请崔老会诊：症如上述，诊其脉细数，舌尖红苔白。

[诊断] 心悸属气阴两虚。

[方药] 玄参20g，苦参15g，沙参15g，党参20g，丹参20g，麦冬20g，五味子10g，柏子仁15g，生龙牡各15g，生地黄15g，赤芍15g，酸枣仁20g，甘草6g。

上方服9剂后，心慌减轻，心率由118次/分降至78次/分，律齐，后曾多次复查心电图均提示正常。

3. 频发性房性期前收缩伴心动过缓

案 钟某某，男，35岁。

[主诉] 心悸、气短1个月。

[现病史] 患者平素体质虚弱，经常外感，有时发热。1个月前又因受寒，加之过度疲劳，出现心悸、气短，心率48次/分，心律不齐，住我院内科治疗。诊断为病毒性心肌炎，心电图提示：频发性房性期前收缩伴心动过缓。经用口服阿托品、ATP、辅酶A等药治疗1个月余，效果不佳，心率一直在50次/分左右，心律不齐，故求崔老诊治，察其舌质紫暗，苔薄白，诊其脉结代，综合四诊情况及既往病史。

[辨证] 气虚血瘀型心悸。

[治法] 益气养血活瘀。

[方药] 丹参20g，太子参15g，苦参9g，党参15g，玄参15g，炙甘草6g，茯苓15g，麦冬15g，赤芍15g，五味子9g。

二诊：患者服药20剂后，心律整齐，无期前收缩出现，但心率仍52次/分。崔老提示："患者心率慢，心阳不振也。"故中药上方加西洋参5g，附子6g，桂枝6g，以温通心阳。

又服 16 剂，心率提高到 76 次 / 分，心律整齐。复查心电图已正常。目前患者情况均好，未复发，已上班工作。

4. 频发性房性期前收缩伴心动过缓

案 柏某某，男，52 岁。

[主诉] 发现心律不齐 1 年余。

[现病史] 患者体检时行心电图检查提示频发性房早伴心动过缓，自觉症状不明显，曾在某三甲医院住院治疗 20 余天，心电图未见明显改变，仍提示为：频发性房性期前收缩伴心动过缓，故求崔老诊治，诊其脉沉弦而结，舌淡暗，苔水滑。

[辨证] 心阳气虚兼有血瘀。

[治法] 养心益气活瘀。处以五参饮加味。

[方药] 丹参 30g，党参 15g，太子参 13g，玄参 15g，苦参 9g，茯苓 13g，附子 9g，鸡血藤 30g，川芎 12g，赤芍 15g，炙甘草 6g。12 剂，水煎服。

服药后心律平稳，心率 60 次 / 分，脉仍有促结之象，用上方药味略有进退，共服 60 余剂，心率由 48 次 / 分，提高到 74 次 / 分，心电图提示正常。目前患者一切情况均好。

衡 心 丹

【药物组成】党参 20g，丹参 30g，玄参 15g，甘松 12g，桑寄生 15g，川芎 12g，细辛 3g，鸡血藤 30g，炙甘草 6g。

【功能主治】益气活血，宁心复脉。主治期前收缩，症见心悸，胸闷气短，头晕，神疲乏力，舌质淡暗，苔薄白，脉结、代、促。

【加减运用】脉迟者加麻黄、附子、桂枝；脉数者重用玄参，加麦冬、五味子、酸枣仁、柏子仁；脉数汗出者重用玄参加龙骨、牡蛎、苦参；气短乏力者加太子参、黄芪、五味子；胸闷刺痛者加降香、五灵脂、赤芍；胃脘胀痛者加檀香、砂仁、香附。下肢肿胀者加葶苈子、车前子、防己；不寐者加酸枣仁、夜交藤、合欢皮。水煎服，日 1 剂。也可上药剂量加重 2~3 倍，共为细末，炼蜜为丸，每丸重 9g，每次 1 丸，每日 2 次，15 天为 1 疗程。

【方解】期前收缩属于中医心悸、怔忡的范畴。崔老认为引起期前收缩的原因是因为气血亏虚，血不养心，气虚不能帅血行血，则瘀血阻滞心络。治疗当益气养心为主，佐以理气活瘀。方中党参味甘性平，健脾益胃，益气补血，功效与人参相似而价廉，对房室性早搏及房颤有较好的疗效；丹参去瘀生新，养血安神，能扩张冠状动脉，增加血流量，是治疗心脏疾病的要药；玄参性寒味苦咸，有滋阴降火，生津解毒的功能，现代药理研究证明，玄参有强心及减慢心率的作用；甘松辛甘温，归脾胃经，行气止痛，醒脾开郁，用于气滞胸闷疼痛，脘腹胀痛，不思饮食，所含有的缬草酮具有较强的抗心律失常的作用，可用于心律不齐，房性或室性早搏，心房纤颤；桑寄生苦平，归肝、肾经，补肝肾，强筋骨，有镇静安神，舒张血管增强冠脉血流量，增强心脏收缩力的功能，对于房性、室性及阵发性房颤有一定疗效；川芎辛温，归肝、胆、心包经，具有活血行气，祛风止痛之功，治疗冠心病心绞痛，具有强心、扩冠、抗血栓的作用；细辛味辛性温，入心、脾、肾三经，通阳气散寒结，祛内外之寒邪，伍党参增强益气助阳宣通脉气之功，配玄参使滋阴而无寒凝之弊；鸡血藤味苦性温，入肝、肾二经，行血镇痛，通经活络；炙甘草性偏微温，补脾益气，养血复脉。诸药合用，益心气，补心血，养心阴，通心阳，活血化瘀，开痹定惊悸。对于房性、室性及房室交界性期前收缩皆有良效，并可用于治疗房颤。

降 脂 汤

【药物组成】生山楂 20g，豨莶草 15g，黄精 15g，何首乌 15g，泽泻 15g，丹参 20g，决明子 15g，菊花 15g。

【功能主治】化浊降脂，滋肾活血。主治高脂血症，症见头晕、头晕沉不适，肢体发麻、发胀，腰酸腿沉，健忘。脉弦滑，舌体胖，舌质淡黯，苔白腻。

【加减运用】血压偏高者加天麻、钩藤、生杜仲、桑寄生、怀牛膝；失眠加炒枣仁、茯苓；大便秘结者加大黄；心烦口苦者加黄芩、栀子；视物昏花者加石决明、枸杞。水煎服，每日 1 剂，或制成水丸，每服 6g，日 2 次，

1个月为1疗程。

【方解】崔老认为高脂血症乃是脾肾亏虚，水湿不化，痰浊入血所致。方中生山楂酸甘微温具有消食化积、活血散瘀的功效，张锡纯谓其："消化饮食积聚，以治肉积尤效。"现代药理研究证明，山楂具有降血压，降低胆固醇及强心，扩张血管等多种作用，降血脂单用即能见效；豨莶草入肝、肾经，能祛风湿、舒筋活络，对于高脂血症引起的肢体发麻尤为适宜，与山楂配伍，疗效尤佳；黄精润肺生津，养胃补阴，味甘如饴，补而不腻，主治五劳七伤，筋骨酸软，《本草纲目》记载："黄精宽中益气，使五脏调良，肌肉充盛，骨髓坚强，其力增倍，多年不老，颜色鲜明，发白更黑，齿落更生。"何首乌补肝肾，益精血，凡血虚衰弱，头晕眼花，腰膝酸软，年老体弱精亏，肠燥便秘，皆可应用，其补肾之力似地黄而不腻膈，补肝之力似芍药而不破泄，为延年益寿之上品，补虚益精之良药，与黄精相须为用，相得益彰；泽泻化浊利湿，有显著的降胆固醇的作用，且作用强于山楂；丹参活血祛瘀，清心除烦，能扩张周围血管，降低血压，并有镇静安神的作用，素有"一味丹参，功同四物"之称；决明子（草决明）甘苦微寒，清肝明目，润肠通便，具有降低甘油三酯，抑制胆固醇吸收的作用，对大便秘结者尤为适宜；菊花味甘苦，性微寒，有清散风热，平肝明目之功，治头眩头痛，视物模糊。诸药合用，标本兼顾，有较好的降血脂的作用。

消 溃 散

【药物组成】白芍15g，南沙参15g，乌贼骨15g，浙贝母15g，生甘草15g。

【功能主治】缓急止痛，制酸生肌。主治胃、十二直肠溃疡、糜烂性胃炎症见胃脘部疼痛，胃中灼热、泛酸、口干口苦，舌淡红，苔白，脉弦细。

【加减运用】胁肋疼痛者加金铃子散以疏肝泄热；瘀滞较甚，舌质紫暗，胃脘刺痛者加丹参饮合失笑散理气活血止痛；寒凝气滞，遇寒疼痛较甚者加良附丸；病程日久不愈，胃痛绵绵，畏寒怕冷者合用黄芪建中汤以温中补虚，和胃缓急；呕血者加大黄、三七、仙鹤草；黑便者加白及、三七、炮姜。水煎服，日1剂，10剂为1疗程。

【方解】消化性溃疡主要是指发生在胃和十二指肠的慢性溃疡。其临床表现为中上腹呈持续性疼痛伴有节律性的特点，有时出现泛酸，嗳气，上腹胀等症状。中医学认为，消化性溃疡病属"胃脘痛""嘈杂"的范畴。崔老根据多年临床与总结，明确指出顽固性的消化性溃疡病不仅要治胃，而且要治肝，提出"治胃不成反伐肝"的理论。方中以白芍为君，味酸入肝，可敛肝以消生酸之源，并养血柔肝，缓急止痛，从根本上治疗该病。臣药海螵蛸、浙贝母。海螵蛸制酸除湿，活血通脉，其中含有 80% 的硫酸钙，中和胃酸，减少胃酸分泌效果明显。大贝母清热化痰，消肿散结，软坚活瘀。君臣相配干湿互用，互制弊端，又可促进局部血液循环，维持血液供给，加快溃疡的愈合。佐以南沙参、甘草，南沙参滋阴清热，补肺胃之气，养五脏之阴；伍以甘草，酸甘化阴，解痉止痛。同时嘱咐患者注意调养，饮食应定时定量，软硬相宜，不食辛辣刺激及寒凉之品，戒烟戒酒，调畅情志，适当锻炼。

五金承气汤

【药物组成】金钱草 20~30g，金银花 20~30g，海金沙 10~15g，郁金 10~15g，鸡内金 10g，枳实 12g，厚朴 12g，大黄（后下）6~10g，芒硝（冲服）10~15g，甘草 6g。

【功能主治】清热利湿，泻下排石。主治急慢性胆囊炎合并胆结石、胆囊切除术后综合征、泌尿系结石见胸胁部、右上腹、少腹、腰背部等部位隐痛或突然呈阵发性疼痛，可伴有中满、纳差、恶心、厌食油腻或恶寒发热等症状，脉紧弦或滑数，舌质红润，苔白或黄腻。

【加减运用】肝胆结石见胁痛腹胀者，加芍药、柴胡、香附、元胡等舒肝解郁、理气止痛之品；嗳气痞满、纳差等症可加藿香、砂仁、白豆蔻化浊利湿；若有黄疸可加茵陈、栀子等利胆排黄；便秘腹实者，重用硝、黄，泻下荡积。尿路结石见尿热、痛、频、淋沥不畅，可加白茅根、石韦、萹蓄、瞿麦等，加重其清热利湿、通淋排石之功；热甚可加连翘、土茯苓、黄柏，湿甚者可加猪苓、泽泻、玉米须。如湿热不盛偏于虚寒者，方中五金和硝、黄可酌情减量，加附子、干姜、肉桂温中散寒，寒热互用，效果亦佳。每日 1

剂，水煎，分早晚温服。

【方解】本方中金钱草清利湿热，疏肝利胆，化坚消瘀，通淋排石，为治疗肝胆及泌尿结石的常用主药；金银花主要取其清热解毒之功，湿热内盛者必用；海金沙味甘淡性寒而滑利，善泻小肠湿热，通利膀胱，分清别浊，通血脉下结石；鸡内金健脾胃消食积，消坚磨积，化石通淋；郁金辛开苦降，疏肝解郁，理气止痛。五金配合相得益彰，有较强的清热通淋，解郁化石之功，与承气汤相配伍，增强其行气化滞，泻下排石之功。肝胆结石与泌尿结石诸症其共性为湿热蕴蒸，煎熬成石，五金承气汤主要功用清热利湿、泻下排石，故治疗二者均有良效。

【典型病案】

例 1　胆结石

杨某某，女，54 岁。

[主诉] 右胁刺痛拒按、恶心呕吐 2 周。

[现病史] 患者既往有慢性胆囊炎病史，2 周前出现右胁刺痛拒按、食入即吐，偶有寒热往来，尿黄便干。

[查体] 右上腹膨隆，右上腹压痛明显，墨菲征阳性。脉细弦，舌苔薄白。

[辅助检查] B 超检查提示：胆囊轮廓模糊，胆壁增厚，收缩功能差，囊内可见一强光团伴声影。

[中医诊断] 胁痛之肝胆湿热。

[西医诊断] 胆囊炎并结石。

[治法] 清肝利胆，理气止痛。方拟五金承气汤加减。

[方药] 金钱草 30g，金银花 20g，鸡内金 10g，郁金 13g，海金沙 10g，茵陈 15g，赤白芍各 15g，元胡 20g，枳实 13g，厚朴 13g，大黄（后下）10g，芒硝（冲服）10g。4 剂，日 1 剂，水煎服。

二诊：胁痛减轻，大便日 3~4 次，呕恶已除，守上方减硝、黄，加当归 10g，生山药 20g，再进 10 余剂。

[结果] 症状全消，复查 B 超：肝胆形态正常，肝内胆管显示清晰，胆囊

内光团及回声消失。

例2　肝内胆管结石

文某某，女，70岁。

［主诉］右胁隐痛2年余，加重1个月。

［现病史］患者2年来经常出现右胁部隐痛不适，曾查B超提示肝内胆管内可见一强光团伴声影，考虑肝内胆管结石。1个月前患者右胁部胀痛不适加重，频繁发作，来崔老处就诊。

［刻下］见右胁胀痛，痛剧时出冷汗，面色苍白，四肢发凉，呕恶不食，脉弦紧，舌质淡苔薄白。

［中医诊断］胁痛之肝郁气滞兼有湿热。

［西医诊断］肝胆管结石。

［治法］疏肝利胆，行气止痛，方用五金承气汤加味。

［方药］金钱草30g，海金沙20g，鸡内金13g，郁金13g，金银花10g，香附20g，元胡15g，炒白芍20g，茵陈20g，大黄（后下）6g，甘草9g。

［结果］服药3剂后痛减，呕恶止，能进食，又服4剂，从大便冲洗出褐色砂石样沉渣，上方略有加减，共服20余剂。

随访：1个月后，自述3次从大便中冲洗出褐色砂石，病症全无，纳增神爽。复查B超：肝胆形态大小及内部回声均正常。

例3　膀胱结石

权某某，男，38岁。

［主诉］少腹疼痛5个月，加重1周。

［现病史］5个月前患者无明显诱因出现少腹疼痛，呈阵发性，伴有小便淋漓不畅，近1周来上述症状加重，诊其脉弦滑数，舌苔略腻，舌边尖红，先按热淋治疗，服药3剂，症略减，X线片提示：膀胱内右侧有10mm×3mm结石1块。

［治法］清利膀胱湿热，泻下排石，五金承气汤加减。

［方药］金钱草45g，海金沙15g，金银花20g，郁金10g，鸡内金9g，石韦20g，萹蓄12g，瞿麦12g，元胡15g，赤芍15g，滑石（包煎）15g，大黄（后下）10g，甘草6g，琥珀（冲服）3g。

［结果］服药后饮啤酒2斤，茶水1瓶，感少腹痛加剧，遵医嘱频频行走，

至晚 8 时解小便数次，色红，并排出褐色结石 1 块，如绿豆大，少腹及尿道有隐痛感，改服清下活络滋阴剂，半月后来访，言未有不适。X 线复查：膀胱内结石消失。

例 4　输尿管结石

崔某某，男，28 岁。

[主诉] 腰痛 2 日。

[现病史] 2 日前突然右腰部绞痛，波及少腹，小便黄、排泄不畅，某医院给以解痉止痛剂，痛暂缓解，次日拍腹平片提示：右输尿管中有 3mm × 4mm 结石 1 枚。

[刻下] 少腹痛阵作，脉弦有力，舌苔黄腻，根部尤甚。

[治法] 清热通淋排石。五金承气汤加减。

[方药] 金钱草 45g，郁金 12g，白茅根 30g，鸡内金 9g，海金沙 15g，金银花 20g，当归 12g，赤芍 20g，炒栀子 10g，萹蓄 10g，瞿麦 10g，石韦 15g，大黄（后下）10g，甘草 6g，琥珀（冲服）1.5g。嘱其多饮水，多活动。

[结果] 服 3 剂后解小便排出如大米粒大小结石 1 块，腹痛止。

随访：年余，未有复发。

乙　肝　平

【药物组成】白花蛇舌草 30g，板蓝根 20g，虎杖 15g，土茯苓 20g，柴胡 12g，生黄芪 15g，制何首乌 15g，当归 10g，赤芍 15g，郁金 12g，厚朴 12g，甘草 6g。

【功能主治】清热利湿，凉血解毒，益气养血。主治慢性活动性乙型肝炎。症见面色晦滞或苍黄，身倦乏力，腹胀纳差，两胁部胀满不适或疼痛，牙龈或鼻腔出血，小便短黄，大便不畅，舌质红，苔黄腻或薄白，脉弦细数。实验室检查有肝功能异常的表现。

【加减运用】黄疸明显时加茵陈；胁痛明显加元胡；大便干结加大黄、枳实；食欲不振加太子参、砂仁、鸡内金；牙龈出血加炒栀子、白茅根。

【方解】慢性乙型肝炎属于中医黄疸、肝着、胁痛的范畴，系正气亏虚，自然界湿热疫毒乘虚侵入血分所致。因湿性黏滞，致病缠绵不易痊愈，湿与热合，如油入面，易合难分，日久则正气更伤，所以治疗在驱邪解毒的同时，要顾护人体正气，且宜守方缓图，方能取效。方中白花蛇舌草味苦甘性寒，苦寒清热解毒，甘寒清热利湿，可用各种类型的病毒性肝炎，并有防治肝癌的作用。板蓝根味苦性寒，归心、肾经，为清热凉血解毒之品，具有一定的抑制乙肝病毒的作用。虎杖入肝经，具有清热解毒，利湿行瘀的功效；土茯苓味甘淡性平，归肝、胃经，功能利湿解毒，性质平和；柴胡疏肝解郁，调达气机，且能引诸药入肝胆；黄芪味甘性温，现代医学研究证明，其具有增加免疫，增强网状内皮系统的吞噬能力，且有诱生干扰素的作用以抑制乙肝病毒的生长，黄芪还具有增强细胞免疫的功能，能降低 HBsAg 的滴度，使之转阴；当归补血活血，补而不滞，实验证明其有保护肝脏，防止肝糖原降低，促进非特异性免疫的作用；何首乌补肝肾，益精血，润肠解毒；郁金辛开苦泻，入肝胆经，善疏肝解郁，利胆退黄，并能软坚散结，回缩肝脾，治疗急慢性肝炎、肝硬化、肝脾肿大疗效甚佳，现代医学研究证明，其能促进肝脏血液循环，改善肝细胞新陈代谢，促进肝细胞再生；赤芍味苦性寒，归肝经，善走血分，清热凉血，通利血脉，散瘀止痛；厚朴味苦性辛温，归脾、胃经，苦能下气，辛以散结，温可燥湿，与以上药物相配，使寒而不滞，亦有肝病治脾之意；甘草清热解毒，又可调和诸药。总之本方扶正祛邪并施，既抑制病毒复制，又能提高免疫力，改善肝脏血液循环，促进肝细胞新陈代谢，具有抗病毒、保肝、护肝的良好功效。

头 痛 熏 药

【药物组成】透骨草 30g，川芎 15g，细辛 15g，白芷 15g，僵蚕 1 个。

【功能主治】祛风通络，活血止痛。主治偏头痛，症见一侧头痛，或左或右，可呈胀痛、刺痛，或钝痛，反复发作，经久不愈，舌质淡暗，舌苔薄腻，脉弦数或沉涩。

【加减运用】风寒明显者加荆芥 15g，防风 15g；风热明显者加菊花 15g，薄荷 12g。将药物置砂锅内煎熬数分钟后，取一厚纸，中间捣一小孔约手指大，覆盖锅上，熏其痛侧耳孔及疼痛部位 10~20 分钟，每日 2~3 次，每剂可用 2~3 天，每次熏后避风 1 小时。

【方解】偏头痛多为风邪入侵，上扰清阳，或痰浊瘀血，上蒙清窍，阻滞经脉所致。头痛经久不愈，病久入络，多挟瘀滞。治疗当祛风通络，活血止痛。方中透骨草性温味辛，祛风湿，散血通经，软坚透骨，活络止痛；川芎味辛性温，活血理气，搜风止痛，味薄气雄，性最疏通，能上升头项，旁达肌肤，走而不守，为血中气药，对血分郁滞之头痛最宜；细辛味辛而厚，气温而烈，能祛风散寒，通阳止痛，其止痛力量较大，但有内服不过钱之说，而外用仅取其气，可多用无妨；白芷味辛性温，祛风寒、燥湿邪，活血止痛，其气清走外，为治头痛要药；僵蚕味咸微辛性平，祛风解痉，消肿散结，善治上焦风热诸症，咸软其坚，辛散其火。诸药合用，辛香走窜，通络止痛之力更强，直接熏蒸病所，取效较内服为捷，且避免了副作用。崔老用本方治疗多人，皆有良效。本方亦可用于治疗血管神经性头痛、三叉神经痛等病症。

疏肝止痛汤

【药物组成】柴胡 9g，赤芍 20g，当归 12g，川芎 20g，桃仁 12g，红花 9g，细辛 6g，白芷 12g，藁本 12g，天麻 15g，甘草 6g，生姜 3 片，大枣 4 枚。

【功能主治】疏肝解郁，活血通经。主治肝气不舒，循经上扰清空，每逢经期或月经前后即头痛难忍，多为单侧，或左或右，部分为巅顶或前额痛，呈血管搏动性跳痛、胀痛或刺痛，头痛严重者伴恶心呕吐等不适。并伴有心情烦躁，郁怒，胁肋胀痛，痛经，失眠多梦，口干口苦，舌红，脉弦等证。

【加减运用】恶寒发热加荆芥、防风各 9g；内热明显加生石膏 20g，蔓荆子 12g；肝阳上亢，头晕明显者加怀牛膝 30g，莪术 12g，破血活血，引血下行；凡头痛病程长者存在不同程度的瘀血入络症状，如头痛如锥刺状，或头部阵发性胀痛如掣裂状，此久痛入络，加蜈蚣 1 条，全蝎 6g，炒僵蚕 12g，搜风剔络，化瘀止痛；肾虚加熟地 15g；亦可根据头痛的部位佐用引经药，可增强疗效，大抵痛在后头，属太阳，用羌活、防风；痛在前额，属阳明，用白芷、石膏；痛在两侧连耳，属少阳，用柴胡、薄荷；痛在巅顶连目，则属厥阴受病，用吴茱萸、藁本。水煎服，每日 1 剂，分 2 次温服。服药应自经行前 1 周开始，服至行经。大多经 2~3 个疗程可愈。

【方解】经行头痛的发生多由肝血虚损及肝气郁结，气郁血滞，循经上扰清窍引起。五脏经脉惟足厥阴肝络能上达巅顶。《灵枢·五音五味》云："今妇女之生，有余于气，不足于血，以其数脱血也。"女子经期，阴血下注血海，而肝失所养，血不足而气有余，如肝气郁结，郁滞化火，循经上扰清窍，则出现头痛。头痛发生在经前、经期，性质呈胀痛、掣痛、刺痛者多为实证；发生在经后，性质呈空痛、隐痛者多为虚证。治疗当从肝入手，以疏肝解郁、活血祛瘀为主，佐以祛风止痛之品。再结合经期不同的时间以及不同的部位所属脏腑经络，佐以引经药，灵活施治。本方中柴胡苦、辛、微寒，入肝胆经，善调达肝气而疏肝解郁，调经止痛；川芎辛温，归肝胆、心包经，为血中气药，治头痛无论风寒、风热、风湿、血虚、血瘀均可随证配伍用之，故前人有"头痛不离川芎"之说；赤芍、桃仁、红花活血化瘀；细辛"主咳逆，头痛，脑动……明目，利九窍"，细辛用量一般为 4~6g，此量入汤剂经崔老临床验证大多无虞，较为安全；白芷辛温，解表散风，通窍止痛，芳香上达，善通鼻窍，散风湿之邪而止阳明头痛，眉棱骨痛，头风痛；《本草正义》曰："藁本味辛气温，上行升散，专主太阳太阴之风寒湿，而能疏达厥阴郁滞，治太阳头痛，巅顶痛。"天麻平抑肝阳止头痛；当归、甘草养血和中。全方共奏疏肝解郁、养血活瘀、祛风止痛之效。

【典型病案】

案 1 崔某，女，44 岁。

[主诉] 经行头痛 20 余年。

[现病史] 患者 20 年来每至经期头痛，以前额痛甚，痛处不移，左重于右。月经周期及经色、量、质均正常。脉弦有力，舌质偏暗红，苔薄黄略干，舌中有横裂纹。

[辨证] 行经头痛阳明有热，瘀阻清窍。

［治法］疏肝活瘀、搜风清热止痛。方用疏肝止痛汤加减。

［方药］生石膏 20g，白芷 15g，川芎 15g，天麻 15g，蔓荆子 12g，柴胡 12g，薄荷 6g，细辛 6g，当归 12g，蜈蚣 1 条，全蝎 6g，炒僵蚕 12g，甘草 6g。6 剂，水煎服，日 1 剂，分 2 次温服。

二诊：2010 年 9 月 27 日。行经时头痛减半，经量略少，守上方加赤芍 15g，桃仁 12g，红花 9g。6 剂，水煎服，嘱其经前服药。

三诊：2010 年 10 月 14 日。经行头痛已止，经量、色已正常。

案2 李某，女，38 岁。

［主诉］行经头痛 3 年。

［现病史］患者 3 年来经行头痛，以巅顶部为主，有时甚为剧烈，经量少，行经不畅，头痛多在经前数日发生，现将至经期。

［辨证］行经头痛，厥阴郁滞，血不下行。

［治法］引血下行，活瘀行滞止痛。方用疏肝止痛汤加减。

［方药］怀牛膝 30g，莪术 12g，藁本 12g，川芎 20g，白芷 12g，细辛 6g，天麻 15g，当归 12g，赤芍 20g，桃仁 12g，红花 9g，甘草 6g，柴胡 9g，生姜 3 片。3 剂，水煎服，日 1 剂，分 2 次温服。

二诊：服药痛轻，守原方 3 剂，头痛大减，经量较前增多，下月又守方再服 5 剂，未再发作。

案3 王某，女，26 岁。

平素容易感冒，每至经前即头痛，经量一般，周期尚规律，纳差，现已将至经期，身有微恶寒不适感。

［诊断］体虚经行头痛。

［治法］暂以疏解调经，活血止痛，待月经干净后在给予再扶正固本之剂。方用疏肝止痛汤加减。

［方药］荆芥 9g，防风 9g，细辛 6g，白芷 12g，天麻 15g，柴胡 9g，桃仁 12g，红花 9g，熟地 15g，当归 12g，川芎 15g，白芍 15g，甘草 6g，生姜 3 片，大枣 4 枚，红糖为引。6 剂，水煎服，日 1 剂。

服后疼痛即止。经净后服玉屏风散、四物汤加红景天、刺五加、太子参、炙甘草，8 剂，间日 1 剂。下月未感冒，头痛未犯。

交心肾合剂

【药物组成】夜交藤 30g，合欢皮 15g，生地黄 15g，百合 30g，柏子仁 12g，五味子 10g，茯神 15g，炒栀子 12g，远志 6g，石菖蒲 12g，甘草 6g。

【功能主治】滋肾清心，养血安神。主治失眠心肾不交型，症见入睡困难，或睡后易醒，伴头晕耳鸣，心悸健忘，急躁易怒，口燥咽干，舌红少苔，脉弦细数。

【加减运用】水煎服，日 1 剂，临睡前服头煎，次日或醒后服二煎。

【方解】崔老经验，失眠一症，多由精血亏损，无以养心，心虚则神不守舍，故令人不寐。心主血脉，肾主藏精，忧思恼怒，谋划劳神皆伤心血，惊恐善疑，房事不节，皆伤肾精。心血虚则神无以藏，故而失眠心悸，肾精伤则不能上济心阴，心火易亢，虚烦不寐。故而治疗当以滋肾清心为主，佐以养血安神，使心肾相交则失眠自愈。方中夜交藤味甘性平，入心、肝经，功能养血安神，《本草正义》谓其"治夜少安寐"；合欢皮甘平，益心脾，安心神，又芳香解郁，为气郁不眠、忧郁烦躁之要药。生地黄滋阴凉血，为阴虚血亏平补之上品；百合其花朝开暮合，能引阳入阴，有清心安神之妙用；柏子仁味甘性平，入心脾二经，为养心滋补之品，用于心血虚之失眠；五味子酸温，入心肾经，滋肾养心，用于心阴不足，心失所养的心悸怔忡，失眠健忘；茯神得松根之余气，能导虚热下行，宁心安神；栀子味苦，清心除烦；石菖蒲能舒心气、畅心神、怡心情、益心智，既能开窍醒神，又能畅中和胃；远志能通肾气上达于心，使肾水上交于心成水火相济之象。甘草调和诸药。用本方辨证加减，可用于各种虚性失眠。前期失眠者加黄连、肉桂；失眠头痛者加酸枣仁、川芎；耳鸣者加灵磁石、知母。烦躁易怒者加柴胡、白芍；口干咽燥者加麦冬、玄参；心悸怔忡者加丹参、生龙牡。平素宜少用脑、戒郁怒，白天适当体力劳动，皆有助于睡眠的改善。

五藤二仙汤

【药物组成】鸡血藤 30g，络石藤 20g，石楠藤 20g，海风藤 20g，忍冬藤 20g，淫羊藿 15g，威灵仙 15g，土茯苓 20g，薏苡仁 30g。

【功能主治】祛风除湿，舒筋活络，蠲痹止痛。主治痹证，症见关节疼痛酸楚，一处或数处关节肿胀，压之痛增，阴雨天痛甚，或伴有肢体酸困乏力，步履艰难，甚则屈伸不利，转侧困难。

【加减运用】若寒凝经脉，冷痛较甚者，加桂枝、细辛、制川乌、制草乌；如风寒湿郁久而化热，湿热之邪阻于经络，痹而不通，痛热不已，可重用薏苡仁、土茯苓等，酌加金银花、黄柏、知母；肿痛兼见者，加苍术、白术、汉防己、秦艽祛风逐湿；若久病气血虚损，体虚甚者，合用当归补血汤；形瘦乏力，纳差食少者，可配四君子汤；病久不愈兼有气虚血瘀者，加川芎、赤芍、白芍、桃仁、红花；瘀甚作痛者，可加失笑散、制乳香、没药；若为类风湿关节炎者，多因寒侵经络，血脉不利，手指、手掌至腕关节痛剧不温，可合用当归四逆汤。

【方解】方中鸡血藤补血活血，化阴生血，温通经脉，通络散滞；络石藤祛风通络，舒筋解拘；海风藤通经活络，祛风利湿；石楠藤治头风，疗脚弱，养肾气补筋骨；忍冬藤具有清络中之热，通络中之滞的作用，可清热祛风活络；威灵仙辛散而善走，通十二经脉，宣壅导滞，散寒止痛，与淫羊藿相伍，可益肝肾，强筋骨，补虚散寒。痹证病因虽多，但均有湿邪凝滞，故配用薏苡仁清热除风湿利关节，土茯苓气薄味浓，解毒渗湿，走表达里，以攻毒邪。综观全方，具有祛风湿，通百脉，散风邪，舒筋活络，蠲痹止痛之功。临床无论证属行痹、寒痹、着痹、热痹，病情新久，体质盛虚，皆可随症加减使用。

崔老常云："治疗痹证，不论其虚实、寒热，当用舒筋活络之品，通利关节，宣痹祛邪，而在大部舒筋活络药中，惟藤类药物起效最著。"故在方中以五藤为主药，大量藤类药多能入络，有舒筋通络之功，与淫羊藿、威灵仙相伍，相得益彰，活络通脉，益肾通阳，更增其缓急止痛之效。常获得满意疗效。总之，通过本方治疗之后，可使营血畅，阳气振，经脉通，邪可祛，痹证即可蠲除矣。

【典型医案】

（1）寒痹

例1　祁某某，女，59岁，1989年10月26日初诊。

周身痛酸不适2年余，时轻时重，每遇阴雨天关节痛加重，以腕关节、双下肢膝关节凉痛较甚，伴有局部微肿，口服3-（4-联苯基羰基）丙酸、吲哚美辛等药而症减，停药后痛仍作，双手指痛甚，有时不能持物，冬日尤重，时有形寒肢冷，手指麻木感。脉沉而紧，舌质淡润，舌苔白滑。

［辅助检查］血沉36mm/h。

［治法］温经散寒，通络止痛。

［方药］五藤二仙汤加豨莶草30g，桑枝30g，桂枝10g，川芎13g，细辛5g。服药5剂，凉痛略减；守上方加全蝎10g，赤芍13g，制乳、没各6g，生甘草6g。

［结果］上方加减调服20余剂，患者周身痛酸消失，除偶有轻微手指痛感，余症均除。

随访：2个月后复查血沉18mm/h。

（2）热痹

例2　李某某，男，46岁，司机，1986年6月10日初诊。

患者经常远途出差，素有饮酒嗜好，1年前因出差感受风寒，出现双下肢关节间断性疼痛，痛时自服止痛片，有时每日需服3次药，疼痛与天气变化有关。近10天来行走困难，手指渐感活动不便，双膝关节及右踝关节肿胀，局部发热，扪及灼热，近日周身酸困乏力，查血沉46mm/h，体温37.8℃，脉滑略数，舌质暗红，舌苔黄腻。

［中医诊断］热痹。

［治法］清热解毒，除湿通络，拟五藤二仙汤。

［方药］加土茯苓30g，薏苡仁30g，金银花30g，连翘20g，知母10g，黄柏10g，赤、白芍各12g，防己15g。服药6剂。

二诊：体温降至正常，痛感及局部灼热均有减轻。守上方加川牛膝 15g，余药略有进退，共服 30 余剂，膝关节肿大、发热消失，惟有右膝、踝关节行走时疼痛。再以五藤二仙汤加当归 12g，生黄芪 20g，赤、白芍各 10g，川牛膝 15g，川木瓜 15g。继服 10 余剂后，患者症状均除，精神好，余无所苦。

（3）着痹

例 3 范某某，女，32 岁，1990 年 1 月 14 日初诊。

患者于 20 余日前，觉膝关节疼痛，受凉后痛甚，继而肿胀，双踝关节疼痛微肿，伸屈不利，不易活动，劳累则甚，夜间难眠，双下肢皮下出片状紫色结节，触及疼痛硬，双手肿胀，颜面虚浮，双下肢自膝关节以下轻度浮肿，触及无灼热，无色红。脉沉细而紧，舌质淡红苔薄白。

［实验室检查］白细胞 10.8×10^9/L，中性粒细胞 72%，淋巴细胞 28%，血沉 54mm/h。

［中医诊断］着痹。

［治法］除湿通经活络。

［方药］五藤二仙汤加苍、白术各 10g，川木瓜 15g，钩藤 10g，防己 15g，当归 13g，川、怀牛膝各 15g，秦艽 10g，赤、白芍各 10g，生甘草 6g，8 剂水煎服。

二诊：服药 8 剂后，关节痛稍减，夜间已能入眠，余症同前。效不更方，守上方加重土茯苓用量，继服 6 剂后，踝关节肿痛逐渐消失，下肢皮下结节变软，疼痛减。上方加减调服 30 余剂，关节痛及肿胀均消除，能自行上下楼，活动自如，查血沉降至 20mm/h，数月后随访，患者已正常上班，未见复发。

颈椎活血汤

【药物组成】黄芪 30g，桂枝 9g，赤芍 20g，当归 15g，葛根 20g，羌、独活各 9g，川芎 15g，通草 6g，细辛 6g，红花 9g，没药 9g，白芷 12g，甘草 6g，生姜 3 片。

【功能主治】补气养血，活血通络。主治颈椎病导致的颈项强痛不能顾，腰背疼痛难以转侧，四肢酸胀麻木不能举，头晕等症。舌淡苔白，脉沉细或紧弦。

【加减运用】若风寒湿痹阻严重，出现疼痛沉重感为主，可重用桂枝、葛根、羌独活；若热邪炽盛，出现病变部红肿热痛者可去黄芪、生姜，减桂枝量，加生地黄、牡丹皮、忍冬藤等；若气滞血瘀严重，出现项肩部、四肢刺痛为主可减黄芪量，加桃仁、香附、川牛膝、鸡血藤等；若痰湿阻络严重，出现项部疼痛，头晕目眩，头重如裹，四肢不仁，可加入半夏、白术、天麻、陈皮、茯苓；若肝肾不足，腰背颈部酸沉，头晕眼花，病程日久者可加丹参、杜仲、断续、桑寄生、怀牛膝、威灵仙；若病变以四肢为主可加桑枝、伸筋草、活络草；若病变以腰背为主可加狗脊、五加皮、刺五加；若久病重症，痛麻不减，此为久病入络，气虚痹阻，加虫类药物如蜈蚣、全蝎、乌梢蛇、白花蛇。

【方解】崔老根据多年临床研究与总结得出了"瘀"是颈椎病的宿根。瘀血来源有两方面：一是外因，多因跌扑闪挫，损伤脊背直接导致经脉受损，血不循经，溢出脉外而致血瘀；二是内因，即五脏六腑功能的改变以致血瘀，如肝失疏泄气机不利则血行瘀滞，心气不足推动无力，则血脉瘀滞；脾失健运，痰湿内扰，则气血阻滞；肺失宣降，病及于血，则血滞为瘀；肾气不足，气血不充，久病入络而致瘀。本方从组成上来看是由当归四逆汤、桂枝葛根汤、黄芪桂枝五物汤加减化裁而成。

方中黄芪益气通络，气为血之帅，气行则血行，血行则痹通，故为君药；桂枝温经通脉，横行手臂合细辛辛温散风止头痛、痹痛；葛根解肌祛风，调和营卫，使项痛缓和；而当归补血活血，血滞能通，血虚能补；赤芍、红花散恶血除血痹；羌、独活、通草能通散经络，疏利关节而通痹；川芎合白芷组成芎芷散，搜风散瘀，辛散通络；没药散结气通滞血，消肿祛腐；生姜辛散助药性；甘草甘缓和诸药。综观全方具有益气活血通络止痛之功，对颈椎病诸症具有突出的疗效。

脉 管 炎 方

【药物组成】生黄芪30g，川牛膝20g，鸡血藤30g，川芎12g，伸筋草15g，忍冬藤30g，金银花20g，丹参15g，穿山甲6g，地龙10g，水蛭9g，土鳖虫

10g，当归 12g，赤芍 20g，薏苡仁 20g，红花 9g，甘草 6g。

【功能主治】活血通经，清热祛湿。主治轻中度脉管炎，症见下肢麻木、疼痛、间歇性跛行，局部皮肤苍白或发绀，发凉、怕冷，或有肌肉萎缩，股动脉、胫动脉、腘动脉及足背动脉搏动减弱或消失，脉细弱或细数，舌红或紫暗，苔薄白或黄。

【加减运用】脉管炎活动期煎汤服用，每日 1 剂，待症状缓解后上药剂量加倍制成水丸，1 日 3 次，每次服用 6~9g。

【方解】血栓闭塞性脉管炎是受累动静脉的管壁的全层非化脓性炎症，属于中医"脱疽"的范畴。一般认为其多为感受寒湿之邪，气血凝滞不通，不通则肌肤失养，从而出现上述诸症，多用温经散寒之药而治之。崔老则认为，无论何种原因，导致气血凝滞不通，日久皆能化湿生热，其热蕴于脉管之内，阳气不能外达而温养肌肉皮肤，亦会出现皮肤苍白、怕冷的情况，故而不可单以皮肤情况而判定其寒热之性，本病多是真热假寒之证，治疗当尊《黄帝内经》"必伏其所主，而先其所因"之旨，重用清热利湿解毒活瘀之药以除其脉中湿热之邪，配以益气养血、通络之品促进气血流通，如是则邪散而血通，诸症可除。本方重用金银花、忍冬藤、丹参、赤芍、地龙、薏苡仁等药物清热解毒兼以祛湿以消脉中炎症，配以黄芪、当归补气养血，鸡血藤、川牛膝、伸筋草、穿山甲、水蛭、土鳖虫、红花等药活血通络，消肿止痛，川牛膝引药下行患肢兼有清热之性。本方以黄芪、当归、红花等温性药物配以大队寒凉药物中，是以久服而无助热之弊，坚持服用，多能收效。

镇 痛 汤

【药物组成】蒲黄 6~12g，五灵脂 6~12g，乳香 6~9g，没药 6~9g，川楝子 6~12g，元胡 9~20g，白芍 9~30g，甘草 9~15g，当归 9~20g，川芎 9~30g，木香 6~12g，沉香 5~9g，檀香 6~12g，小茴香 9~15g，甘松 9~30g。

【功能主治】温经散寒，活血止痛。主治多种疼痛如头痛、三叉神经痛、胸痛、胁肋痛、胃脘痛、腹痛、疝痛、足挛急疼痛、妇科炎症性腹痛、痛经、产后瘀滞腹痛等，以及外科跌打损伤，疮疡痈肿诸痛等。

【加减运用】若寒象较重，遇寒痛甚者可合良附丸；热象明显者，白芍改用赤芍，去小茴香，加山栀、金银花、连翘以清热；血瘀重者，白芍改赤芍，加桃仁、红花以增强活血化瘀之功；气滞者可加柴胡、枳壳；虚象明显者可去木香，加黄芪以补气生血，党参以补气，阿胶以补血。水煎服，每日1剂，分2次温服。

【方解】疼痛分虚实两类：实证多因寒、热、气滞、血瘀等所致，即所谓不通则痛。虚证多为血虚所致，即所谓不荣则通。方中蒲黄、五灵脂合为失笑散，能活血化瘀，散结止痛，治瘀血停滞，一切心胸、胁肋、脘腹、疝气、胎前产后、月经不调诸痛。川楝子、元胡合为金铃子散，能疏肝泻热，活血止痛，可治肝郁化火诸痛症。芍药、甘草合为芍药甘草汤，芍药苦酸甘，入肝脾经，能养血调经，养肝阴，调肝气，平肝阳，缓急止痛；甘草甘平，能缓急止痛，二者合用能养血敛阴，和中缓急，使阴液得复，筋脉得养，则挛急疼痛可缓解。乳香辛苦温，能活血行气止痛，消肿生肌，既可治外科跌打损伤，疮疡肿痛，又可治瘀血阻滞诸痛证；没药功效主治与乳香相似，常与乳香同用，但乳香偏于行气，没药偏于散血化瘀；当归甘辛温，能补血活血、调经止痛；川芎辛温，能活血行气，祛风止痛，为血中气药，能上行头目，下调经水，中开郁结，一身上下各种疼痛均可用之；木香辛行苦泄温通，善通行脾胃之滞气；沉香辛苦温，入脾胃肾经，行气止痛，温中止呕，纳气平喘，善散胸腹阴寒；檀香辛散温通，有利膈宽胸，散寒调中，行气止痛之功；小茴香辛温，能温肾暖肝，温中散寒，行气止痛，治寒疝腹痛，睾丸偏坠胀痛，少腹冷痛，痛经；甘松辛甘温，入脾胃经，能开郁醒脾，行气止痛，用于寒凝气滞之脘腹胀痛；诸药合用，共奏活血化瘀，行气疏肝，温中散寒，缓急止痛之效。

清上解毒汤

【药物组成】荆芥12g，防风12g，菊花15g，白芷12g，金银花20g，连翘15g，生地黄15g，丹皮15g，赤芍15g，皂刺10g，鬼箭羽15g，千里光15g，白蒺藜15g，徐长卿15g，土茯苓20g，厚朴15g，枳实15g，大黄（后下）

6~9g，生甘草 6g。

【功能主治】祛风清上，解毒活瘀。主治面部、背部、前胸多发的痤疮、炎症性丘疹、脓疱等。

【加减运用】局部热甚，皮肤红肿疼痛明显者加蒲公英、元胡、没药；结节较多者加夏枯草、大贝母；面部油脂多者重用土茯苓；将至经期者加当归、川芎、桃仁、红花、益母草，减生地黄、金银花用量或不用。水煎服，日1剂，分2次温服。

【方解】本病发病部位多位于面部及肩背部、胸部皮肤，从中医藏象学说来讲，肺主皮毛，故本病的发生与肺密切相关，具体来说，乃是肺经血热，兼受风邪。青少年血气方刚，气血旺盛，头部尤为诸阳之会，阳气更为旺盛，若再加之血分有热，又为风邪所郁，则气血不行，聚热为火，腐蚀血肉，发为痈肿疮疡。从脏腑来讲，与饮食情志密切相关的脾胃、大肠、小肠、肝胆皆可为肺热之来源，所以，痤疮患者往往伴有嗜食辛辣、肥甘，大便秘结，情志不畅，压力较大的表现，或出现上述情况时痤疮加重。肺经血热上行头面，被风所郁，乃是痤疮发生的直接原因，其根本原因在于饮食不节、情志不畅伤及胃、肝诸脏腑，致机体阴阳失调，血热火毒积聚。治疗当尊《黄帝内经》"火郁发之"之旨，以"消""托"为主。本方中荆荆、防风、菊花、白芷、徐长卿辛散祛风；金银花、连翘清热解毒；生地黄、丹皮、赤芍凉血活瘀；厚朴、枳实、大黄通腑泻热；皂刺、鬼箭羽、千里光、白蒺藜消散穿透、软坚透邪；土茯苓利湿解毒，诸药集"消""透"于一体，对于大部分的痤疮均有良好疗效。

玉 颜 散

【药物组成】白芷 30g，白僵蚕 30g，白茯苓 30g，滑石 30g，白附子 15g，白丁香 15g，白蔹 20g，山奈 10g，密陀僧 30g，绿豆 150g，白及 30g，冰片 6g，金银花 30g，白菊花 30g，白芍 30g，生地黄 30g，丹皮 30g，白玫瑰 30g，珍珠粉 15g。

【功能主治】祛风清热，活血化瘀，解毒散结。本方外用，治疗面部、脊部及前胸多发的痤疮、炎症性丘疹、脓疱等。

【加减运用】上药共研细末，用时先用温水洗面，用清水、鸡蛋清或蜂蜜调敷玉颜散适量，避光敷于面部，每次 15~30 分钟，隔日 1 次。多配合清上解毒汤同时运用，有明显皮肤破损者忌用。

【方解】《理瀹骈文》说："外治之理，即内治之理，外治之药，即内治之药，所异者法耳。"本方中选用大量白色药物，除具有美容增白，滋润肌肤之效外，主要是基于痤疮之病因病机，具有祛风止痒、化痰散结、敛疮生肌之效，生地黄、丹皮凉血活瘀，金银花、绿豆清热解毒，密陀僧抗菌杀虫止痒，山柰辛散透毒，兼能调理脾胃。现代药理研究表明：上述药物具有抗菌、消炎、保护溃疡面，加速创面愈合，消除瘢痕，抑制黑色素生成等功效。

清上解毒汤和玉颜散为崔老治疗痤疮的常用方药，经多年运用，疗效肯定，有较强的消除痤疮的功效，若疖肿丘疹不用手挤压，采用上述方药内服加外用，愈后一般不留瘢痕。另外，应少食辛辣之品，多吃蔬菜水果，保持大便通畅，注意休息，保持心情愉快，减少面部化妆品应用，不用刺激性较大的洁面膏、香皂等如此则能提高疗效，减少复发。

【典型医案】

例1 娄某某，女，34 岁，2015 年 12 月 21 日初诊。

［主诉］面部痤疮 5 个月余，欲孕二胎。

［现病史］面部痤疮 5 个月余，如米粒大，色红，散在分布于面部，以面颊居多，压之有疼痛感，月经前加重，月经素则量少，色暗，有血块，刻下行经 1 日，平素白带偏多，曾育有一子，年 5 岁，欲孕二胎，目前有 1 年余未避孕仍未有孕。舌质淡暗，苔薄微黄，脉浮略数，尺弱。

［诊断］①痤疮之肺经血热，兼受风邪；②不孕属肾阳亏虚型。

［治法］清上祛风，活血调经，兼温肾助阳。

［方药］菊花 15g，白芷 12g，金银花 20g，连翘 15g，蒲公英 20g，徐长卿 20g，鬼箭羽 15g，千里光 15g，皂刺 12g，白蒺藜 20g，土茯苓 20g，当归 12g，红花 6g，淫羊藿 15g，巴戟天 15g，甘草 6g。10 剂，日 1 剂，水煎服。

二诊：2016 年 1 月 4 日。服药后面部痤疮明显减少，颜色变暗，后采用温肾助阳，调经助孕之剂配合清上祛风解毒之药共服用 30 余剂，面部痤疮完全消失，转以单纯助孕为主继续治疗。

例 2 申某某，男，22 岁，2015 年 12 月 11 日初诊。

[主诉] 面部痤疮 2 个月余。

[现病史] 面部散在性痤疮 2 个月余，时轻时重，瘙痒，四肢散在性丘疹，自觉乏力，大便溏，纳寐尚可，脉沉弱，舌淡苔水滑。

[诊断] 痤疮属脾虚有湿，兼受风邪。

[治法] 益气活血祛风。

[方药] 黄芪 30g，赤芍 20g，徐长卿 20g，鬼箭羽 15g，千里光 15g，皂刺 12g，太子参 15g，乌梅 12g，蝉蜕 9g，僵蚕 9g，当归 12g，红花 9g，甘草 6g，8 剂。

二诊：2015 年 12 月 20 日。服药后面部痤疮减少，瘙痒减轻，上肢丘疹亦明显减少，下肢无明显改变，守上方加苍术 12g，黄柏 12g，生薏苡仁 30g，8 剂。之后以此为基础略有加减，间断服用 40 余剂，面部痤疮消失。

例 3 崔某某，男，29 岁，2014 年 8 月 21 日初诊。

[主诉] 面部痤疮 2 年余，加重 1 个月。

[现病史] 患者平素因工作原因出差较多，喜食辛辣之品，2 年前患痤疮，经多方治疗，疗效欠佳，1 个月前到南方某地出差后面部痤疮加重，面部密集黄豆大小丘疱疹，白头较多，中间皮肤发红，疼痛明显，伴有肝区不适，腰痛，小便黄，脉浮略有力，舌淡苔黄腻。

[诊断] 痤疮之肺经血热，火毒积聚。

[治法] 清热凉血解毒佐以疏风。

[方药] 金银花 20g，连翘 15g，蒲公英 30g，白芷 12g，白蒺藜 30g，赤芍 30g，没药 9g，川牛膝 20g，葛根 20g，生地黄 15g，丹皮 12g，川草薢 15g，土茯苓 15g，羌、独活各 9g。10 剂，日 1 剂，水煎服。

二诊：2014 年 8 月 30 日。服药后局部皮肤发红减轻，疼痛好转，痤疮未再增加，白头减少至两三个，腰痛减轻，现晨起吐黄痰。

[方药] 守上方加苍术 12g，半夏 15g，甘草 6g，生姜 3 片，8 剂。

三诊：2014 年 9 月 10 日。白头完全消失，面部转为暗红色结节，黄腻苔已退，自觉胁肋部疼痛，食欲欠佳，查肝功能提示谷氨酰转肽酶 80U/L，彩超：中度脂肪肝。

［方药］守方去生地黄，加熟地 10g，川牛膝改为 30g，去半夏、丹皮，加郁金 12g，鸡内金 30g，8 剂水煎服。并嘱其清淡饮食，严禁饮酒，同时用玉颜散面部外敷，隔日 1 次。

［结果］间断服药近 50 余剂，面部痤疮痊愈，仅留少量瘢痕、痘印。

例 4 王某某，女，20 岁，2014 年 2 月 18 日初诊。

［主诉］面部痤疮 5 年余。

［现病史］面部痤疮 5 年余，时轻时重，刻下以口周及下颌居多，少量白头，月经先后不定期，量少，色暗，有血块，有时腹痛，大便干结 2~3 天 1 次，脉略浮，舌淡苔白，经净半月余。

［诊断］痤疮之肺经血热，腑气不通。

［治法］清上祛风，凉血解毒，通腑泻热。

［方药］金银花 15g，连翘 15g，蒲公英 20g，荆芥 9g，防风 9g，当归 12g，丹皮 15g，徐长卿 15g，千里光 15g，白芷 12g，土茯苓 15g，生地黄 15g，菊花 15g，甘草 6g，厚朴 12g，枳实 12g，大黄（后下）9g。10 剂。

二诊：2014 年 3 月 2 日。服药后面部痤疮略减，白头已无，刻下月经将至，少腹略有痛感，手足冰凉，暂改用活血调经止痛之剂。

三诊：2014 年 3 月 10 日。月经已净，色红，改用初方加浙贝母 15g，红花 6g，玉颜散外敷。

［结果］服用 30 余剂，待下次月经将至时痤疮已无。

玉 容 汤

【药物组成】生熟地各 15g，制何首乌 15g，黄精 15g，茯苓 15g，玉竹 15g，当归 15g，白蒺藜 15g，菊花 15g，白芷 12g，徐长卿 15g，薏仁 15g，赤芍 15g，牡丹皮 15g，生甘草 6g。

【功能主治】滋肾清肝，活瘀消斑。主治黧黑斑，临床表现为面部局限性褐色斑片，边界不清，以两颊、额部、鼻、唇及颏等处为多见，其中对称分布于面颊部，形如蝴蝶者，又称蝴蝶斑，妊娠期发病者又称为妊娠斑。

【加减运用】水煎服，每日1剂，分两次温服，20日为1疗程。

【方解】崔老认为：肝肾亏虚，肝火上炎是黧黑斑发生的内在因素，风邪上袭头面为本病发生的外在因素。治疗之法，当根据五行生化制克之理，滋水以涵之，佐金以平之，培养中宫以疏通之，如是则肝木得养，气机通畅，则上炎之火自可回归本脏。方中熟地、当归、何首乌、黄精、玉竹补肝肾精血，滋养肌肤，且熟地、何首乌能滋肾水以涵肝木，黄精、玉竹养肺金以平肝，又用茯苓一味，健脾利湿以培养中气，中气健旺，脾胃升降有序，则肝木自可和平，正如《内经》治疗厥阴当"调其中气，使之和平"之意；风邪是本病发生的重要诱因，故方中用白蒺藜、菊花、白芷、徐长卿、蕤仁五药，味辛性散，能上达头面，祛风解毒；邪热煎熬阴血，血燥不行，留而成瘀，故又用生地黄、丹皮、赤芍清血分热邪兼有活血之效，改善面部血液循环；生甘草清热兼调和诸药。以上诸药与本病病机针芥相合，坚持服用多可取效，且方中白芷、菊花、茯苓、何首乌、黄精、玉竹等药物在治疗疾病的同时均具有美容养颜的功效，由此可以看出崔老对于药物选用之精当之处。

玉　容　散

【药物组成】白术20g，白芷20g，白及30g，白芍30g，白蔹20g，白附子15g，白蒺藜20g，白果30g，白丁香15g，白僵蚕30g，杭菊花15g，蕤仁30g，煅密陀僧30g，玉竹30g，丹皮20g，生地黄30g，绿豆100g，冰片6g，珍珠粉20g。

【功能主治】滋肾清火，活血润肺。外用治同玉容汤。

【加减运用】诸药共研细末，用时先用温水洗面，蜂蜜、乳汁、清水调和药粉，避光敷于面部，每次15~30分钟，隔日1次。宜配合玉容汤口服同时应用。

【方解】本方是崔老在古方十白散的基础上加减化裁而成，攻补兼施，润燥相配，具有抑制黑色素形成，增加局部血液循环，滋润、美白皮肤，抗氧化等作用，对于黄褐斑具有较好的疗效。

【典型医案】

例1 张某某，女，46岁，2015年7月7日初诊。

[主诉]面部黄褐斑2年余。

[现病史]近2年来面部起黄褐斑，两颊对称分布，腰酸不适，夜眠较差，每晚最多睡5小时，头晕，健忘，乏力，食欲差，月经周期尚规律，量少。舌质红，苔薄白，脉沉细。

[诊断]黄褐斑之肝肾亏虚，肝火上炎。

[治法]补益肝肾，养血安神。

[方药]玉竹20g，黄精15g，制何首乌15g，枸杞15g，茯苓15g，太子参15g，生山药30g，当归12g，白芷12g，蕤仁12g，杭菊花12g，炒酸枣仁45g，硃寸冬15g，夜交藤30g，合欢皮20g，远志9g，知母12g，百合30g，生甘草6g，8剂水煎服。玉容散1料，清水调和，避光敷于面部，每次15~30分钟，隔日1次。

二诊：2015年7月15日。服药后睡眠明显好转，头晕、健忘、乏力均较前改善，食欲仍差，面部黄褐斑颜色略减，守上方减酸枣仁为30g，加焦三仙各12g，鸡内金15g，10剂水煎服，仍外用玉容散续用。

三诊：2015年7月26日。服药后食欲好转，月经将至，守方加桃仁12g，红花9g，以调理冲任，活血通经。6剂水煎服。

此后在此方基础上逐减去安神之药，加地黄、丹皮、赤芍等凉血活瘀类药物，间断服药5个月余，共服汤药百余剂，玉容散坚持应用，至2016年1月25日复诊时面部黄褐斑已消除。

例2 杜某某，女，33岁，2015年7月10日初诊。

[主诉]面部鼍黑斑3年余。

[现病史]面部鼍黑斑3年余，近些时日有加重趋势，睡眠欠佳，自觉头沉，口苦，平素月经提前，行经首日腹痛，刻下月经1周后将至，白带偏多，舌质暗，边尖红，苔黄厚而腻，脉弦滑尺弱。

[诊断]鼍黑斑，证属肾虚血热兼有瘀滞。

[治法]滋肾凉血，清心安神。

　　[方药] 生熟地各 15g，黄精 15g，玉竹 12g，旱莲草 30g，女贞子 20g，枸杞 15g，白芷 12g，杭菊花 15g，白蒺藜 15g，蕤仁 12g，白芍 15g，土茯苓 15g，炒栀子 12g，合欢皮 30g，甘草 6g，8 剂水煎服。玉容散 1 料，清水调和，避光敷于面部，每次 15~30 分钟，隔日 1 次。

　　二诊：2015 年 7 月 19 日。月经已至，刻下第 3 天，少腹部轻微疼痛，经量尚可，色暗，睡眠好转，守方加生蒲黄、炒蒲黄各 6g，五灵脂（包煎）10g，炒酸枣仁 20g，6 剂。

　　三诊：2015 年 7 月 29 日。月经已净，面部黧黑斑未再加重，睡眠好转，守初方去炒栀子，加赤芍 15g，生山药 30g，此后守此方略有加减共服药半年余，外用玉容散应用 3 个月，月经规律，行经腹痛明显减轻，面部黧黑斑已消失。

当归七黄汤

　　【药物组成】当归 12g，炙黄芪 20g，生地黄 15g，熟地黄 15g，麻黄根 12g，煅龙牡各 15g，黄柏 9g，黄芩 9g，黄连 6g，山茱萸 18g，五味子 10g，炙甘草 6g。

　　【功能主治】滋阴清火，固表止汗。主治睡则汗出，醒则汗止之盗汗证。

　　【加减运用】肾阳虚腰酸者加用杜仲、桑寄生；肾阴虚加用六味地黄丸；气虚加红景天、玉屏风散；血虚加四物汤；男子失精加桂枝龙骨牡蛎汤；女子郁证加紫苏、百合；郁证有火加黄连阿胶鸡子黄汤；肝经郁热加丹栀逍遥散。水煎服，日 1 剂，分 2 次温服。

　　【方解】盗汗是以入睡后汗出异常，醒后汗泄即止为特征的一种病症。中医对盗汗很早就有深刻的认识，《黄帝内经》称为"寝汗"，汉代张仲景在《金匮要略·血痹虚劳病脉证并治》中曰："男子平人，脉虚弱细微者，喜盗汗也。"形象地用"盗汗"来命名人们在睡梦中出汗这种病症。自此以后，历代医家均沿用此名。中医认为盗汗多为肾阴虚而肝火旺所致。当归七黄汤为崔老治疗盗汗的自拟经验方，方药组成是在李东垣治疗盗汗名方当归六黄汤的基础上，加用麻黄根、煅龙骨、煅牡蛎、山萸肉、五味子组成，治疗盗汗效果更佳明显。

方中麻黄根性味甘平，归肺经，敛肺止汗以增强固表止汗之功；龙骨甘涩平，归心、肝、肾经，收敛固涩，治疗自汗盗汗等属正虚滑脱之证；牡蛎咸涩微寒，归肝肾经，煅制后以加强收敛固涩止汗之效；山萸肉味酸涩性微温，归肝肾经，其味酸性微温而不燥，补而不峻，既补肾益精又温肾助阳，为补益肝肾之要药，且敛汗固脱，治疗大汗不止体虚欲脱之证；五味子味酸甘性温，归肺心肾经，用于自汗盗汗疗效较好。当归七黄汤较当归六黄汤补阴固表敛汗之力更强。

【典型医案】

例1 王某某，30岁。

[现病史]婚后半年，每晚睡后出汗量多，醒后即止，察舌质淡润稍红、苔薄，脉浮略弦数尺弱。

[辨证]婚后房劳过度致伤精损肾，阴液暗耗伴阳损。

[诊断]盗汗。

[治法]滋阴泻火，固表止汗佐以甘温补肾。

[方药]当归12g，炙黄芪20g，生地黄15g，熟地黄15g，麻黄根12g，煅龙牡各15g，黄柏9g，黄芩9g，黄连6g，山茱萸18g，五味子10g，炒杜仲15g，炙甘草6g，日1剂，水煎服。

6剂后盗汗止，痊愈。

例2 张某，男，40岁。

平素工作较紧张，夜间汗出2个月余，察舌质红，苔薄，脉略浮尺弱。

[辨证]阴虚阳亢所致盗汗。《黄帝内经》云："男子……五八，肾气衰，发坠齿槁。"人过四十，精气渐衰，复加日常失于调理，阴精虚不能中守而虚阳上亢故盗汗。

[治法]滋阴泻火，固表止汗佐以平补虚弱。

[方药]当归15g，炙黄芪20g，生、熟地各15g，麻黄根12g，炒黄芩9g，黄柏12g，黄连6g，煅龙牡各15g，山萸肉15g，五味子10g，红景天15g，炙甘草6g，日1剂，水煎服。

6剂后盗汗止，痊愈。

消 渴 方

【药物组成】黄芪 15g，黄连 18g，苍术 12g，山药 20g，葛根 15g，生地黄 10~15g，天花粉 15g，麦冬 15g，五味子 10g，丹参 20g，玄参 15g，鬼箭羽 15g，甘草 6g。

【功能主治】益气生津，活血通络。主治 2 型糖尿病。

【加减运用】眼昏干涩者加菊花、枸杞；手足麻者加威灵仙；怕冷者加淫羊藿；小便数者加益智仁、覆盆子；水肿者加白茅根、萆薢。每日 1 剂，水煎服，分 2 次温服。

【方解】崔老认为：传统对于消渴"阴虚为本，燥热为标，血瘀为患"的看法对于本病的治疗具有很大的指导意义，但是尚不能完全解释 2 型糖尿病的病因病机，从《内经》中"脾瘅……善病消渴"及"此五气之溢也，名曰脾瘅。夫五味入口，藏于胃，脾为之行其精气，津液在脾，故令人口甘也；此肥美之所发也……肥者令人内热，甘者令人中满，故其气上溢，转为消渴。"两段关于消渴病的论述来看，本病的发生与中焦脾胃的关系密切相关。崔老治疗 2 型糖尿病主要以健运脾胃，祛除中焦痰湿浊邪为主，正如《内经》所云"治之以兰，除陈气也"。在临证时常重用燥湿健脾之药，使脾胃消化吸收以及转输功能的恢复，津液运行恢复正常。《本草经疏》云："脾得补而中自调，消渴者，津液不足之候也。气回则津液升，津液升则渴自止也。"同时配以补肾生津，活血化瘀之品，以达标本兼治之效。

本方中苍术、黄连二药，燥湿化痰，祛中焦痰湿浊邪，湿邪去则脾可复运，且二药一温一寒，合用可相互制约，而不至于有过热过寒之弊；黄芪、山药大补脾肺之气，配以葛根升脾胃清阳之气；天花粉、生地黄、麦冬、玄参滋阴生津，如是津液充足，自能由脾达肺，复而布散周身，云行雨施，周身燥热之气可除。五味子一味，酸甘而温，既能益气生津，又能收敛固涩，可使水液缓留体中，发挥其濡养之功，而不急由肾关而出；鬼箭羽、丹参两味活血化瘀，疏通经络，使气血畅通无阻，诸药合用，寒热相得，润燥相配，脾气健旺，津液充足，则消渴自除。

【典型医案】

·王某某，男，45 岁，2016 年 7 月 10 日初诊。

［主诉］口渴，形体消瘦已有 1 年余。

［现病史］口干不甚明显，喜饮水，久站有脚麻现象，3 个月前检查空腹血糖 7.2mmol/L，未服药治疗，近 1 年体重逐渐减轻，小便滴白，纳可，乏力明显，夜眠欠佳，大便溏。脉浮弦，舌体胖，质淡润，舌苔薄中有裂纹。

［诊断］消渴之气阴亏虚。

［治法］燥湿健脾，养阴生津。

［方药］生黄芪 20g，苍术 12g，炒山药 30g，黄连 12g，玄参 15g，生熟地各 15g，五味子 10g，山萸肉 15g，葛根 15g，天花粉 12g，鬼箭羽 15g，炒白术 12g。8 剂水煎服。

二诊：2016 年 7 月 20 日。服上药 12 剂，小便滴白已无，大便正常，睡眠好转，脚麻减轻，口干口渴已好转，空腹血糖 6.8mmol/L，用上方炒山药改为生山药，玄参改为 20g，加乌梅 15g，8 剂，日 1 剂，水煎服。嘱其适当控制饮食，忌食甜点，晚餐少食，多运动。

国庆节期间来诊，患者自述服上药平和，又照方服用 30 余剂，测血糖已正常 5.6mmol/L，诸症均无。

抗　敏　汤

【药物组成】柴胡 6~9g，荆芥 12g，防风 12g，徐长卿 20g，乌梅 20g，五味子 10g，甘草 6~9g。

【功能主治】祛风透邪，脱敏止痒。主治过敏性紫癜，兼治其他与过敏有关的疾病如荨麻疹、痤疮、过敏性皮炎等。

【加减运用】紫癜消退后有体虚征象者加黄芪、太子参；局部瘙痒较甚者加皂角刺、蝉蜕、地龙；血分有热症见紫癜色深红，中间有大片瘀斑者加生地黄、牡丹皮、赤芍，热甚者加水牛角；毒邪较甚，紫癜色红艳甚或间有溃烂者加金银花、连翘、蒲公英或合用五味消毒饮；症有发热、肢体关节疼痛、恶心、腹痛者属太少两感之病，加柴胡桂枝汤。水煎服，日1剂，分2次温服。

【方解】过敏性紫癜是一种侵犯皮肤或其他器官的毛细血管及毛细血管后静脉的过敏性小血管炎，主要累及皮肤、胃肠道系统和肾小球，伴或不伴关节痛或关节炎。儿童发病较多。崔老认为：过敏性紫癜多为血分有热，兼以外受风热毒邪，两热相搏，化火动血，迫血妄行溢出脉外而成紫癜。治疗常以外祛风邪，内清血热为主。抗敏汤中柴胡苦辛微寒，具有透表解热之功效，能使血分热邪从表而出。荆芥、防风、徐长卿三药具有祛风解毒止痒的功效，能开肌肤郁闭。乌梅、五味子性酸而温，为中药中具有较强抗过敏作用的药物，且其酸收之性，能防止诸药耗散太过。

【典型医案】

例1 于某，男，53岁，2014年12月24日初诊。

［主诉］周身起瘀点、瘀斑2日。

［现病史］患者平素嗜烟好酒，喜食辛辣，2天前无明显诱因周身出现鲜红色米粒状瘀点、瘀斑，压之不退色，下肢明显，不痛不痒，时轻时重，有时腹痛，查血常规提示血小板正常范围，脉略浮滑，舌边尖红，苔薄白。

［诊断］紫癜之血热兼受风邪。

［治法］清热祛风，凉血活瘀解毒。

［方药］生地黄15g，赤芍30g，丹皮15g，紫草20g，柴胡9g，升麻15g，蝉蜕9g，白茅根30g，金银花20g，连翘15g，土茯苓20g，水牛角15g，徐长卿20g，当归12g，甘草9g。6剂，水煎服，日1剂。

二诊：2014年12月30日。腹痛好转，紫癜较前减少，颜色变暗，守方加太子参15g，五爪龙15g。6剂，水煎服，日1剂。

三诊：2015年1月7日。紫癜已无，自觉稍感乏力，守上方去水牛角、五爪龙，加黄芪20g，白术15g，大枣4枚。15剂。

随访：半年后紫癜未再发作，身体无不适。

例2 时某某，女，24岁，2015年12月18日初诊。

［主诉］下肢散在红斑点2年余，加重1周。

患者2年前下肢出现散在性红斑点，在某医院诊断为"过敏性紫癜"，多次服药治疗，时轻时重，1周前劳累后下肢红斑点增多，不痛不痒，口干口渴，形体丰腴，舌体瘦，质红，苔黄略燥，脉沉细数。

［诊断］过敏性紫癜之虚火伤络。

［治法］滋阴凉血，清热化斑。

［方药］当归12g，赤芍20g，生地黄20g，川芎9g，丹皮12g，桃仁12g，红花9g，连翘15g，黄芩9g，蝉蜕9g，黄连12g，徐长卿20g，千里光15g，荆芥12g，防风12g，乌梅15g，白茅根12g，生甘草6g。8剂水煎服。

二诊：2015年12月27日。服药后紫癜消退，活动后仍少量出现，守上方去川芎，加柴胡9g，升麻12g，紫草20g，太子参15g。8剂水煎服。

三诊：2016年1月5日。患者服药后紫斑基本已无，偶有少量红疹，用上方去黄芩、黄连，加土茯苓15g，6剂水煎服。

随访：2个月后电话随访，患者紫癜已无，未再复发。

脾肾双补汤

【药物组成】熟地黄15g，生山药30g，山萸肉15g，泽泻15g，茯苓15g，苍术12g，白术12g，党参13g，砂仁6g，甘草6g。

【功能主治】滋肾强腰，健脾利湿。主治腰膝酸软无力，遇劳更甚，四肢沉重，甚则肿胀，周身乏力，头晕倦怠，脘腹胀满，食少便溏或妇女见白带过多，或月经不调，舌质淡，舌体胖，苔薄白，脉沉弱或缓。

【加减运用】腰酸痛较甚者可加炒杜仲、续断、桑寄生；下肢肿胀明显者可加川牛膝、车前子、白茅根；白带多者加海螵蛸、茜草、煅龙牡；下肢沉重麻木者加木瓜、威灵仙。水煎服，日1剂，分2次温服。

【方解】腰为肾之腑，肾精亏虚，无以濡养经脉而发生腰酸困痛。《景岳全书》中说："腰痛之虚证十居八九，但察其既无表邪，又无湿热，而或以年衰，或以劳苦，或以酒色斫丧，或七情忧郁所致者，则悉属真阴虚证。"故以熟地、山药、山萸肉补肾阴为主。其中山药味甘性平，归脾、肾二经，具有益气养阴、补肾健脾之功效；熟地味甘微温，入肝、肾经，具有养血滋阴，补精益髓的功效；山萸肉胃酸微温，补益肝肾，既能补精，又可助阳。为防熟地、山萸肉滋腻过甚，佐以茯苓、泽泻、砂仁。茯苓配山药而健脾渗湿，泽泻配熟地而泻肾降浊；砂仁芳香化浊，醒脾开胃。党参甘温，健脾益气；苍白术健脾燥湿，甘草调和诸药。此方即六味地黄丸、四君子汤二方加减而成，脾肾双补，深得先后天互生之妙。

三才精胶补血汤

【药物组成】天冬15g，人参15g，熟地15g，黄精15g，黄芪30g，当归6g，阿胶（烊化）10g，生姜3片，大枣4枚。

【功能主治】滋肾健脾，益气生血。主治贫血，症见面色苍白或萎黄，形体消瘦，眼睑及口唇苍白，爪甲色淡，头晕眼花，心悸健忘，失眠多梦，手足麻木，妇女可见经水后期，量少色淡，甚则血枯经闭，滑苔，舌质淡，苔薄白，脉细无力或芤。

【加减运用】兼有食少便溏者加白术、山药、砂仁；素体虚寒者可加鹿角胶、紫河车；偏阴虚者可加龟甲胶。水煎服，日1剂，分2次温服。

【方解】中医认为贫血的发生，主要由于禀赋不足，劳累或思虑过度，急慢性失血或瘀血不去，脏腑受损等因素所引起。血的生成与脾、肾、心、肝四脏密切相关，尤与脾肾关系密切，脾为后天之本，气血生化之源，血的资生要靠脾的运化；肾为先天之本，精血之海，主藏精，精能化血，血能生精。脾肾两脏虚弱，脾不运化，肾不藏精，血液资生和化源亏乏，皆可形成贫血。故治疗贫血，滋肾健脾为追本溯源之法。方中天冬、熟地、人参合为三才汤，出自《证治准绳》，治疗虚劳气阴不足，咳嗽气短，精神不振。人参味甘，大补元气，气旺自能生血；熟地甘温，养血滋阴，补精生髓，可治一切虚损证。天冬味甘苦性寒，滋阴润燥，能补肺肾心肝之阴血，兼以流通血脉，畅达经络，虽为滋阴之品，实能补益气分。黄芪、当归配伍，即当归补血汤，尊原方意，用量不变，功能补气生血，主治大失血后或妇女崩漏、产后而致面色萎黄、神倦乏力，或有低热，脉虚无力。黄芪大补脾肺之气以资气血生化之源，当归养血和营，则阳生阴长，气旺血生，现代药理研究证明，黄芪用量是当归的五倍，补血生血效果最佳，反之则差。黄精甘平，归脾肾经，有补肾生精的功效，为治病后虚损，精血不足，营养不良等症的滋补药物。阿胶甘平，补血止血，实验证明，对促进血液的产生，影响血钙的新陈代谢具有明显的作用，且能增加红细胞、血红蛋白及血小板，用于各种出血及其他原因引起的贫血。生姜辛温，温中散寒，调中和胃，降逆止呕，为芳香性健胃药，对于中焦取汁化血有重要的作用；大枣甘缓，补中益气，滋脾土，益心肺，调营卫，益精血，为缓和强壮剂。诸药合用，生血效果显著。

益肾生精汤

【药物组成】菟丝子 20g，枸杞 10g，桑椹子 15g，覆盆子 15g，女贞子 15g，韭菜子 15g，金樱子 15g，五味子 10g，车前子（包煎）15g，蛇床子 10g，肉苁蓉 15g，仙茅 6g，淫羊藿 15g。

【功能主治】弱精症。症见久婚不育，性欲淡漠，或有阳痿不举，遗精早泄，常伴腰膝酸软，头晕耳鸣，神疲乏力，小便余沥等症。精液检查提示量少稀薄，精子数少，活动率低。

【加减运用】早泄重者，加用锁阳、煅龙牡；有瘀血征象者，加赤芍、牡丹皮、路路通、穿山甲；精液不液化者，加知母、黄柏。水煎服，每日 1 剂，分 2 次温服，亦可用上述药物按比例加倍，并加鹿茸 10g，制成水丸，是为益肾生精丸，每服 6g，每日 2 次，可配合汤药服用。

【方解】弱精症是指男性精液常规检查中精子活动力 A 级精子＜25% 或 A+B 级精子＜50%，因而难以确保精子抵达输卵管壶腹部与卵子结合形成受精卵，是造成男性不育的重要原因，其发生多于感染、内分泌、免疫和遗传基因等因素有关。中医学相关典籍中无弱精症的记载，多归属于"精寒""精冷"范畴。崔老认为：肾藏精，主生长发育和生殖，人的生殖能力，取决于肾精和肾气的盛衰。弱精症患者临床多见性欲减退，或阳痿早泄，射精无力，腰酸腿软，神疲乏力，多因先天禀赋不足，或素有手淫恶习，导致肾气虚弱，久则命门火衰，精血耗散，发为不育。故治疗弱精症，多从补肾阳、生精血入手，应以滋阴补肾填精为基础，重点温补肾阳，充分激发精虫活动力，阴阳相合，故能生子。补肾生精汤是崔老在五子衍宗丸的基础上根据自己的临床经验所组的自拟方，方中菟丝子、韭菜子、仙茅、淫羊藿、蛇床子、肉苁蓉具有补肾壮阳的功效，用于治疗肾阳不足，命门火衰，精寒不育；桑椹子、枸杞、女贞子具有滋阴补肾生精的功效，且与前述补阳药物合用，乃阴中求阳之意，"善补阳者，必于阴中求阳，则阳得阴助而生化无穷"；金樱子、五味子、覆盆子益肾固精，服之可养精蓄锐；车前子泄肾中虚火，与诸药相伍，涩中有通，静中有动，补而不滞，且《名医别录》中云其可"养肺强阴益精，令人有子"；熟地黄善滋补肾阴，填精益髓，为补肾养阴之要药。诸药合用，共奏补肾填精、益气助阳、种嗣衍宗之效。

宫血丸Ⅰ号

【药物组成】生地黄炭 15g，熟地炭 15g，旱莲草 30g，女贞子 20g，炒蒲黄 10g，炒黄芩 20g，炒白术 10g，党参 15g，仙鹤草 30g，海螵蛸 20g，三七 3g。

【功能主治】滋补肝肾，养阴止血，主治各种类型的功能性子宫出血。

【加减运用】上药共为细末，水泛为丸，每次 6~9g，每日 2~3 次，若出血量大亦可改用汤剂服用。

【方解】方中熟地黄滋肾补血，生地黄滋阴凉血，二者合用既有凉血止血的作用，又有滋阴补血养胞宫之功，将二药改为炭剂以增强止血之功，故为主药；女贞子甘苦凉，滋阴养肾，旱莲草甘酸寒，养阴益精，凉血止血，为滋养性收敛药，二药合用，补肝肾养阴血加强主药功效；仙鹤草具有较强的收敛止血的作用；党参、白术益气健脾，摄血归经；海螵蛸咸涩微温，能治妇人久漏不止；方中黄芩一味，取其苦寒之性，既泄血分之热，又能止肝经虚热，疏泄无度引起的崩漏不止，炒用存其性而增加止血功能；三七、炒蒲黄二药既能止血又能活血化瘀，具有止血不留瘀，去瘀生新的特点。纵观全方，寓清于补，具有止血而不留瘀的特点。

宫血丸Ⅱ号

【药物组成】党参 15g，白术 10g，白芍 10g，当归 10g，山萸肉 15g，五味子 15g，远志 6g，女贞子 12g，续断 12g，桑寄生 12g，菟丝子 10g。

【功能主治】滋补肝肾，益气养血。用于崩漏止后气血亏虚之证，症见神疲乏力，腰膝酸软，头晕目眩，脉细弱无力，舌淡胖，苔薄白。

【加减运用】上药共为细末，水泛为丸，每次 6~9g，每日 2 次，连续服用至下次行经前期。3 个月为 1 疗程。

【方解】崩漏止后，气血大亏，急需补益气血，增加营养，以调摄身体以恢复机体气血功能和建立正常的月经周期。方中用党参、白术健脾益气，使中焦脾气健旺，自能"受气取汁，变化而赤是为血"；白芍、当归补血生血，合用标本兼治，可使气血充盛，且脾气旺自能统血，阴血足则肝木不亢，对于防止崩漏的复发亦有一定的疗效。崩漏证的发生，与肾虚冲任不固有密切关系，经净初期，营血大亏，血海空虚，使得肾阴更亏，不补肾阴，则容易引起虚火妄动，迫血妄行，从而导致疾病复发，故方中又用山萸肉、五味子、女贞子滋补肾阴；远志、续断、桑寄生、菟丝子固摄肾气，肾气得固，虚火不亢，则能有效地防止崩漏证的复发，为月经正常周期的建立打下基础。

调经定痛汤

【药物组成】全当归 15g，川芎 9g，赤、白芍各 10g，醋香附 15~30g，木香 6~10g，小茴香 12g，醋元胡 15g，乌药 10g，制没药 6~10g，炙甘草 6~9g。

【功能主治】痛经。症见行经前或行经时小腹及腰部疼痛，甚则剧痛难忍，兼有月经量少，行经不畅，经色紫暗有血块。舌淡暗苔薄白，脉沉紧或沉涩。

【加减运用】月经错后，小腹冷痛，四肢不温，加肉桂、吴茱萸、干姜；口苦心烦易怒，小腹灼热拒按，带下色黄，大便偏干，加川楝子、牡丹皮、黄连、薏苡仁、大黄；小腹胀痛明显，加沉香、青皮；小腹刺痛拒按，月经紫黑有块，腹痛剧烈加桃仁、五灵脂、蒲黄、山楂；痛甚而见气逆呕吐，加生姜、半夏、藿香、砂仁；月经量少，行经后腹痛，面色苍白，头晕心悸，脉沉细而弱，加党参、黄芪、熟地、山萸肉、阿胶、丹参；腰酸肢冷，性欲淡漠，久婚不孕，加仙茅、淫羊藿、何首乌。水煎服，日1剂，于每次行经前连服4~5剂。3个月经周期为1疗程。

【方解】本方中全当归味甘、性温，入心、肝、脾经，为月经病常用之药，既能活血又能补血，具有抑制子宫平滑肌收缩，改善局部血流，减轻盆腔充血从而使疼痛减轻的功效。川芎味辛性温，活血理气，搜风止痛，味薄气雄，性最流通，上行巅顶，下达血海，为血中气药，对瘀血内阻引起的经行腹痛有较好的疗效。芍药味苦酸，性微寒，有赤白两种，白芍益阴养血，柔肝止痛，能止血虚疼痛，赤芍活血行滞，偏于行瘀，能祛血结之痛。香附之气平而不寒，其味辛微苦而甘，辛散肝气之郁，苦降肝气之逆，甘缓肝气之急，为调和肝气，理气解郁之要药，肝气调则血行通畅而痛经自止，故香附素有"气病之总司，妇科之主帅"之称，对妇女肝气郁结引起的月经不调、行经腹痛确有良效，为必用之药。木香气味俱厚，能宣散上下一切寒凝气滞，同理血药配伍，能加强理血药活血祛瘀止痛的作用。小茴香味辛性温，活血散瘀、理气止痛，善治腹内气血阻滞作痛及妇女行经不畅，醋炒能明显增强镇痛作用。乌药味辛性温，功能理气散寒止痛，善治小腹气滞。制没药味苦性平，散血活瘀，理气通络，为止痛专药。炙甘草甘缓止痛，调和诸药。本方总体略偏于温，能使月经畅行而无凝滞之患，则痛经自止。

蠲 带 汤

【药物组成】苍术12g，黄柏10g，薏苡仁30g，连翘20g，苦参15g，海螵蛸15g，茜草15g，土茯苓20g，浙贝母15g，元胡12g，甘草6g。

【功能主治】清热燥湿，解毒止带。主治慢性子宫颈炎、宫颈糜烂。症见带下黄白，或有血丝，量多有异味，小腹疼痛，阴部瘙痒，舌质红，苔黄腻，脉弦滑数。

【加减运用】白带较多时加鹿角霜、生山药、煅龙牡；赤带多时加旱莲草、炒地榆、败酱草、黄连、炒荆芥；腹痛较甚者加没药、五灵脂；阴痒甚则配合外洗方，疗效更佳。水煎服，日1剂，10剂为1疗程，经期停服。

【方解】慢性子宫颈炎、宫颈糜烂属于中医带下病的范畴。《傅青主女科》谓："夫带下俱是湿证，而以带下名者，因带脉不能约束而有此病也。"带下黄白，究其病理为肝肾功能失调致任、带二脉失约，湿热合邪，流注胞宫，致浊物时下。方中苍术味苦辛，性温气香入脾，具有燥湿健脾的功效；黄柏入肝肾二经，味苦性寒，专走下焦，二药相伍，清热燥湿解毒，其效甚捷，故有二妙之称；薏苡仁微甘寒，益肾补肺，清热燥湿，消肿利小便，治热淋、除筋急拘挛疼痛，治下焦湿热尤佳；连翘味苦微寒，清热解毒，散结消肿为疮家圣药，现代药理研究表明连翘具有较广的抗菌谱，对多种革兰阳性及阴性菌均具有抑制的作用；土茯苓甘淡性平，清热解毒，除湿通络；苦参苦寒，清热利尿，燥湿杀虫，《中药大辞典》："治赤白带下，阴疮湿痒。"实验证明，其对皮肤真菌具有抑制作用，能抗滴虫、霉菌、细菌等所导致的阴道瘙痒；海螵蛸咸寒温，入肝、肾经，收敛止血，止带固精，主治赤白带下，阴痒肿痛，与茜草相伍，能涩能行，大有协调之功；浙贝母苦寒，开泄力大，清热散结作用较强，与海螵蛸配伍，具有活血散结，收涩止带，保护溃疡面的作用；元胡活血散瘀止痛。诸药合用，具有较强的清热燥湿，解毒止带之功效。

阴痒外洗方

【药物组成】蛇床子60g，苦参45g，地肤子45g，黄连（打碎）15g，川椒20g，枯矾10g，艾叶15g，荆芥15g，防风15g。

【功能主治】清热解毒，燥湿止痒。主治各种原因引起的阴部瘙痒不适。

【加减运用】水煎熏洗阴部，隔日1次，1剂可用3次，3剂为1疗程。

【方解】阴痒是妇科病的常见症状，常给患者带来较大的精神及肉体痛苦。方中蛇床子辛苦燥湿，入肾经，有祛风燥湿，杀虫止痒的功效，现代药理研究表明其有杀灭阴道滴虫的作用。苦参苦寒，清热燥湿，祛风杀虫，对于皮肤真菌具有较强的抑制作用，抗滴虫、阿米巴原虫。地肤子辛苦而寒入膀胱经，清湿热，利小便，祛风止痒，其性清利而疏散，能外散皮肤之风，内清膀胱之热，内服及外用均有较好的疗效，地肤子水浸液也有抗皮肤真菌的作用。黄连苦寒，清热燥湿，泻火解毒，有较强的抗菌，抗病毒的作用。川椒辛温，燥湿解毒，对革兰阳性及阴性菌及皮肤真菌具有抑制作用。枯矾酸寒，收湿止痒。艾叶苦、辛、温，有祛湿止痒的效果，对多种细菌及多种皮肤真菌均具有不同程度的抑制作用。荆芥、防风辛温能促进皮肤血行，促进皮肤病变组织的破坏吸收。诸药合用，止痒作用甚强，崔老运用多年，确有立竿见影的功效。

温肾暖胞助孕丸

【药物组成】山萸肉 150g，当归 150g，川芎 90g，白芍 120g，菟丝子 200g，五味子 100g，覆盆子 150g，韭菜子 60g，枸杞 150g，车前子 100g，巴戟天 150g，仙茅 60g，淫羊藿 150g，黄芪 150g，党参 150g，鹿茸 20g，紫河车 40g，甘草 60g。

【功能主治】温肾养血，濡养胞宫，摄精助孕。主治肾虚宫寒型不孕症。症见经久不孕，伴有少腹发凉，月经量少，带下清稀量多，腰膝酸软，畏寒怕冷等，舌质淡胖，苔薄白或水滑，脉细弱或弦紧。

【加减运用】上药共研细末，水泛为丸，如绿豆大，每次 6g，每日 2 次，1 个月为 1 疗程，共服用 3 个疗程。

【方解】《素问上古天真论》云："女子七岁，肾气盛……二七而天癸至，任脉通，太冲脉盛，月事以时下，故有子。"可见肾精气的盛衰决定了人的生殖功能，肾气盛则生殖之精成熟。若先天禀赋不足，或多产房劳，或手术损伤，使肾气虚弱，肾阳亏虚，则经乱无期，不能生育。"胞络者系于肾"，"肾者，主蛰，封藏之本，精之处也"，"肾主冲任，冲为血海，任主胞胎"，故肾阳虚是不孕症的重要原因。本方中当归、芍药、川芎有补血活血，敛阴养血之效。配合菟丝子、五味子、覆盆子、韭菜子、枸杞、车前子、巴戟天、仙茅、淫羊藿可补肾壮阳，益精气，治男子绝阳不起，女子绝阴无子；黄芪、党参健脾补气生血以益冲任之源；鹿茸、紫河车两药，为血肉有情之品，气味甘温，大补元气，滋阴补肾，益精血，专治冲任虚损，久不受孕。综观全方，补肾气，益精血，调经温宫，健脾胃，生化源，行瘀阻，启子宫。其补中有活，摄中有调，组合得体，能达到益肾助孕之功效。

保 胎 丸

【药物组成】炒白术120g，党参60g，桑寄生45g，茯苓60g，盐杜仲45g，熟地黄60g，黄芩30g，当归身90g，砂仁30g，大枣肉180g。

【功能主治】益肾健脾，养血安胎。主治滑胎或胎动不安，或有习惯性流产病史，症见妊娠后腰酸痛不适，下腹坠胀，或阴道出血，血色淡红，舌质淡，苔白，脉弦细数，尺弱。

【加减运用】上药共为细末，枣肉煮烂捣泥和药末炼蜜为丸，如梧桐子大，每次服40丸，重者加倍，早晚服用，亦可按比例减量作汤服，每日1剂。

【方解】滑胎、胎动不安发生的主要因素是肾虚、气血亏虚或血热而冲任不固，不能摄血养胎所致。因胞脉系于肾，肾虚冲任不固，胎失所养，则胎动不安，腰酸腹坠。脾虚气血生化乏源，气虚不能载胎，血虚不能养胎，则胎动不安，胎漏下血。血热迫血妄行，损伤胎气亦致胎漏、胎动不安。因此治疗当益肾健脾，益气养血为主，佐以清热凉血。

方中熟地补肾阴生精血，治腰膝空痛，崩中漏下；桑寄生能养血强筋骨，大能使胎气强壮；杜仲味甘微辛性温，补肝肾强筋骨，治腰脊疼痛，足膝痿楚，胎漏坠胎；党参、白术、茯苓益气健脾、除湿安胎，《丹溪心法》云："产前安胎，白术、黄芩为妙药也。"白术益脾能培万物之母，黄芩泻火能滋子户之阴，因妊娠后多阴虚血热，黄芩苦寒，能清热凉血，血不妄行乃能养胎。当归身是当归中间的一部分，补血之力最大，当归配白术、茯苓，调和气血，健脾利湿，为仲景安胎常用之药。砂仁行气、开胃、消食，治妊娠胃虚、气逆呕吐、胎动不安，且使熟地补而不滞；大枣补中益气，养脾和胃，色赤而润，味甘性平，为补脾良药，补而不腻，纯得中土之正。诸药相伍，能保胎，促进胎儿发育及产后母体的恢复。

此方为崔老祖传秘方，多年应用，效果良好。另外，本方治气血双亏之崩漏也有良效。

乳核内消丸

【药物组成】昆布 30g，海藻 30g，浙贝母 30g，赤、白芍各 15g，金银花 30g，忍冬藤 30g，当归 15g，柴胡 10g，天花粉 20g，青、陈皮各 10g，木香 10g，穿山甲 15g，麝香 0.6g。

【功能主治】化痰散结，理气化瘀。乳癖，症见乳房内结块坚硬，推之可移，压之疼痛，或肿块成卵圆形，表面光滑，质地坚实，推之活动明显，边界清楚，无痛感，无破溃。

【加减运用】上药共为细末，炼蜜为丸，每丸重 9g，每次服 1 丸，一日 3 次。

【方解】昆布、海藻味咸苦性寒，归肝、胃、肾经，咸可软坚，苦以泄热，寒能清热，有软坚散结，清热利痰之功效。浙贝母、天花粉通胸中郁热，消结痰散痈毒，能降上焦之火，使痰气下降。金银花、忍冬藤散肺经邪热，又可清解心胃之热毒，兼能清经络止痛。当归、赤白芍养血活血；柴胡、青皮疏理肝气；木香辛散苦降温通，可升可降，通理三焦，尤善行脾胃之气滞，为行气止痛之要药，兼能健脾消食。穿山甲味咸性微寒，归肝、胃经，性善走窜，功专行散，内通脏腑，外透经络，直达病所，有通经下乳、消肿散结之效。麝香通行十二经络，辛散温通，芳香走窜，能行经络，开诸窍，辟秽气，止疼痛，尤其是消肿止痛之力，更为显著。诸药合用，有较好的化痰散结、活血软坚、通络止痛的作用。

消 癖 饮

【药物组成】柴胡 12g，当归 12g，赤芍 15g，青、陈皮各 15g，浙贝母 15g，香附 15g，天花粉 15g，鹿角霜 15g，忍冬藤 20g，土茯苓 15g，丝瓜络 6g，全瓜蒌 15g，甘草 6g。

【功能主治】疏肝解郁，理气散结。主治乳癖，症见单侧或双侧乳房内有多个大小不等的结节状或条索状肿块，边缘不清，推之移动，每于行经前 3~4

天疼痛加重，肿块增大，经后疼痛减轻，平素有心烦易怒，失眠多梦等肝气不畅表现，舌质红，苔薄白，脉弦滑而数。

【**加减运用**】疼痛明显者加制没药、刘寄奴、白芷；结块较硬者去甘草加夏枯草、昆布、海藻、皂角刺、白芥子、生牡蛎；内热较盛者加蒲公英、连翘、丹皮；月经量少，少腹胀痛者加木香、三棱、莪术、桃仁、红花。水煎服，日1剂，10剂为1疗程。

【**方解**】中医认为乳房属足阳明胃经所循，乳头为足厥阴肝经所属，乳癖之证，多由肝郁气滞、痰凝血瘀而成。肝气郁滞，疏泄失职，不能助脾胃之升降，影响肺气敷布，则湿聚痰凝，蕴结乳络而成乳癖。治当以疏肝解郁，理气散结为主，佐以化痰活血。本方中柴胡疏泄肝气而解郁结，治肝气郁结所致的胸胁胀痛；香附归肝、三焦经，味辛能散，微苦能降，微甘能和，性平而不寒，芳香走窜为理气良药，气理则郁解，气行则血行，有疏肝解郁，除三焦气滞之功，与柴胡相伍，对肝郁气滞引起的胸胁胀痛确有良效；青皮疏肝胆破气滞，散结消坚止痛，又能消积化滞；陈皮长于健脾理气，燥湿化痰；浙贝母苦寒入心肺经，能散心胸郁结之气，治乳房结块，肿硬不消；全瓜蒌、天花粉入肺胃经，可除肺胃之烦热，消胸中之积痰，理气宽胸，消肿散结；忍冬藤入肺胃经，清经络风热而止疼痛；丝瓜络入肺胃经，通经活络，解毒化痰；土茯苓味淡性平，归肝胃经，功能利湿解毒；鹿角霜味咸性温，功能益肾助阳，补力虽小但不滋腻，具有调整内分泌的作用，余听鸿在《外科医案汇编》说"乳中结核，虽云肝病，其本在肾"，诸药合用，共奏消肿散结，通络止痛之效。临证时，待疼痛已止，结块消散大半可接服乳核内消丸以收功。

医案篇

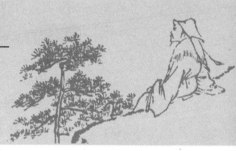

咳　嗽

阴虚咳嗽

林某某，男，53岁。2014年2月24日初诊。

[主诉] 咳嗽半年余。

[现病史] 患者诉半年来经常咳嗽，有时闷喘，咳吐黏稠痰，常自觉周身烘热，测体温并无升高，并伴有口干，胸闷，睡眠欠佳，噩梦多，易惊醒，心悸，气短，口中乏味等症。素有痔疮，常大便带血。诊其舌质红润而绛，光滑无苔。脉数无力，尺弱。

[诊断] ①咳嗽属阴虚内热证；②失眠；③痔疮。

[治法] 滋阴润肺，止咳化痰，佐以安神。

[方药]

北沙参15g	百合20g	麦冬15g	茯苓15g
石斛15g	生地15g	赤白芍各18g	百部15g
五味子10g	玉竹12g	炒酸枣仁20g	甘草6g

3剂，水煎服，日1剂，分早晚2次温服。

二诊：2014年2月28日。服药后症状均减，效不更方，继服3剂。

三诊：2014年3月4日。服药尚可，近2日又出现大便带血情况，守方加槐花15g，乌梅6g。3剂。

四诊：2014年3月7日。服上药9剂后，各症悉减，尤以发热、咳嗽、口干等症减轻较为明显，因工作地点在香港，到期因需返港工作，嘱其回港后照方加川贝母6g，知母10g，再服5剂，以清余热。

2014年4月10日患者再次来访，诉药尽后症状皆消。

按：阴虚咳嗽，病位在肺。常涉肝肾，本案患者咳嗽经久不愈，吐痰黏稠，且自觉周身烘热，体温并未升高，乃是肺阴亏虚所致，按崔老经验，凡素体肺肾阴亏型咳嗽者，多见黏稠痰甚至结块痰，乃是阴津为虚火所炼而成；患者不但咳嗽，且有胸闷发喘的征象，乃是肾阴亏虚，不能纳气所致；夜眠不佳，噩梦多，心悸心慌之象，乃是心肝血虚，神魂不安所致；素有痔疮，经常便血，乃是阴虚火旺而动血所致；综合症状及舌苔脉象，可明确辨证为阴虚咳嗽，所以治疗上以沙参、麦冬、玉竹、百合、百部养肺阴而清虚火，且百合尚有清心安神，百部能有化痰止咳之效；生地黄、赤白芍、酸枣仁养血清热，使心肝血足则神魂可安；五味子酸甘入肾，收敛肾气以定喘；陈修园云："脾为太阴，乃三阴之长，故治阴虚者，当以滋脾阴为主，脾阴足，自能灌溉诸脏腑也。"所以方中又用茯苓、石斛等甘淡之品入脾以滋脾阴，如此肺、肝、肾三阴皆补，再滋脾阴以灌注周身，培土生金，则半年久咳得以治愈。

风燥咳嗽

严某某，女，46岁，2016年11月19日初诊。

[主诉] 干咳无痰10天。

[现病史] 患者10天前受凉后出现干咳、无痰，晨起、夜间较重，声音嘶哑，口燥咽干，有时心慌，月经素则提前，量少、色淡，刻下行经第2日。既往有甲减病史，现口服西药治疗。诊其舌淡暗，苔白略腻，脉浮略数，尺弱。

[诊断] 咳嗽之风燥伤肺兼有血瘀证。

[治法] 疏风润燥止咳，兼以活血通经。

[方药]

炙桑叶12g	炙桑白皮15g	荆芥9g	防风9g
徐长卿15g	炙枇杷叶30g	炒杏仁12g	白前12g
北沙参15g	麦冬12g	当归12g	赤芍20g
丹参20g	佛耳草15g	甘草6g	

6剂，日1剂，水煎服。

二诊：2016年11月27日。服药后咳嗽症状大减，仍感心悸、心慌，口干，守方去白前加党参15g，五味子12g，西洋参6g，平贝母6g。3剂。

[结果] 服药后诸症皆愈。

按：本患者于秋冬气候干燥之际感受外邪出现咳嗽、无痰，声音嘶哑、咽喉干燥，是明显的燥邪伤阴之象，偶有心慌，乃是阴气不足，虚火扰神所致。燥邪伤肺和阴虚咳嗽虽都有肺中津液不足的表现如口干咽燥、干咳无痰等表现，但燥邪是外感，其脉多浮，阴虚是内伤，其脉多细数，外感时间多较短，内伤发病时间较长，在治疗上也有所不同，阴虚内伤以滋阴养肺为主，可稍佐降气止咳之药，而外感风燥虽也需要滋阴润肺之药，但是必须配以疏散外邪的药物。故本方以桑叶、荆芥、防风、徐长卿等轻清之药以宣散外邪而无伤阴之弊；杏仁、枇杷叶、白前、佛耳草下气化痰止咳；因燥邪易伤津，又用沙参、麦冬滋养肺津而润肺止咳；发病时患者正值经期，月经量偏少，加当归、赤芍、丹参活血通经。二诊患者症状大减，外邪已去，仍有心慌心悸及口渴之感，乃是气阴不足，津不上承之象，于方中加入党参、西洋参补气养阴，五味子酸敛安神，平贝母滋阴润肺止咳，方药对症，尽剂而愈。

痰湿咳嗽

王某某，女，90 岁，2016 年 9 月 5 日初诊。

[主诉] 咳嗽 10 余天。

[现病史] 患者老年女性，身体虚弱，10 天前受凉后出现咳嗽，咯痰，经输液治疗后无明显改善，遂来崔老处就诊。

[刻下] 咳嗽，咳大量白痰，胸闷气喘，胃脘部痞满不适，纳差，恶心，干呕，大便量少，小便黄，听诊可闻及痰鸣音，未闻及哮鸣音。舌淡，苔薄白，脉细弦。

[诊断] 咳嗽之痰湿阻肺。

[治法] 化痰降逆止咳。

[方药]
炙麻黄 7g	炒杏仁 12g	干姜 6g	细辛 6g
五味子 10g	炙紫菀 15g	炙款冬花 15g	陈皮 12g
半夏 15g	浙贝母 15g	茯苓 15g	南北沙参各 15g
甘草 6g	生姜 3 片		

5 剂，日 1 剂，水煎服。

二诊：2016 年 9 月 10 日。服药后咳嗽大减，咯痰减少，现周身疼痛，仍纳差，恶心，干呕，守方加丹参 20g，桂枝 6g，8 剂。

随访：服药后咳嗽已愈，食欲改善，周身疼痛减轻，精神可。

按：本案患者外感后咳吐大量白痰，胸闷气喘，乃是痰湿阻肺的表现，胃脘部痞满不适，纳差、恶心、干呕是痰阻中焦的表现，肺与大肠相表里，肺气受阻，肃降失常，影响肠腑通畅，故大便量少，仲景云：脉偏弦者饮，双弦者寒，本患者脉现弦细之象，亦说明了本病寒湿痰饮内阻的病机。病痰饮者，当以温药和之，脾为生痰之源，故方中以干姜、细辛、五味子三药温化寒饮，陈皮、半夏、茯苓健脾除湿化痰，配以麻黄、杏仁、紫菀、款冬花、浙贝母理肺化痰止咳，病发秋季，燥邪当令，且方中苦辛之药较多，故又稍加南北沙参以润肺止咳，且能防过燥伤阴之弊。二诊患者咳嗽、咯痰均减少，但食欲未改善，仍恶心干呕，说明中焦仍有痰饮，且周身疼痛，故守方加丹参、桂枝二药流通周身气血，继续服用，最终得以治愈。

痰热咳嗽

陈某某，男，82岁，2016年4月14日初诊。

[代主诉] 咳嗽伴发热20天余。

[现病史] 患者3个月前不慎跌倒致左髋关节骨折，治疗期间又突患中风，导致肢体麻木，语言謇涩，神志不清。20天前受凉后出现发热，咳嗽，CT示：肺部感染，经治疗效果不佳，现仍咳嗽，咳吐黄痰，痰黏难咯，喉中痰声辘辘，闷气发喘，间断发热，最高体温38℃，嗳气，食欲尚可，饮食有时发呛，大便干，小便黄。舌质暗红，苔微黄略腻，脉浮弦略数。

[诊断] ①咳嗽（痰热阻肺），②中风（瘀阻经络），③髋骨骨折。

[治法] 清热祛痰活瘀。

[方药]

法半夏 15g	化橘红 12g	茯苓 15g	枳实 12g
胆南星 12g	天竺黄 15g	鱼腥草 30g	蒲公英 20g
炒杏仁 12g	丹参 20g	石菖蒲 15g	远志 9g
西洋参 6g	竹沥 10ml	甘草 6g	

8剂，日1剂，水煎服。

二诊：2016年4月23日。家属代诉，患者咳嗽咯痰、发热、嗳气等症状均减轻，仍阵发性咳嗽，有时发热，体温波动在 37.5~38℃。用上方去炒杏仁，加百部 15g，金荞麦 20g，西洋参 3g。8 剂水煎服。

三诊：2016 年 5 月 5 日。服药后，诸症大减，发热、气喘、嗳气均已无，精神好转，刻下偶发咳嗽，吃饭有时发呛，气上逆，舌质红。改用养肺阴、理胃气、扶正之剂为主。

[方药] 南沙参 15g　　北沙参 15g　　天冬 15g　　麦冬 15g

石斛 12g　　　生地 12g　　　玉竹 15g　　生麦芽 15g

神曲 15g　　　金荞麦 20g　　西洋参 9g　　石菖蒲 12g

丹参 20g　　　浙贝母 15g　　法半夏 12g　甘草 6g

生姜 3 片

4 剂，日 1 剂，隔日 1 服。

随访：半月后，咳嗽、闷喘等证已消失。

按：本案患者先患骨折，又患中风，长期卧床不起，张志聪云："久卧气不行则伤气。"肺主气，司呼吸，为水之上源，久卧伤气，首先及肺，导致肺气不利，津液代谢失常，痰涎内生，郁而为热，气虚又卫外不固，稍有不慎，即易受邪，内外合邪，发为咳嗽，吐黄痰、大便干、小便黄皆是痰热内蕴之象，且神志不清，与痰蒙清窍亦有关系，故先以涤痰汤为主化痰开窍，配以鱼腥草、蒲公英清热消炎，杏仁下气止咳，丹参活血化瘀，改善肺部血液循环，且由于病本由虚所致，故加西洋参以补气且不助热。二诊减去辛温之杏仁，加百部清热化痰止咳，金荞麦清热消炎，增强清热之功，服罢诸症大减，虑其年高体弱，攻伐之药，重病即止，舌质红，是有余热，改用养阴清热为主，稍作化痰之品，药尽咳止。

肝火咳嗽

王某某，男，32 岁，2014 年 12 月 31 日初诊。

[主诉] 咳嗽半月余。

[现病史] 半月前因感冒出现咳嗽、咳黄痰，量多，至今不愈，乏力、胸闷、有时作喘，心烦易怒，食欲尚可，二便调，舌边尖红，苔微黄而燥，脉

浮弦而数。

［诊断］咳嗽之肺气失宣，兼有余热证。

［治法］宣肺化痰清热。

［方药］炙麻黄 8g　　炒杏仁 12g　　　全瓜蒌 15g　　陈皮 12g

　　　　法半夏 12g　　天竺黄 12g　　　百部 15g　　　知母 12g

　　　　川贝母 6g　　 南北沙参各 15g　前胡 12g　　　白前 12g

　　　　天麦冬各 12g　地龙 12g　　　　甘草 6g

6 剂，日 1 剂，水煎服。

二诊：2014 年 1 月 7 日。服药后咳、喘较前有所减轻，仍有黄痰，两胁部疼痛，守方加鱼腥草 20g，柴胡 12g，黄芩 9g，10 剂。

三诊：2016 年 1 月 17 日。服药后咳、喘均无，自觉轻微胸闷，仍有黄痰，舌质红润，苔黄腻，脉弦滑，守方加金荞麦 12g，6 剂。

随访：服药后诸证痊愈。

按：《素问·咳论》提出"肝咳之状，咳则两胁下痛，喉中介介如梗状，甚则不可以转，转则两胁下满。"本案患者初诊时咳嗽，吐黄痰，心烦易怒，脉浮中有弦意，舌边尖红，已有肝气不舒，郁而化火之象，给予宣肺化痰清热止咳药物后，症状虽有缓解，但难称满意，二诊时出现了两胁部疼痛的症状，肝火犯肺已较为明显，所以加入柴胡、黄芩疏肝清热，疗效明显，至三诊时已不咳，因其有黄痰，且苔腻，是痰热未清之象，故加入金荞麦清热化痰，继续服用，以竟全功。

体虚兼外感咳嗽

李某某，男，59 岁，2015 年 1 月 22 日初诊。

［主诉］头痛、咳嗽 2 天。

［现病史］患者平素体质虚弱，常易感冒。2 天前受凉后出现头痛、咳嗽，吐黏稠痰，咽喉不利，胸闷气短，周身酸困乏力，无发热，食欲不振。舌质淡，苔微黄，脉浮略数。

［诊断］感冒之风寒袭表，入里化热证。

［治法］祛风清热润肺。

［方药］荆芥穗 10g　　　防风 10g　　　川贝 10g　　　牛蒡子 10g

　　　　炙桑皮 13g　　　麦冬 13g　　　百部 6g　　　北沙参 15g

　　　　炒杏仁 12g　　　甘草 6g

2 剂，水煎服，日 1 剂。

二诊：2015 年 1 月 25 日。服药后咳嗽大减，外感症已消，尚咳嗽，身有微汗，气感不足。改用固卫补肾润肺之剂。

炙黄芪 15g　　　　白术 10g　　　　五味子 10g　　　北沙参 15g

炒杏仁 13g　　　　百部 6g　　　　茯苓 13g　　　　生山药 15g

川贝 10g　　　　　甘草 6g　　　　白果仁 15g

3 剂，水煎服，日 1 剂。

三诊：2015 年 1 月 29 日。服药后诸证消失大半，精神亦佳，要求照上方再服 3 剂。

四诊：2015 年 2 月 8 日。患者前来致谢，据云近些日甚好，已无所苦，要求一预防感冒之方以巩固疗效，扶正固本。

生黄芪 15g　　　　白术 10g　　　　防风 10g　　　　五味子 10g

黄精 10g　　　　　淫羊藿 10g　　　茯苓 13g　　　　北沙参 13g

山药 15g　　　　　炙甘草 6g

嘱每星期服 2 剂，即可巩固疗效，不患感冒。

按：患者于冬月之中感受风寒之邪，出现头身疼痛，酸困无力，乃是风寒外束肌表，卫阳被郁之象，太阳主表，肺亦主皮毛，咳嗽，胸闷气短，咽喉不利，乃是邪气循经犯肺，影响肺之宣发肃降所致，吐黄稠痰，乃是肺经有热，煎熬津液所致，因患者无发热征象，所以初诊以荆芥、防风药性平和之品以驱散风寒之邪，配以桑白皮、川贝、牛蒡子、杏仁、百部清热肃肺，止咳化痰，据崔老经验，凡是吐黏稠痰者多有阴伤之患，故又加沙参、麦冬润肺生津，稀释痰液使之易咳出。二诊时患者卫阳表证已除，邪气已去，仅遗咳嗽，缓则治其本，以攻补兼施之剂，加黄芪、白术、山药等健脾补肾，增强正气，配以止咳化痰之品。四诊时诸证均消，虑其平素体质虚弱，卫表不固，故易感冒，所以以玉屏风散为主加健脾补肾之药，以增强正气抗邪能力，预防再次复发。

咳而遗尿

马某某，女，30岁，2016年12月1日初诊。

[主诉] 咳而遗尿9天。

[现病史] 9天前因感冒后引起咳嗽，吐白痰，痰量不多，痰不易吐，咳嗽夜晚重，胸闷气喘，咳而遗尿，颇为痛苦。平素月经基本正常，目前月经将净。舌淡润苔薄，脉浮略数。

[诊断] 咳嗽之肺肾气阴亏虚。

[治法] 宣肺止咳补肾。

[方药]

炙麻黄6g	炒杏仁12g	炙紫菀15g	炙款冬花15g
炙枇杷叶15g	桔梗10g	前胡12g	南沙参15g
北沙参15g	当归12g	川贝6g	五味子12g
山药20g	炙甘草9g	生姜3片	

6剂，日1剂，水煎服

二诊：2016年12月8日。服药后，咳嗽、胸闷、咳而遗溺均大减，现仍有时咳嗽，流黄稠涕，用上方加百部12g，天冬12g，麦冬12g，8剂水煎服。

嘱其忌食辛辣，配合红梨冰糖熬水喝。

随访：1个月后。上述情况已无。

按：本案患者咳嗽伴有遗尿，《内经》云："肾咳不愈，则膀胱受病；膀胱之咳，咳而遗尿。"膀胱与肾相表里，咳而遗尿，虽说是膀胱，但与肾气不固，失其封藏有密切关系，且患者夜间咳嗽较甚，亦与肾亏有密切关系，所以治疗上除了用麻黄、杏仁、紫菀、款冬花等止咳套药外，还加入了沙参、当归滋阴养血以清浮火，五味子、山药补肾收敛，既可收敛上浮之火，又能固涩膀胱以消除遗尿之苦，二诊症状明显减轻，流黄稠涕，乃是津液受虚火煎熬之象，故加入天冬、麦冬增强滋阴清火之功，方药对证，收效良好。

痰热蕴肺咳嗽

刘某某，女，65 岁，2009 年 6 月 2 日初诊。

[主诉] 咳嗽半年余。

[现病史] 患者近半年来不断咳嗽，咳吐黄痰，时有胸闷气喘，曾咯血 1 次，脉浮滑略数，舌质紫暗，苔白腻。既往检查提示：慢性支气管炎。

[诊断] 咳嗽之痰热蕴肺证。

[治法] 宣肺利气，清热化痰。

[方药] 麻黄 7g　　　白果仁 12g　　　紫苏子 12g　　　炙款冬花 15g

　　　　炒杏仁 12g　　桑白皮 15g　　　黄芩 15g　　　　法半夏 12g

　　　　百部 12g　　　知母 12g　　　　浙贝母 6g　　　　川贝母 6g

　　　　射干 9g　　　　桔梗 10g　　　　甘草 12g

6 剂，日 1 剂，水煎服。

二诊：2009 年 6 月 12 日。仍咳嗽，但较前减轻，黄痰量减少，原方黄芩改为 12g 加南北沙参各 15g 以清肺祛痰，8 剂水煎服。

三诊：2009 年 6 月 23 日。咳嗽减，咳吐黄白痰，原方去白果仁，加茯苓 12g，槟榔 15g 健脾理气，以杜生痰之源，10 剂水煎服。

四诊：2009 年 7 月 10 日。咳嗽大减，黄痰减少，去紫苏子加炙枇杷叶 20g，8 剂水煎服。

五诊：2009 年 7 月 23 日。咳嗽时有时无，痰量大减。刻下，时感咽喉不利，上方加厚朴 12g，射干 12g，6 剂水煎服，巩固疗效。

按：肺为娇脏，不耐寒热，易受内外之邪侵袭而宣肃失职，发为咳嗽、哮喘等证。本病案因外感热邪，迁延日久，耗灼阴液，日久化痰，痰热阻肺，肺失宣降，则有咳嗽、黄痰诸症。治疗时以宣肺，清热，化痰之剂为主，使痰热消，外邪解，肺气降，则咳嗽痰喘诸症自除。方中麻黄性温，宣肺平喘，解表散邪；白果仁甘温，敛肺定喘，祛痰止咳，两药合用，一散一敛，既能增加平喘之功，又可防麻黄辛散太过耗伤肺气，共为臣药。杏仁、紫苏、款冬花、半夏、百部、川贝母、浙贝母、射干，皆能降气平喘，清热化痰之功，共为君药，桑白皮甘寒，黄芩苦寒，知母苦寒三药，清泄肺热，止咳平喘，共为佐药。佐药多为寒凉之品，诸药配用，可解内蕴之热，甘草调和诸药，桔梗入肺经，载药上行，行舟车之功，两药共为使药。全方共奏宣降肺气，止咳平喘，清热化痰之功。肺为贮痰之器，脾为生痰之源，缓则治其本，待症状缓解后，给予健脾理气药物茯苓、槟榔，以杜生痰之源。四诊方所加之枇杷叶止咳降气，崔老的经验是枇杷叶痰多时不用，痰量减少时加用，往往可取的显著的疗效。

咯　血

阴亏内热，痰湿内盛咯血（支气管扩张）

孙某某，女，70 岁，2015 年 3 月 17 日初诊。

[主诉] 咳嗽、咯血 60 余年，加重 1 周。

[现病史] 患者有支气管扩张病史 60 余年，反复咳嗽、咯血，近 1 周来再次出现咯血，咳嗽，吐白痰，有时呈黄色，胸闷、乏力，舌体淡胖，苔薄而腻，脉浮细略数。肺部 CT 检查：左肺支气管扩张，左肺下叶感染可能性大，双肺上叶慢性炎症，左肺上叶陈旧性病变。

[诊断] 咯血之肺阴亏虚，痰湿内盛。

[治法] 润肺化痰活血。

[方药] 南北沙参各 15g　天麦冬各 15g　百合 30g　仙鹤草 30g
西洋参 9g　三七 6g　桃仁 12g　杏仁 12g
天竺黄 12g　浙贝母 15g　陈皮 12g　半夏 12g
茯苓 12g　白及 6g　甘草 6g

8 剂，日 1 剂，水煎服，分早晚 2 次温服。

二诊：2015 年 3 月 26 日。服药后咯血已无，咳嗽大减，咯痰量少，晨起口干，右寸脉略浮尺弱，左脉浮弦，舌体胖质略红，中有裂纹，守方减天竺黄为 6g，加玄参 12g，生姜 3 片。8 剂。

三诊：2015 年 4 月 10 日。服药后自觉胸闷减轻，呼吸顺畅，少量咯血 1 次，有白黏痰，晨起仍口干，守方加知母 12g，全瓜蒌 15g。8 剂。

随访：3 个月后随访自述其服药可，之后未再出现咯血。

按：《景岳全书·血证》云："血动之由，惟火惟气耳"，提示气虚和火邪是血证发生的两个重要原因，就本案来看，患者咳嗽，咯痰有时呈黄色，根据崔老经验，有一分黄痰即有一分热邪，提示体内有热，脉浮细略数，非有力之脉，提示咯血的发生乃是虚热或虚火动血所致，并且患者发病日久，反复出现咯血，体内不可避免的留有瘀血，所以治疗上以南北沙参、天麦冬、百合、五味子滋补肺肾之阴液以清虚热；血之出多由咳，咳不止则血难宁，又天竺黄、浙贝母、陈皮、半夏、茯苓化痰止咳以宁血；三七、桃仁活血化瘀以除旧血，白及、仙鹤草收敛止血；西洋参甘苦性凉，具有补而不燥的特性，可使气旺血生，诸药合用，止血、消瘀、宁血、补血，是一方而四法均备，故治疗咯血，如鼓应桴，服用后能保持长时间未再出现咯血。

燥邪伤肺之咯血

李某，男，56 岁，2012 年 9 月 10 日初诊。

[主诉] 咳嗽伴痰中带血 3 日。

[现病史] 患者素有慢性支气管炎病史，经常咳嗽，3 日前发现痰中有时带有血丝，量不多，遂来就诊，刻下自觉咽痒，口干，咳嗽，吐痰不多，痰中可见有血丝，胸部略有闷气感，身微热，烦躁不适，小便微黄。舌质微红，苔微黄薄，脉略浮弦。

[诊断] 咯血，燥邪伤肺。

[治法] 清燥润肺止血。

[方药]

炙桑叶 15g	炙桑皮 15g	炙枇杷叶 20g	炒杏仁 12g
川贝母 6g	天、麦冬各 12g	石膏（先煎）15g	阿胶（烊化）9g
北沙参 15g	仙鹤草 20g	白茅根 30g	芦根 20g
甘草 6g			

6 剂，日 1 剂，早晚分 2 次温服。

二诊：2012年9月16日。服药后咯血止，身热减，燥邪渐退，用上方去阿胶、石膏，加玉竹9g，石斛15g，西洋参6g，浙贝母15g。8剂水煎服。

三诊：2016年9月23日。服药后各症悉减，身不热，仍咳嗽，吐痰不多，痰中少量血丝，尚有口咽干燥，上方去桑叶、茅根、芦根加南沙参15g，五味子10g，以悦胃滋肾。因素体较虚，有吸烟史，损伤肺气和津液，故令其再服上方10剂以巩固疗效。

随访：1个月后。身体尚可，咳嗽、痰中带血等证基本痊愈。

按：本案患者临床症状有口干，咽痒，身微热，脉有浮象，再结合其发病时日为秋季，气候干燥，故可以判定为燥邪外感，燥生火，火动血则痰中带有血丝，燥邪伤津液，阴津亏少故心肝失养，所以出现烦躁之意，所以治疗上以喻嘉言清燥救肺汤为主，以桑叶辛凉清宣燥邪；配以桑白皮、石膏泻肺中燥火；麦冬、沙参润肺，天冬、阿胶滋肾，肺肾金水相生，津液充足，则火热燥邪可除；茅根、芦根利小便，使肺中伏火从小便而去；枇杷叶、杏仁降肺止咳；仙鹤草补虚止血，诸药合用，标本兼治。二诊、三诊根据情况逐渐减去清宣之品，加重滋润之药以调理治疗，终至痊愈。

喘　证

痰热阻肺，邪实气逆喘证（肺心病）

敬某，男，70岁，2000年3月2日初诊。

［主诉］胸闷气喘5年余，加重5天。

［现病史］患者既往有肺心病病史5年余，时作胸闷气喘，动则加重。5天前受凉后再次出现胸闷气喘加重，不能平卧，咳嗽，咳吐黄黏痰，胸痛，纳差，乏力，腹胀，下肢水肿，大便3日未排。刻诊：形体丰腴，面色红赤，声音重浊，桶状胸，口唇紫绀，舌质红，苔黄腻，脉弦实有力。

［诊断］喘证之痰热阻肺 邪实气逆。

［治法］清热化痰，泻肺平喘。

［方药］全瓜蒌 18g　　清半夏 12g　　胆南星 12g　　黄连 6g

丹参 20g　　鱼腥草 30g　　杏仁 12g　　炙桑皮 15g

地龙 13g　　南沙参 15g　　北沙参 15g　　葶苈子（布包）30g

百部 15g　　川贝母 6g　　浙贝母 6g

8 剂，日 1 剂，水煎服，分早晚 2 次温服。

二诊：2000 年 3 月 10 日。服药后咳嗽、胸闷气喘均已明显减轻，大便通畅，日 1 次，下肢水肿大减，自感病愈八九，咳吐白黏痰，上方诸药减量，加陈皮 12g，甘草 6g，8 剂水煎服，另嘱核桃 1~2 个，早晚嚼服。

随访：2 个月后。患者服上药后除感动则气喘，时有微咳外，余无所苦。

按：本案患者咳嗽、胸闷气喘伴有吐黄黏痰，面红目赤，为痰热壅塞肺部，肺气不利，不能助心行血，心脉瘀滞，则出现口唇紫绀之象，患者发病日久，肺、脾、肾俱虚，水液运化失常，则肢体肿胀。本证是在素体气虚痰湿内盛的基础上有受外邪感染，痰热相合，肺气不通，急则治其标，以小陷胸汤为主，配合鱼腥草、胆南星、桑白皮、杏仁、地龙、百部、川贝、浙贝、地龙等药宽胸涤痰，清热消炎，待痰热去则肺气清，咳喘可除，加南北沙参以防热盛伤阴之弊，丹参活血化瘀以通心脉，葶苈子一味，具有泻肺平喘、强心利尿的作用，对于肺心病之喘咳、水肿甚为合适，崔老在急性期一般用 20~30g，并未见明显不良反应，二诊患者病情好转，根据病情变化，减轻诸方药量，加陈皮理气化痰，核桃补肾纳气，调理服用，尽剂而愈。

阳虚寒饮喘咳（慢性支气管炎、肺气肿）

王守俊，男，70 岁，2014 年 11 月 9 日初诊。

［主诉］咳嗽、气喘 20 余年，加重 1 个月。

［现病史］患者既往有慢性支气管炎、肺气肿病史 20 余年，素则咳嗽闷喘，动则加重，入冬后咳喘等症加重，胸闷以左侧尤甚，咳吐少量白色黏痰，平素饮冷后易腹泻，有时腰酸乏力。舌质紫暗，苔水滑，右脉浮滑缓，左脉滑。心电图检查：心肌供血不足。

［诊断］喘证之脾肾阳虚，寒饮伏肺。

［治法］暂用健脾燥湿，温肺化饮。

［方药］炙麻黄 6g　　炒杏仁 12g　　党参 15g　　地龙 12g

　　　　茯苓 12g　　白果仁 15g　　白术 12g　　半夏 15g

　　　　化橘红 15g　细辛 6g　　　西洋参 6g　　葶苈子（包煎）20g

　　　　桔梗 10g　　甘草 6g　　　生姜 3 片　　红枣 6 枚

8 剂，日 1 剂，水煎服。

二诊：2014 年 11 月 20 日。患者服药后自觉闷喘症状减轻，咯痰较前顺利，用上方去桔梗，加五味子 10g，干姜 6g，继服 8 剂。

三诊：2014 年 11 月 28 日。患者服药后咳吐痰量明显减少，上楼慢走不喘，跑步仍喘，舌质仍淡暗水滑，苔略白厚腻，右脉浮弦力差，左脉寸弱。不欲服用汤药，改用口服丸剂以巩固疗效。

［方药］蛤蚧（去头足）2 对　　地龙 60g　　红参 30g　　西洋参 40g

　　　　南北沙参各 120g　　山萸肉 90g　　丹参 120g　　茯苓 120g

　　　　法半夏 120g　　　　陈皮 120g　　干姜 60g　　细辛 30g

　　　　五味子 120g　　　　白术 120g　　葶苈子 90g　　大枣 30g

　　　　甘草 30g

上药共研为细粉，水泛为丸，如绿豆大，每服 9g，日 2 次。

按：患者喘咳不已，遇冷加重，吐痰色白量少而黏，舌苔水滑，乃是寒饮伏肺之象，仲景云"病痰饮者，当以温药和之"，又痰饮的形成，很大程度上是因为脾阳不足，不能温化水谷所致，所以初诊方中以党参、西洋参、茯苓、白术、半夏、橘红、甘草、大枣健脾助运以消痰之来源；麻黄、杏仁、葶苈子、细辛、地龙宣利肺气，止咳平喘，且麻黄、葶苈子均能泻肺中水饮，葶苈子尚有强心之功，对于慢性支气管炎、肺气肿导致的心功能低下具有较好的治疗作用；桔梗为诸药舟楫，引药物之力达于肺中。诸药合用，温补兼消，补而不滞邪，消而不伤气，对于病久体虚兼有有形实邪者甚为合适。二诊患者临床症状有所缓解，加入干姜、五味子合成仲景温化痰饮的常用药物组合。三诊患者症状基本缓解，改用丸药健脾、理肺、滋肾，兼以温化痰饮，活血祛瘀，以缓图之。

本例患者年龄 70 岁，素有心脏供血不足，舌紫暗为血瘀，肺气肿肾虚血瘀，加上脾阳虚，纳冷腹泻，舌苔厚腻水滑，故治疗气喘，肺脾心肾皆要考虑，方以肺气肿丸为主方，补肾健脾温肺活瘀纳气，加上葶苈大枣泻肺汤，西洋参强心益气，使病情控制，药丸以蛤蚧定喘丸和肺气肿丸加白术巩固疗效。

发　热

湿浊发热

党某某，男，16岁。2006年8月7日初诊。

[主诉] 发热10天。

[现病史] 患者于10天前因过食肥甘厚油腻之品，出现胃部不适，胀满纳差，恶心欲呕，发热，体温38.0~39.0℃之间，遂到某市级医院就诊，经对症治疗，胃脘部胀满不适好转，但体温仍持续在38.0~38.5℃之间，至今已有1周左右。

[刻下] 患者发热、乏力、纳差、口干、精神欠佳、小便黄，大便2天1次。舌质红，苔白略腻，脉细略数。

[诊断] 发热属阳明胃经郁热，胃中浊气不化。

[治法] 化湿和胃，滋阴清热。

[方药] 生石膏（先煎）45g　　知母12g　　生地15g　　玄参20g
青蒿15g　　　　　　菊花15g　　薄荷6g　　　甘草6g
竹叶6g　　　　　　　白豆蔻6g

3剂，日1剂，分早晚2次温服。

二诊：2006年8月11日。服药后体温下降至37.2℃，食欲、精神较前改善，再守方略有加减服用4剂，体温降至正常，精神好而愈。

按：患者过食肥甘厚腻之品，湿浊阻于中焦，阳明气机不畅，郁而化热，正如吴鞠通所言："秽湿着里，舌黄脘闷，气机不宣，久则酿热。"湿性重浊黏腻，故发热难以速愈，湿邪阻滞中焦气机，则脘胀呕恶，食欲不佳，周身乏力，湿热阻中，津液运行不畅，故而大便干、口干。在治疗方面，吴鞠通湿温禁汗、禁下、禁润，是治疗湿邪发热必须遵守之圭臬，故方中以石膏、青蒿、菊花、薄荷等辛寒之药，入阳明胃经，缓缓透发邪热，知母、生地、玄参走血分而清血中邪热，白豆蔻燥湿，竹叶利湿合用以除中焦湿浊邪气。诸药合用，可使湿去热清，其正切病机，故能应手而愈。

阴虚发热

翟某某，男，34岁。2010年3月27日初诊。

[主诉] 发热2周。

[现病史] 患者2周前感冒，西药消炎抗病毒治疗5天，体温由38℃降至37.2~37.5℃之间，持续发热并伴汗出、头痛、神疲乏力。舌质红润苔黄腻，脉浮数。

[诊断] 发热属余热伤阴兼有湿热。

[治法] 养阴清热祛湿。

[方药] 柴胡15g　鳖甲（先煎）15g　青蒿20g　白薇20g

地骨皮15g　秦艽12g　茵陈20g　生龙牡各（先煎）15g

生地15g　玄参15g　蔓荆子15g　白芷12g

甘草6g　竹叶6g

6剂，日1剂，水煎服。

二诊：2010年4月4日。患者服药后热退，体温已正常，诉自昨日前额疼痛较重，既往有鼻窦炎病史。改用清上解毒，理气祛风之剂。

[方药] 菊花15g　白芷12g　生石膏（先煎）20g　玄参30g

辛夷6g　细辛5g　浙贝母15g　连翘15g

甘草6g　杏仁12g　薄荷6g　山奈6g

柴胡12g

6剂，日1剂，水煎服。

三诊：2010年4月10日。患者服药后前额疼痛减轻，又感身冷，时有微咳。于二诊方中改石膏10g，荆芥、防风各10g，葛根20g。6剂水煎服。

四诊：2010年4月17日。此次复诊诉服药期间，又因受凉后出低热，体温 37.1~37.5℃，仍有前额疼痛、口苦，大便每日 2 次，查舌体胖略红，苔略腻，脉弦。改用清少阳阳明经热为主。

［方药］柴胡 25g　　　黄芩 12g　　　荆防各 12g　　　白芷 12g

　　　　菊花 12g　　　辛夷 12g　　　山奈 12g　　　　生石膏（先煎）20g

　　　　知母 12g　　　玄参 30g　　　细辛 5g　　　　薄荷 6g

　　　　甘草 6g

6 剂，日 1 剂，水煎服。

五诊：2010 年 4 月 22 日。患者诉前额疼痛及低热症消，仍有时感身体受凉，易感冒，头晕，腰酸，乏力，此邪去正虚所致，改用固卫气，滋肾养阴之剂。

［方药］生黄芪 15g　　　白术 12g　　　防风 12g　　　柴胡 12g

　　　　白芍 15g　　　黄芩 9g　　　桑寄生 12g　　　川牛膝 15g

　　　　生山药 20g　　红景天 20g　　太子参 15g　　　生地 15g

　　　　甘草 6g

6 剂，日 1 剂，水煎服。

按：本案患者初诊时感冒之后经抗菌消炎、抗病毒等治疗，身热由高热转为低热，且伴有汗出、神疲乏力，乃是热病后期，伤津耗液，余热未清之象，舌苔黄腻，是体内有湿热的表现，因阴虚和湿热均可以导致低热不愈，且热病后期，体质已虚，不宜再过用苦寒，所以方中以柴胡、鳖甲、青蒿、白薇等辛寒或咸寒之品，清透余热，地骨皮、生地黄、玄参滋阴清热；秦艽、茵陈清利湿热，竹叶清热生津，导热邪从小便而去，生龙牡收敛固涩以止汗出，因其脉象浮而数，且伴有头痛，乃是表邪未罢之征，所以以白芷、蔓荆子辛散祛风，清利头目以止痛，方药对症，故服完热退，二诊患者因有鼻窦炎病史，一般以胆经和胃经有热为主，所以改用清透胆经和胃经之热之剂主，后患者因受凉后再次出现低热，但伴有口苦症状，考虑胆经郁热，故加入柴胡、黄芩加强清透少阳邪热的功效，服后患者诸证皆消，因其既往容易感冒，考虑正气不足，卫外不固，所以以玉屏风散为主加入健脾补肾之剂以充养正气，卫外御邪。

心　悸

气阴两虚心悸（2例）

张某某，男，65 岁，2009 年 3 月 3 日初诊。

[主诉] 心慌半月余。

[现病史] 患者近半月来常自觉心慌难受，有时自汗，大便秘结。舌淡润，苔白腻。脉促结互见。测血压 160/100mmHg。心电图检查提示窦性心律不齐。

[诊断] 心悸属气阴两虚。

[治法] 益气养心安神。

[方药]　丹参 30g　　党参 20g　　麦冬 15g　　砵茯神 15g

　　　　　五味子 10g　甘松 15g　　生地 15g　　玄参 15g

　　　　　苦参 12g　　桑寄生 15g　生杜仲 15g　生龙牡各（先煎）15g

　　　　　罗布麻 20g

6 剂，日 1 剂，水煎服。

二诊：2009 年 3 月 10 日。心慌、便秘症减，血压逐渐下降。守上方加太子参 15g，甘草 6g，继服 6 剂。

随访：1 个月后。该患者精神大好，心悸、便秘症消。

按：心悸为本虚标实之证，虚者，阳气阴血不足，心失所养，实者，痰湿、瘀血阻络，心脉不畅。本案患者脉促结互见，快慢不一，时时自汗，大便秘结，考虑为气阴亏虚型，气不足则卫外不固，时时自汗，阴液不足则便秘，气阴亏虚，虚火扰心故心慌，心悸，所以方中以党参补气，麦冬、五味子、生地黄、玄参养阴清热，苦参苦寒直折虚火，丹参性凉，既能清心除烦，又能活血通脉，茯神以安神，龙牡以止汗，桑寄生、生杜仲、罗布麻三药均能降血压，是崔老治疗高血压病常用的药物组合，甘松一味，现代药理研究表明具有镇静、安神的作用，具有良好的抗心律失常的功效，亦是崔老治疗心律失常常用的药物之一。二诊时患者症状减轻，血压下降，故加太子参、甘草增强补气之功，使心气旺盛，阴血充足，心阳得潜，心神归于宅窟而安静宁谧，则心悸自除。

董某某，女，60岁，2016年12月6日初诊。

[主诉] 夜间胸前区不适2年余，加重3个月。

[现病史] 患者数年前因围绝经期综合征出现长期失眠，2年前出现夜间醒后胸前区不适，出汗，短气，近3个月来频繁发作，每于凌晨4~5点睡醒时发作，发作时心慌，自觉周身烘热，汗出，烦躁，口干，平素大便秘结，耳微鸣，食欲尚可，夜眠差，月经已断，既往有高血压、糖尿病、高脂血症史，心电图检查提示心肌缺血，发作时自测脉搏有停顿。舌淡，边有齿痕，苔少，脉沉弱。

[诊断] 心悸属气阴亏虚。

[治法] 益气养阴。

[方药] 丹参30g　　　党参15g　　　玄参15g　　　西洋参6g

生龙牡（先煎）各15g　炒酸枣仁20g　生白术25g　甘松12g

桑寄生15g　　　生杜仲15g　　　麦冬15g　　　五味子10g

生山药20g　　　生地黄15g　　　炙甘草6g　　　大枣5枚

6剂，日1剂，水煎服。

二诊：2016年12月12日。服药后症状略减，大便顺畅，守方加桂枝9g，茯神15g，炙甘草改为9g。8剂水煎服。

三诊：2016年12月18日。服药后夜间醒后心悸发作次数明显减少，夜眠仍不佳，守方改酸枣仁为30g。8剂水煎服。

四诊：2016年12月27日。服药后心悸、汗出、口干等症状基本消失，大便正常，唯晨起后偶有1~2次自觉心中空虚、短气，舌淡，苔薄白，脉弱无力，守方加黄芪20g，升麻3g，柴胡3g以巩固疗效。

随访：诸症痊愈，精神佳。

按：本案患者长期失眠，汗出，致阴血不足，心体失养，无以涵养心火，心火虚性妄动，故而发为心悸、烘热汗出、口干、烦躁诸证，舌有齿痕、脉沉而弱，则是阴虚兼有气虚之象，治疗以生地黄、生山药、酸枣仁、麦冬、五味子诸药滋养阴血，收敛心气，配以党参、白术、西洋参、甘草、大枣补益心脾以资气血生化之源，其中白术生用且量较大者，以其质润多脂，能缓脾生津，从而有助于通便。如此气血双补，则气旺血生，心脉充足，又用丹参活血通脉，促进气血流通，且丹参性凉，入心经能除烦安神，玄参一味，苦、咸而寒，能滋心阴，泄心火，用之可使妄动之心火回归本位，生龙牡镇心安神，桑寄生、生杜仲二药温补肾阳以蒸肾水上行制约心脏浮游之火，正所谓壮水之主以制阳光，二诊服药后患者症状略有缓解，思其病多发于凌晨4~5点之间，正是平旦之时，内经云"平旦一阳生"，其脉沉弱者，是不但有气虚，尚有阳虚之象，心阳亏虚，夜间阴气用事，心阳无以制约肾水，致肾水上犯胸中，平旦之时，一阳初生，其热力微小，不能冲开胸中阴霾，反为阴霾所郁，不能舒畅，故而烦躁不安，所以加桂枝一味，既能温通心阳，又能平冲降逆以制肾水，故而服药后症状明显好转，以此为基础服药数剂而愈。

阴阳两虚心悸（风湿性心脏病）

艾某，男，47，转业军人，2000年12月23日初诊。

[主诉]心慌、胸闷1个月余。

[现病史]患者1个月前因感冒并发支气管炎而住院治疗，住院期间出现心慌、胸闷，查心电图提示：快速性心房纤颤，左心室肥大。心脏彩超示：风湿性心脏病，二尖瓣狭窄（轻~中），左心房扩大。经住院治疗后，支气管炎痊愈出院。出院后仍自觉胸闷气短，心悸怔忡，动则喘甚，周身乏力，四肢酸困，饮食一般，二便正常。诊查：颧红唇暗，呼吸气促，舌体胖，舌质黯，苔少，脉结代互见。

[诊断]心悸属阴阳两虚。

[治法]益气滋阴，通阳复脉。

[方药]

炙甘草10g	桂枝9g	党参20g	麦冬13g
生地15g	阿胶（烊化）10g	茯苓15g	丹参30g
玄参15g	制附子6g	细辛3g	甘松12g
桑寄生15g	川芎13g	鸡血藤30g	生姜3片
大枣5枚			

10剂，日1剂，水煎服。

二诊：2000年1月4日。服药10剂，心悸胸闷明显减轻。因过春节，饮食不节，近日又觉胸闷气短，心悸怔忡，且上腹胀痛，饭后尤甚，大便稀溏，日4~5次，周身乏力，四肢肿胀，舌体胖，质淡暗，苔白腻水滑。遵《内经》"先病而后生中满者治其标"之旨。

[治法] 健脾利湿，益气养心。

[方药] 苍白术各13g　　陈皮12g　　　厚朴12g　　　枳实12g

猪苓13g　　　　泽泻15g　　　茯苓15g　　　大腹皮15g

砂仁9g　　　　神曲15g　　　鸡内金9g　　　炒麦芽15g

太子参15g　　　党参15g　　　丹参30g　　　诃子13g

五味子10g

7剂，日1剂，水煎服。

三诊：2000年1月11日。服药7剂，腹胀大减，胃纳已增，仍觉胸闷气短，周身乏力，四肢肿胀，时有心悸怔忡，治用养心活瘀，健脾利湿之剂。

[方药] 丹参30g　　　川芎12g　　　茯苓15g　　　赤芍15g

陈皮13g　　　苦参12g　　　鸡血藤30g　　　党参15g

砂仁（后下）9g　　干姜6g　　　防己15g　　　制附子6g

生姜皮9g　　　大腹皮15g

14剂，日1剂，水煎服。

四诊：2010年2月1日。服药14剂，体重减轻10kg，诸症明显好转，上方去苦参、防己，加炙甘草10g，桂枝9g，生地15g。16剂。间断服药以巩固疗效。

随访：服药16剂。半月后除脉象时有结象外，别无所苦，已上班工作。

按：本案患者患有风湿性心脏病，心房纤颤，具有胸闷气短、心悸、脉结代的临床表现，且舌体胖大、少苔，颧红唇暗，乃是阴阳两虚的表现，《伤寒论》云："伤寒，脉结代，心动悸，炙甘草汤主之。"所以初诊以炙甘草汤为主，益气化阳，生血化阴，调和阴阳，同时配以附子、细辛振奋心阳，细辛与桂枝同用，尚有加强宣通脉气之意。炙甘草汤调理阴阳、益气复脉之功显著，但是对于虚中有实之证则非独力可任，本证唇舌紫暗，乃是血瘀之象，故又再配以崔老经验方衡心丹，攻补兼施。二诊以腹胀纳差便溏为主，用健脾利湿胃苓汤加大腹皮、砂仁、炒麦芽、神曲、鸡内金、诃子等理气消胀，消食止泻之品，急则治标，加党参、丹参、太子参、五味子益气活瘀兼顾其本。三诊以心悸怔忡，四肢肿胀为主，治用养心化瘀，温阳健脾利湿之剂，方中诸皮利水消肿，理气健脾，使体重减轻 10kg，胸闷心悸等症状随之缓解。崔老治疗此病，不囿于西医病名，辨证论治，随证用药，但又不忘风心宿疾，处处以养心化瘀之药顾之，辨证与辨病相结合，使病情较快得以控制。

阳虚水泛心悸

张某某，女，80 岁，2016 年 5 月 24 初诊。

[主诉] 心慌伴双下肢肿胀 1 年余。

[现病史] 患者既往有高血压病史 20 余年，近 1 年来频发心悸、发慌，动则尤甚，伴有双下肢肿胀，压之凹陷（+），午后较甚，晨起轻，有时头晕，眼干涩，口苦，纳一般，大便干 3~4 日 1 次，眠可。血压控制尚可。查心脏彩超提示：①主动脉瓣钙化伴少量返流；②二、三尖瓣关闭不全伴少量返流；③左室舒张功能减低。舌体胖，质淡润，苔薄白，脉浮弦。

[诊断] 心悸属阳虚水泛。

[治法] 温阳利水。

[方药]

茯苓 15g	桂枝 6g	白术 30g	丹参 30g
党参 20g	太子参 15g	玄参 15g	麦冬 10g
五味子 10g	当归 12g	陈皮 12g	薏苡仁 30g
甘草 6g	生姜 3 片		

6 剂，日 1 剂，水煎服。

二诊：2016 年 6 月 7 日。服药后症状逐减，有时仍感心悸，用上方加泽泻 15g，川牛膝 15g，6 剂。

三诊：2016 年 6 月 17 日。服药后心悸，下肢肿胀均减轻，有时头晕。用上方加川芎 15g，6 剂。

四诊：2016 年 6 月 28 日。服药后，症状逐减，仍感头晕，用上方麦冬加 2g，五味子加 2g，6 剂。

五诊：2016 年 7 月 12 日。服药后，症状大减，仍感下肢肿胀，下午甚，大便 3~4 日 1 次，脉力仍差，舌体略胖苔薄中有裂纹。改用益心气养心阴少佐健脾和胃之剂。

[方药] 黄芪 15g　　党参 20g　　丹参 20g　　太子参 15g

玄参 15g　　麦冬 12g　　五味子 10g　　白术 15g

茯苓 15g　　泽泻 15g　　川牛膝 15g　　车前子 15g

薏苡仁 20g　　甘草 6g　　生姜 3 片　　大枣 4 枚

10 剂，日 1 剂，水煎服。

随访：半月后。上述症状基本消失。

按：患者年事已高，心阳不足，故心悸发慌；双下肢肿胀，胃纳一般，此乃湿邪困阻脾经，以养心健脾利湿为主，少佐疏肝之剂；用苓桂术甘汤来温阳化饮，健脾利湿，方中茯苓健脾，渗湿利水；桂枝能助心阳，扶脾阳以助运水，通血脉，止悸动；白术健脾燥湿，利水，现代研究表明，白术大于 30g 有润肠通便的作用；丹参祛瘀生新，养血安神，能扩张冠状动脉，增加血流量，是治疗心脏病的要药，党参味甘性平，健脾益胃，益气养血，玄参性寒味苦咸，有滋阴降火，生津解毒作用，太子参补气健脾，生津，属补气药中的清补之品，用生脉饮益气生津，养心阴，当归甘温质润，长于补血，为补血之圣药，陈皮、薏苡仁均有健脾利水渗湿的作用。二诊患者心悸、下肢肿胀减轻，加泽泻利水渗湿，川牛膝引血下行，活血化瘀。三诊症状逐减，加川芎活血行气，祛风止痛，为治头痛之要药。四诊症状逐减，加重麦冬、五味子用量，增强养心阴的作用，五诊症状已愈大半，改用益心气养心阴少佐健脾和胃以巩固疗效。由此可以看出中医治病辨证之关键，贵在通常达变。

胸　痹

气虚血瘀胸痹

陈某某，男，44 岁。2003 年 8 月 5 日初诊。

[主诉] 心慌、胸闷半年。

［现病史］患者半年前突发心慌、心悸、胸闷、气短，心前区刺痛，诊断为冠心病，于某医院住院治疗，效果欠佳，建议患者行心脏搭桥手术，患者拒绝并出院，到崔老处就诊。刻下：患者自觉心前区闷痛不适、心慌、气短，活动后加重，心电图提示心肌缺血，舌淡润而暗，苔白腻，脉沉细略弦。

［诊断］胸痹属气虚血瘀兼有水饮。

［治法］益气活血化瘀，温阳利水。

［方药］

川芎 15g	赤芍 20g	地龙 12g	当归 15g
怀牛膝 15g	丹参 30g	没药 9g	茯苓 15g
桂枝 6g	泽泻 15g	桃仁 12g	杏仁 12g
甘松 12g	红花 6g	甘草 6g	

6 剂，日 1 剂，水煎服。

二诊：2003 年 8 月 11 日。患者服药后胸闷、气短症状好转，心前区疼痛较前亦有所减轻，仍觉乏力明显，患者既往有高脂血症史，守方加豨莶草 20g，6 剂。

三诊：2003 年 8 月 17 日。服药后各证悉减，病情基本控制，患者尚能做些正常劳动，脉弦滑，舌淡润。守方加太子参 15g，黄芪 15g，生地 15g，6 剂。

四诊：2003 年 8 月 24 日。服药后各证明显减轻，因受风寒之邪而感冒、咳嗽，舌质红，苔薄白，脉浮而数，改用清热宣肺，养阴止咳之剂。

［方药］

荆芥 12g	柴胡 12g	黄芩 12g	炒杏仁 12g
炙麻黄 6g	炙桑白皮 15g	牛蒡子 13g	紫苏叶 9g
南沙参 12g	北沙参 12g	丹参 20g	党参 15g
麦冬 12g	五味子 10g		

3 剂，日 1 剂，水煎服。

五诊：2003 年 8 月 28 日。服药后感冒已愈，咳嗽停止，时觉周身乏力、失眠，脉细弱，舌淡苔白，改用养心安神，益气活血之剂。

［方药］

丹参 20g	党参 15g	黄芪 15g	当归 15g
鸡血藤 20g	茯苓 15g	麦冬 12g	五味子 10g
西洋参 6g	生地 15g	赤芍 15g	川芎 12g
炙甘草 6g			

12 剂，日 1 剂，水煎服。

随访：1个月后。服药后胸闷、气短、心悸、胸痛等症状均消失。

按：心主血脉，为阳脏而主通明，心阳气虚，鼓动乏力，水饮壅塞胸中，心脉不通，故现胸痛、胸闷、气短等症，初方以活血通脉、温阳化饮为治疗大法，用诸养血活血止痛药物配合苓桂术甘汤，苓桂术甘汤为温阳化饮之良方，因白术滋腻，恐于壅塞之气不利，故去之，甘松一味具有健脾养心开胸中滞气而止痛之功，服药后患者各证均减，期间因受寒而感冒，舌质红，乃为阴虚内热，外受风寒之象，故以散寒滋阴扶正祛邪，3剂而愈，然心脏之病，总因气虚为本，血瘀为标，五诊时，患者脉细而弱，舌淡苔白，乃是气虚之象已露，故用益气安神佐以活血行瘀剂以调养收功。

痰瘀互结胸痹

李某某，男，56岁，2009年5月21日初诊。

[主诉] 心前区疼痛10天。

[现病史] 患者近10天来胸闷、心前区疼痛频繁发作，时轻时重，劳累后尤甚，舌淡苔腻，脉沉略滑，心电图提示心肌缺血。

[诊断] 胸痹属心阳衰微，痰瘀互结。

[治法] 通阳散结，宽胸理气，祛痰活瘀。

[方药] 全瓜蒌12g　　薤白9g　　　半夏12g　　　枳实12g
　　　　厚朴12g　　　茯苓15g　　　白术12g　　　桂枝9g
　　　　丹参20g　　　甘松15g　　　赤芍15g　　　川芎12g
　　　　炙甘草9g　　　生姜3片

8剂，日1剂，水煎服。

二诊：2009年5月28日。心前区疼痛、胸闷减轻，自觉午后乏力疲倦，守方赤芍改为20g，川芎15g，加没药9g，8剂。

三诊：2009年6月6日。心前区疼痛大有好转，发作次数明显减少，守方加三七（冲服）6g，6剂。

四诊：2009年6月14日。症状基本缓解，可稍做家务，守方略有加减以巩固疗效。

按：本案患者舌苔白腻，脉有滑象，乃是痰湿阴邪盘踞胸中，胸阳失展，气机不畅，心脉痹阻之象，故采用瓜蒌薤白半夏汤宽胸化痰理气，又配合枳实薤白桂枝汤辛温散寒，宣通心阳，如是则胸中阳气展，阴邪退，又用茯苓、白术健脾以绝痰之来源，厚朴通宣通中焦阳气，丹参、赤芍、川芎活血通脉，甘松健脾养心，舒胸中滞气，服药后症状好转，方药对症，故二诊、三诊又加没药、三七诸药以增强活血理气之功。

寒凝气滞胸痹

竺某某，女，58岁，2015年3月24日初诊。

[主诉] 胸闷、胸痛5个月余。

[现病史] 患者胸前区刺痛，胸闷5个月余，畏寒怕冷，四肢冰凉，口服西药效果一般，舌质暗红，少苔，脉沉弦。心电图提示中度ST-T段压低。彩超：主动脉关闭不全，左心室舒张功能下降。

[诊断] 胸痹属寒凝气滞。

[治法] 宽胸理气，温阳通脉。

[方药]

全瓜蒌 15g	薤白 9g	桂枝 9g	丹参 30g
檀香（后下）9g	砂仁（后下）9g	甘松 12g	桑寄生 15g
葛根 15g	西洋参 9g	三七（冲）6g	茯苓 15g
红花 6g	赤芍 20g	甘草 6g	生姜 3片

6剂，日1剂，水煎服。

二诊：2015年3月31日。服药后胸痛大减，脉弦略数，守方加没药6g，川芎12g，10剂。

随访：间断服药2个月余，胸痛半年未再发作。

按：心居胸中，为阳脏而通神明，主血脉，随着年龄的增长，人体脏腑机能衰退，心脏阳气不足，故畏寒怕冷，四肢冰凉，阳虚则鼓动乏力，气血运行缓慢，故心脉不通，不通则痛，治法当以温通胸阳为主，兼以活血通脉，方中用瓜蒌宽胸理气，薤白、桂枝温通心阳，降逆平冲，使心阳旺盛，如日照当空，阳气旺盛则血流通畅，丹参饮活血祛瘀，宽胸理气，再配以赤芍、红花、三七活血祛瘀，甘松、桑寄生、茯苓、西洋参诸药补心气，安心神，诸药合用，集温通、理气、活血、补益于一体，使胸阳得展，气血旺盛，流利通畅，则胸闷、胸痛诸证皆除。崔老认为，治心者，当考虑心脏生理特性，不能一味按现代研究单纯给予活血化瘀药物，如此方能收到良好疗效。

胃 痛

肝胃不和胃痛

聂某某，女，41 岁。2009 年 5 月 11 日初诊。

[主诉] 胃脘部疼痛 10 天。

[现病史] 患者胃脘部疼痛不适，泛酸，行胃镜检查提示慢性糜烂性胃炎，舌质红少苔，脉略弦数。

[诊断] 胃痛属肝胃不和证。

[治法] 养阴清肝，制酸止痛。

[方药]

黄连 9g	吴茱萸 6g	煅瓦楞子 30g	南沙参 15g
海螵蛸 15g	浙贝母 15g	白芍 15g	砂仁 8g
元胡 15g	黄芪 15g	百合 30g	生甘草 12g

6 剂，日 1 剂，水煎服。

二诊：2009 年 5 月 18 日。服药后症状无明显改善，刻下：胃脘胀，大便不畅，守上方加佛手 15g，厚朴 12g，大黄 6g，6 剂水煎服。

三诊：2009 年 5 月 25 日。胃痛、泛酸等症均减，效不更方，继服 6 剂。

随访：服药各症均大减，又自取 6 剂，诸症痊愈。

按：本案患者胃中灼热、吐酸、脉弦滑，乃是肝经火旺，横逆犯胃之象。方中以黄连、吴茱萸二药为君，清肝和胃，配以瓦楞子、海螵蛸、浙贝母制酸止痛，再用白芍以柔肝，沙参、百合养胃阴以降胃，黄芪补胃气以助之行，肝气条畅，胃腑通降，稍加元胡理气止痛，则诸证当除，二诊患者症状缓解不明显，胃脘胀明显，考虑胃肠相连，一气相通，故加厚朴、大黄以通畅肠道以助胃气之降，前后共服用十数剂，病痛霍然而愈。

肝胃不和兼有脾虚胃痛

张某某，女，32岁。2014年1月5日初诊。

［主诉］胃脘部疼痛2年余。

［现病史］患者诉经常胃脘部疼痛已有2年余，偶有胃中灼热、泛酸、中满、纳差，痛无定时，日夜均有痛感，多次治疗效果不佳，时轻时重，近些时疼痛较重，心下痞满，精神差、胃纳欠佳。舌质淡红，苔白腻，脉细弦。

［诊断］胃脘痛属肝胃不和兼有脾虚。

［治法］平肝和胃健脾。

［方药］吴茱萸6g　　　黄连4g　　　党参13g　　　黄芩10g
　　　　清半夏10g　　干姜6g　　　白芍20g　　　甘草6g
　　　　砂仁（后下）6g　厚朴12g

3剂，日1剂，水煎服。

二诊：2014年1月11日。服上方后，胃中灼热、胃痛大减，取上方意，加白术10g，茯苓10g，陈皮12g，木香6g，减白芍为12g，3剂。

三诊：2014年1月18日。服药后各症悉减，胃纳已增，自觉尚好，效不更方，又服3剂。

四诊：2014年1月25日。自述已无所苦，饮食尚可。因思病已数年，脾胃亏虚，给予健脾助运消失之剂以巩固疗效，并嘱其今后要饮食有节，适其寒温，勿贪恣口腹，损伤脾胃。

［方药］白术10g　　　茯苓12g　　　党参15g　太子参15g
　　　　砂仁（后下）6g　木香（后下）6g　陈皮10g　清半夏10g
　　　　神曲13g　　　鸡内金6g　　　甘草6g　　生姜3片

6剂，日1剂，水煎服。

随访：春节时相见患者述病未再犯，上方有时服1~2剂以固疗效。

按：本案患者胃痛日久，中气亏虚，运化失常，饮食积滞，则痞满、纳差，土弱则木强，肝气犯胃，则胃中灼热、吐酸，脉细而弦，乃是肝旺土弱之象，因病情近期加重，且属虚实错杂之象，急则治其标，故方先用左金丸疏肝理脾，降逆和胃，制酸止痛，配合半夏泻心汤辛开苦降以除痞满，并重用芍药一味，养血柔肝，缓急止痛；二诊患者疼痛大减，因思白芍寒凉滋腻，故减量用之，配以白术、茯苓、陈皮、木香加强健脾和胃之功；四诊患者疼痛完全消失，缓则治其本，给予健脾助运之剂调养以收功。

气滞胃痛

刘某某，女，49岁，2015年5月26日初诊。

[主诉] 胃脘部疼痛3个月余。

[现病史] 患者近3个月来胃脘部胀痛不适，时作嗳气，大便干，纳差，乏力，有时心慌，舌质暗，苔黄厚腻，脉浮数略滑，偶有促象。

[诊断] 胃脘痛属气滞血瘀兼心阴不足。

[治法] 理气和胃，活瘀养心。

[方药] 丹参20g 檀香（后下）9g 砂仁（后下）6g 党参15g

麦冬12g 五味子10g 厚朴12g 枳实12g

陈皮12g 半夏15g 大黄（后下）6g 甘草6g

生姜3片

8剂水煎服，日1剂。

二诊：2015年6月4日。胃脘痛大减，嗳气、心慌均消失，大便略频，日2次，守方加苍、白术各12g，8剂。

按：本案患者胃气不降，气机不通，中焦滞涩，日久累及心脉不畅，血流瘀滞，心阴暗耗，故伴有心慌等证，故方中以丹参饮为主方，祛瘀行气止痛，心胃同治，且丹参性凉，入心经尚能清心除烦。阳明胃气以下行为顺，胃不下行则气机不畅，故又用陈皮、半夏和胃而降逆，厚朴、枳实、大黄开通小肠以承胃气之降，上下通畅，则中焦断无滞涩之理，党参、麦冬、五味子养心阴，敛心气，心气充足，血脉流畅，则心慌诸证自除，二诊加苍术、白术，加强祛湿之功，因胃气不畅，饮食积滞，多有湿浊之气，舌苔厚腻即是明证。方药对症，故服之效佳。

气阴两虚胃痛

刘维良，男，68岁，2015年6月9日初诊。

[主诉]胃痛3年余。

[现病史]患者3年来反复出现胃脘部灼热疼痛、腹胀、嗳气、纳差，行胃镜检查：糜烂性胃炎（十二指肠球部溃疡），给予保护胃黏膜，促进胃肠动力等药物口服后，症状时轻时重，1个月前无明显诱因再次出现胃脘部灼热疼痛、恶心、呕吐出少量鲜血，住院治疗，经治疗后胃部出血已止。刻下仍感腹胀，嗳气，泛酸，纳差，口干苦，伴口腔溃疡，视物模糊，失眠，舌质暗红少苔中有裂纹，脉弦略数。

[诊断]胃痛（胃脘郁热兼有肝郁）。

[治法]滋阴养胃，制酸生肌兼清热活瘀。

[方药]
海螵蛸 15g	浙贝母 15g	赤白芍各 10g	南沙参 15g
天麦冬各 12g	党参 15g	黄连 12g	吴茱萸 6g
姜半夏 15g	玄参 15g	茵陈 10g	甘草 9g
大枣 4枚			

8剂，日1剂，水煎服。

二诊：2015年6月20日。患者胃脘痛较前稍减轻，刻下仍感腹胀、口干苦，脉弦滑，舌质暗红少苔。用上方加天花粉15g，槟榔10g，10剂。

三诊：2015年8月15日。患者胃脘疼痛症状基本已愈，腹胀、口干苦症状较前明显减轻，刻下无其他不适，脉沉略弦，舌质淡红，苔薄白。建议继续间断继服上方8剂，以巩固疗效。

随访：2015年10月20日。患者胃脘疼痛、腹胀、口干苦症状已愈，未再复发，胃镜检查：十二指肠球部溃疡较前明显减小。嘱咐其少食辛辣刺激、油腻过甜之物，戒烟酒，多食新鲜蔬菜水果，保持心情愉悦及大便顺畅。

按：本案患者胃痛日久，反复口服药物治疗，伤及胃阴，故而舌暗红少苔，有裂纹，胃阴亏耗，虚火内生，灼伤胃络，导致溃疡、出血，治疗上以滋阴清热为主，方中用沙参、麦冬、天冬、玄参诸药清热生津，阴液充足则可制约虚火，配合左金丸、茵陈、白芍等药物两清肝胃，以清胃中虚热及防肝火犯胃，赤芍凉血活瘀，以防止再出血，海螵蛸、浙贝母制酸生肌，促进溃疡面愈合，最后用半夏降逆止呕、消痞散结，促进胃肠蠕动，半夏虽燥，但与大队养阴生津药物配伍，则无伤阴动血之弊，全方合用，共奏清肝泻火，降逆止呕，和胃制酸之效，数剂而药到病除。

痞 满

痰湿中阻痞满

李某某，男，63岁，2016年8月24日初诊。

[主诉] 胃脘部痞满不适20余天。

[现病史] 患者20天前因心脏病住院治疗，住院期间出现胃脘部痞满不适、纳差、恶心、嗳气，时作眩晕，吐痰较多，大便干，排泄不畅，夜眠尚可。既往有高血压病、心脏病病史，多次住院治疗。苔薄白、水滑，脉弦硬。

[诊断] 痞满属痰湿中阻。

[治法] 除湿化痰，理气和中。

[方药] 陈皮12g　　　姜半夏15g　　　生白术18g　　　茯苓15g
　　　　厚朴10g　　　枳实12g　　　　大黄（后下）7g　天麻15g
　　　　钩藤（后下）15g　怀牛膝20g　　丹参20g　　　　桂枝6g
　　　　竹茹9g　　　　砂仁（后下）6g　甘草6g

8剂，日1剂，水煎服。

二诊：2016年9月3日。服药后胃脘部痞满不适大减，仍食欲不佳，头晕，吐痰较多，双下肢水肿，压之凹陷。守方去大黄，改丹参为20g，加川牛膝20g，大腹皮20g，车前子15g，生姜皮15g，8剂水煎服。

三诊：2016年9月11日。服药后痞满、恶心、嗳气均消失，双下肢轻度浮肿，有时头晕，午后心烦、心慌，舌淡润而滑，脉仍有弦象，改用化痰息风，健脾和胃之剂。

姜半夏 15g	白术 12g	天麻 15g	川芎 15g
大腹皮 20g	川牛膝 20g	怀牛膝 20g	车前子 15g
茯苓 15g	泽泻 15g	丹参 30g	厚朴 10g
枳实 12g	生杜仲 15g	甘草 6g	生姜 3 片

10 剂，日 1 剂，水煎服。

随访：胃脘部痞满不适未再发作，食欲正常。

按：《金匮要略·痰饮咳嗽病脉证并治第十二》中云"双弦者寒也……偏弦者饮也"，患者脉弦且硬，舌苔水滑，乃是内有痰饮之象，痰饮阻于中焦，则病痞满、恶心、嗳气，阻于头面则发眩晕，流于四肢经络则为水肿、麻木诸证。究其病因，则因患者久患心脏疾病，心阳亏虚，温化失常，则津液流动不畅，停而为痰为饮，治疗治法当尊《金匮》"病痰饮者，当以温药和之"之旨，以温化痰饮为主，佐以和胃降逆，化痰息风之品，方中用苓桂术甘汤为主方，温化痰饮，健脾利湿，《金匮》云其可治"心下有痰饮，胸胁支满，目眩"，俾心阳温通，脾气健旺，则痰饮自无由以生，又以陈皮、半夏、竹茹化痰和胃降逆，厚朴、枳实、大黄开通肠道，如是则水谷津液从上而下，运行无阻，则可杜痰饮之源；天麻、钩藤和白术、陈皮、茯苓组合又是半夏白术天麻汤之意，功能化痰息风，专为眩晕而设，川牛膝怀牛膝、生杜仲补肾活血兼引血下行，具有降压之功效，丹参活血化瘀，流通经脉，预防心脑血管疾病，诸药合用，可使痰饮化、胃气行，则痞满、恶心等证自可消除。

梅 核 气

痰气交阻梅核气

胡某某，女，42 岁，2015 年 12 月 22 日初诊。

[主诉] 咽部异物感 1 年余。

[现病史] 患者因家务繁杂，遇事不顺，近 1 年来自觉咽部有异物感，吐之不出，咽之不下，时轻时重，心烦易怒，甲状腺彩超、甲状腺功能检查均正常，喉镜提示咽部慢性炎症，舌边尖红，苔微黄，脉略弦滑。

[诊断] 梅核气属痰气交阻。

[治法] 理气化痰，清热利咽。

[方药]

半夏 18g	茯苓 15g	厚朴 12g	紫苏叶 9g
浙贝母 15g	牛蒡子 12g	青果 9g	乌梅 15g
金莲花 15g	桔梗 10g	生甘草 9g	生姜 5 片

10 剂，日 1 剂，水煎服。

二诊：2016 年 1 月 4 日。服药后咽部仍感不利，守方加板蓝根 15g，玄参 15g，10 剂。

三诊：2016 年 1 月 18 日。服药有效，咽部异物感减轻，但生气后又加重，守方加夏枯草 15g，8 剂水煎服。

四诊：2016 年 1 月 31 日。咽部异物感基本消失，舌苔微黄略腻，守方将茯苓改为土茯苓 15g，8 剂水煎服。

半年后因月经不调再次来诊，言上述症状未再出现。

按：肝脉布胁肋而上循咽喉，患者系中年女性，事务繁杂，肝气久郁而化火，循经上炎，结于咽部，敛津为痰，痰、气、火胶结而发本病，脉弦而滑，舌边尖红乃肝火旺盛之明证。半夏厚朴汤见于《金匮要略·妇人杂病脉证并治》："妇人咽中，如有炙脔，半夏厚朴汤主之。"为治疗梅核气的要方，具有行气散结，降逆化痰之效，然本方偏于温燥，于气火不利，故方中又加牛蒡子、青果、金莲花、桔梗、浙贝母诸药清热解毒利咽，兼制半夏厚朴汤之温，乌梅一味，味酸生津，可制约半夏之燥，《本草经疏》云其可"敛浮热，吸气归元，故主下气……化津液"，正对本案中肝火上炎之病机，为崔老治疗梅核气的经验用药，临床确能收到较好的疗效，二诊疗效不显，加重解毒利咽之品，三诊、四诊又加解毒散结之夏枯草，利湿解毒之土茯苓，方药对症，症状逐渐减轻乃至完全消失。

呃　逆

胃气上逆呃逆

王某，男，53 岁，2015 年 3 月 12 日初诊。

[主诉] 饭后呃逆伴胃脘痞满不适 1 年，加重 1 周。

[现病史] 患者 1 年前无明显诱因间断出现饭后呃逆、胃脘痞满不适，按之不痛，有时恶心、胃中灼热、泛酸，嗳气，去医院诊治，胃镜示：慢性浅表性胃炎，给予保护胃黏膜，促进胃肠动力等药物应用后症状时轻时重，1 周前因生气后再次出现上述症状，并呈进行性加重，口服药物（具体用药不详）后症状未缓解，伴大便秘结，溲黄，舌质暗红，苔黄腻，脉弦滑。

[诊断] 呃逆属气机郁滞，胃气上逆。

[治法] 益气和胃，降逆止呃。

[方药] 旋覆花（包）15g　代赭石（先煎）15g　半夏 18g　党参 15g
　　　　陈皮 12g　　　　丁香 10g　　　　　茯苓 15g　厚朴 12g
　　　　枳实 12g　　　　大黄（后下）6g　　藿香 10g　赤芍 10g
　　　　砂仁（后下）6g　吴茱萸 6g　　　　黄连 12g　甘草 6g
　　　　生姜 3 片

7 剂，水煎服，日 1 剂，分早晚温服。

二诊：2015 年 3 月 31 日。患者诉呃逆、胃脘痞满不适、胃中灼热、泛酸等症状均较前缓解，刻下有时嗳气不适，舌质淡红，苔腻。在原方基础上加沉香 6g，郁金 10g，莱菔子 12g，增强其理气降逆之效。间断服用 8 剂，并嘱咐其少食辛辣刺激之物，多食新鲜蔬菜水果，保持心情愉悦，注意劳逸结合。

随访：2015 年 4 月 20 日。患者诉胃中灼热、泛酸、嗳气症状已无，偶尔出现呃逆、胃脘痞满不适症状，自觉精神佳，效果佳。

按：本案患者舌苔黄腻，脉弦滑伴有胃中灼热、泛酸、胃脘部痞满不适，乃是胃中积热，上逆动膈，导致呃逆，生气后肝气不利，横逆犯胃，胃失和降，使呃逆加重，张仲景提出"视其前后，知何部不利，利之即愈"实证呃逆的大法，确为治疗本病之规矩。故而运用旋覆代赭汤与小承气汤加减进行治疗。方中旋覆花下气降痰，并且咸能软坚，以治心下痞硬而除嗳气；代赭石甘寒质重，降逆下气，助旋覆花降逆化痰而止呕，张锡纯认为："赭石色赤、性微凉，能生血凉血，而其质重坠，又善镇逆气、降痰涎、止呕吐、通燥结"。并认为该药性很平和，生研服不伤肠胃，虽降逆气，但不伤正气，"通燥而无开破之弊"；半夏、生姜祛痰散结，降逆和胃止呕，可协助旋覆花与代赭石平嗳气而消痞硬；党参补中益气以扶正。参、赭相配，降气不伤正，补虚不助逆。诸药配合，一升一降，升清降浊，共成益气补中，消痰散结，和胃降逆之功。配合小承气汤（厚朴、枳实、大黄）以轻下热结，除满消痞；茯苓健脾除湿安神；砂仁醒脾除胀。复诊时加入沉香以降逆调中，和胃气，升脾气，性温而不燥，善行而不泄；郁金行气开郁，清心解郁；莱菔子以降气化痰；左金丸（吴茱萸、黄连）以抑酸、泻火、疏肝、和胃。诸药合用，使胃虚得补，痞硬得散，逆气得降，则心下之痞硬除而嗳气自止。

泄 泻

脾肾阳虚泄泻

崔某某，男14岁，2013年8月29日初诊。

[主诉] 大便频数4个月余。

[现病史] 患者大便频数4个月余，日7~8次，大便中带有脓血，便前腹痛，便后痛减，曾与洛阳市某医院行大便常规提示：红细胞（+++），白细胞（++）。肠镜：慢性结肠炎、直肠炎（重度），并给予治疗，效果欠佳，遂到崔老处诊治。刻下：患者形体消瘦，面色萎黄，纳差，乏力，四肢冰凉，舌质淡，苔薄腻，脉浮略有力而滑。

[诊断] 泄泻属脾肾阳虚夹有寒湿。

[治法] 温补脾肾，收涩固脱。

［方药］炒山楂 30g　　　乌梅 15g　　　苍术 12g　　　茯苓 15g

泽泻 15g　　　车前子 15g　　　诃子 15g　　　炮姜 15g

炒山药 20g　　　太子参 15g　　　炒白术 12g　　　甘草 6g

大枣 4 枚　　　生姜 3 片

10 剂，日 1 剂，水煎服。

二诊：2013 年 9 月 9 日。服上药后症状大减，大便日行 2 次，已无脓血，自觉精神好转，饮食渐增，效不更方，上方炒山药改为 30g，炒白术 30g，减炒山楂为 10g。8 剂水煎服。

三诊：2013 年 9 月 26 日。大便已恢复正常，日 1~2 次，大便常规检查未发现异常，余诸症均消失，守上方 4 剂，间断服用以巩固疗效。

按：本案患者形体消瘦，神疲乏力，四肢冰凉，纳差，面色萎黄，乃是久泄伤阳，脾肾阳虚之故，治疗上以温补脾肾，收涩固脱之剂为主，温补脾肾之阳治其本，涩肠固脱治其标。方中炒山楂、乌梅、诃子肉均为酸涩之品，有涩肠止泻之功效，且山楂还具有健脾胃，行气散瘀之效，气行则血行，腑气通畅，腹痛自止，乌梅尚可生津，止血，防止久泄伤阴之弊，血止则脓血自愈；苍术辛温，有燥湿健脾之功；茯苓、泽泻、炒白术、车前子均为甘淡之品，可利水渗湿，健脾；太子参以增强其健脾和胃之功，脾气健，气血生化有源，各脏腑器官得以濡养，正气旺盛，虚证自消；炒山药为甘平之品，与茯苓、白术相配，可燥湿健脾益气，有利湿而不伤阴，补脾而不留湿之效，与甘草相配，可养阴生津，炮姜辛温，既可温中止泻，又有止血之功，标本兼顾；配以姜、枣、草以健脾和胃，调和诸药。纵观全方，具有辛甘化阳，酸甘化阴，阴阳平调，祛邪而不伤正，扶正而不留邪，标本兼顾以治本为主的特点，观其用药独到之处，重用山楂以化瘀，炮姜以温中止泻，诃子肉、乌梅酸敛收涩止泻，在上方的基础上崔老曾治愈多人，疗效满意。

寒热错杂久泄

崔某某，男，81 岁，2016 年 6 月 30 日初诊。

［主诉］久泄 2 年余。

[现病史]患者近2年来大便次数多，日5~6次，排泄不畅，质稀，曾于某医院诊断为肛门括约肌松弛，经治疗后效果不佳。刻下：乏力，腹胀，消瘦，畏寒怕冷，肛周潮湿、发痒，舌淡润苔滑，脉弦滑略有力。

[诊断]久泄属寒热错杂，正气虚弱证。

[治法]温阳补虚，清热燥湿。

[方药]乌梅20g　　　　细辛3g　　　　　干姜6g　　　　黄连12g
　　　　当归9g　　　　　川椒6g　　　　　黄柏9g　　　　桂枝6g
　　　　焦山楂30g　　　制附子6g　　　　党参15g　　　　大枣3枚

8剂，日1剂，水煎服。

二诊：2016年7月8日。服药后大便日1~2次，有时2日1次，粪便有成形之势，肛周潮湿明显好转，有时流涎，守上方加茯苓15g，8剂水煎服。

随访：1个月后来诊，患者泄泻完全消失，出现大便干结症状，4~5天排便1次，给予润肠通便之剂调理后痊愈。

按：患者泄泻日久，伤及脾肾阳气，故而消瘦、畏寒怕冷，大便排泄不畅，肛周潮湿、发痒乃是下焦湿热未清，故其证乃属虚实互见，寒热错杂，本案治疗以乌梅丸为主方，《伤寒论》云"蛔厥者，乌梅丸主之。又主久利"，故知其可治疗久泻久痢，方中重用乌梅配焦山楂收涩止泻，干姜、附子、桂枝、川椒温补脾肾，振奋中阳，且川椒尚有杀虫止痒之效，党参、当归、大枣养气补血，黄连、黄柏清肠化湿而厚肠胃，且方中苦辛并用，辛开苦降，佐以党参补脾之功，大能复脾胃之升降，从整体调理肠胃功能，以达止泄之功，纵观全方，兼扶正祛邪、收涩于一体，温清并用，寒热同调，对于久泻久利属寒热错杂者确能收到良好疗效。

肾阳亏虚五更泻

袁某某，男，75岁，2016年4月14日初诊。

[主诉]腹泻1年余。

[现病史]患者每日夜间3~5点大便1次，质稀溏，影响睡眠和休息，平

素乏力，头晕脑鸣，口干舌燥，双下肢酸软无力，舌质红苔黄腻，脉浮弦而数略有促象。测 BP：160/70mmHg，空腹血糖：8.0mmol/L；多普勒检查：颈总动脉流速过缓。既往有十二指肠球部溃疡病史。

［诊断］五更泻属肾阳虚兼肝阴不足。

［治法］温肾固涩，平肝活瘀。

［方药］

吴茱萸 6g	补骨脂 15g	肉豆蔻 15g	五味子 12g
炒山药 30g	海螵蛸 15g	浙贝母 15g	川芎 12g
天麻 15g	红景天 20g	生晒参 9g	炙甘草 6g
生姜 3 片	大枣 5 枚		

6 剂，日 1 剂，水煎服。

二诊：2016 年 4 月 20 日。服药后，大便改为晨起日 1 次。自觉周身有力。仍觉头晕，有时双手震颤。用上方川芎加 3g，另加白芷 12g，蜈蚣 1 条，全蝎 6g。6 剂。

电话随访：2016 年 4 月 30 日。患者诉头晕脑鸣症状较前明显减轻，凌晨腹泻症状已无，自觉药效佳。嘱咐其注意饮食，劳逸结合，保持心情愉悦，如有不适，随时就诊。

按：本案患者年老体衰，病久渐虚，肾阳虚衰，命门火衰，温煦无力，故而于黎明前，阴气盛，阳气未复之时，而泄泻不止。肝主筋，筋主收缩，肝主风，风主动摇，口干舌燥、头晕脑鸣手颤均为肝阴亏虚，肝阳上亢之象。方中用辛苦大温的补骨脂以补命名之火，温肾暖脾，为君药；吴茱萸温中暖肾散寒，肉豆蔻温暖脾胃，涩肠止泻，共为臣药；五味子补肾涩精止泻，生姜温胃散寒，大枣补中益气，合生姜调补脾胃，共为佐药。对于久泻不止，身体虚弱，中气下陷的年老患者，崔老酌加黄芪、生晒参、红景天、炒山药等益气、健脾、升提之药。诸药相伍，成为温肾暖脾，涩肠止泻之方，治疗老年肾阳虚五更泄泻甚效。再配合天麻、川芎、蜈蚣、全蝎等具有息平肝息风之药，效果显著。

久 痢

脾虚久痢

吴某某，女，30 岁，工人。2014 年 11 月 8 日初诊。

[主诉] 腹泻 2 年余，加重 20 天。

[现病史] 自述大便勤，日泻 3~5 次，有脓血，下坠感，排便不畅，腹不痛，已有 2 年余，时轻时重，每次服中西药（无效），有时略减，效果不彰，饮食尚可，曾到省人民医院检查诊断为结肠黏膜慢性炎症；近 20 余日，每日大便 4~5 次，余症如上述。脉沉缓而濡，舌淡红苔薄白。

[诊断] 久痢属正气亏虚，邪恋肠腑，血络损伤。

[治法] 温中清肠，健脾祛湿扶正。

[方药]

焦山楂 20g	苍术 12g	厚朴 13g	炒枳壳 15g
炒地榆 20g	茯苓 15g	党参 13g	泽泻 10g
黄连 3g	车前子 13g	木香 3g	炮姜 6g
甘草 6g			

3 剂，日 1 剂，水煎服。

二诊：2014 年 11 月 11 日。服上方 3 剂后，症减，守方服药 6 剂，另用鸦胆子 15g（每服 10~15 粒装胶囊），日 1 次吞服。

三诊：2014 年 11 月 19 日。服药有效，大便日 2~3 次，脓血基本已无，守方再服 6 剂。与前医案重复。

按：痢疾初发，湿热毒邪，熏灼肠道，损伤血络，日久不愈，邪气未祛而正气已伤，证虚邪恋，故时轻时重，难以愈合。治痢之法，初痢当通，久痢当补，然此乃虚实夹杂之证，补不可全补，须配合祛邪之剂，攻补兼施，否则有致关门留寇之弊。方中焦山楂、炒地榆凉血收涩止血以治其标，否则终日痢不止，重伤正气，纵补而无功，苍术、茯苓、泽泻、车前子祛湿止泄，厚朴、枳壳、木香理气去积，调气则后重自除，为千古治痢之定法，党参健脾益气，炮姜温中止血，二药合用，养正气而祛邪，泄痢日久，湿热残留，故少用黄连以清肠道湿热之邪，甘草调和诸药，二诊时又用鸦胆子吞服，鸦胆子味苦性凉，为凉血解毒之要药，治冷热久痢诚有良效，因其有一定的毒性，故用龙眼肉包裹以顾护胃气，方药对症，故数剂而愈。

痔　疮

湿热下注痔疮

吴某某，女46岁，2009年6月19日初诊。

[主诉] 便血2年余。

[现病史] 患者既往有痔疮病史2年余，每次排便均有疼感，便中带血，时干时稀，曾多方诊治疗效不佳。刻下患者少腹下坠，有疼痛感，肛周潮湿，大便排泄不畅，便中带血，舌淡暗，苔薄腻，脉沉滑。

[诊断] 便血属湿热下注。

[治法] 清热除湿，收敛止涩。

[方药]
炒槐花15g	炒槐角15g	乌梅12g	山药20g
白头翁12g	黄连9g	枳壳15g	柴胡9g
没药9g	升麻15g	土茯苓20g	薏苡仁30g
赤芍15g	甘草9g		

6剂，日1剂，水煎服。

二诊：2009年6月26日。服上药6剂后，大便疼感减轻，脓血时有时无，守上继服，巩固疗效。

三诊：2009年7月7日。上药服完后症状基本消失，刻下自觉肛门部潮湿感，用初方加炒荆芥6g，继续服用6剂。

四诊：2009年7月17日。服药后诸症均无，守三诊方加秦皮12g，8剂，巩固疗效。

按：本案患者大便下血，肛周潮湿，乃热毒、湿邪深陷血分，下注肛门而致。在治疗时，宜用清热凉血止血药物为主，以治其本，配以升提之药以升阳明下陷之清气。方中槐花，苦，微寒，归大肠经，凉血止血，善清泄大肠之火热而止血，对下部血热所致的痔疮出血疗效甚佳；槐角功同槐花，兼有润肠作用，尤善治痔疮、便血，两药配伍效果更佳，共为君药；白头翁归大肠经，入血分，清热凉血，止痢；黄连燥湿清热厚肠，两药合用清热解毒，凉血止涩；柴胡入肝经，升麻入阳明经，引清阳之气，两药配伍升提功效显著；再加枳壳调气破滞，更助柴、麻升提之功；乌梅、山药两药涩肠止泻，益肾气，健脾胃，共奏止泄之功，土茯苓、薏苡仁淡渗利湿，使热从水道而出；便时疼痛，加没药理气止痛，赤芍、甘草以缓急止痛，诸药合用，湿去热清，气血调和，则便血可止。

噎膈

痰瘀互结噎膈

李松林，男，72岁，2014年7月21日初诊。

[主诉] 吞咽困难2个月余。

[现病史] 自觉咽食不易下（流食亦难），食入即吐，胃中灼热、反酸，口苦，痰多，大便秘结，形体消瘦，面黄无光泽，皮肤成红色鱼鳞状。查胃镜提示：食道糜烂，狭窄，反流性食管炎；X线检查提示：肺部感染，在市级某医院治疗效果不佳，遂来崔老处就诊。脉寸关部沉略滑，舌质红苔少。

[诊断] 噎膈属痰瘀阻滞胃脘，津液亏虚，胃气不和。

[治法] 降气化痰，和胃活瘀清热。

[方药] 旋覆花（包煎）20g　代赭石（后下）20g　半夏20g　党参15g

西洋参9g　　　　　鲜竹沥30g　　　　赤芍20g　藿香12g

砂仁（后下）9g　　海浮石20g　　　　三七6g　浙贝母15g

生姜3片　　　　　大枣6枚

3剂，多次少量服用。

二诊：2014 年 7 月 24 日。精神略佳，痰略少，能进流质食物，舌质红润苔少，脉浮细，守方海浮石增量至 30g 以加强化痰散结之功，加太子参 15g 以和胃补中，红景天 15g 扶正益气，6 剂水煎，仍多次少量服用。

三诊：2014 年 7 月 31 日。精神转佳，进固体食物不顺畅，肌肤颜色较前转常，因吸烟咳喘加重，吐痰增多。舌质红润苔少脉浮细。嘱其戒烟，继续服上方 6 剂。

四诊：2014 年 8 月 11 日。服药诸症减，尚有中满，纳差，下肢略有浮肿，吐痰减少，吸烟咳嗽加重，精神欠佳，用 7 月 31 日处方加茯苓 15g，葶苈子 20g，6 剂，以增强利水平喘之力。

五诊：2014 年 8 月 18 日。各证均减轻，仍咳嗽吐痰，改用祛痰和中理肺，扶正活瘀之剂调理收功。

[方药] 半夏 18g　　竹茹 9g　　　枳实 12g　　陈皮 12g
　　　　茯苓 12g　　西洋参 9g　　海浮石 30g　　田三七 6g
　　　　太子参 15g　　甘草 6g

6 剂，日 1 剂，间日一服。

按：本证属于反胃、噎膈的范畴，此证噎膈病位在食道与胃脘，与肺脾肾关系密切，其发病以正虚邪实为本，气滞、痰凝、瘀阻为标，胃气不降，津亏兼有火郁故遇吸烟加重。尊急则治标，缓则治本的治病原则，但本病表本俱重，固先以消除标证为主辅以治本，后重在治本。前四次处方均以旋覆代赭汤为基本方，旋覆花下气化痰为君药，代赭石重坠降逆为臣，增强前者降逆下气，止呕化痰之力；半夏降气散结，降逆和胃，生姜温胃化痰，散寒止呕，两者合用加强降逆止嗳之功；此方在《伤寒论》中用于治汗、吐、下后表已解而中气受伤，痰湿不化，胃气因虚而上逆，以致心下痞硬，噫气不除之证。此处用于降气化痰疗效甚好。加西洋参、太子参，用于降逆消痰；党参、西洋参、太子参即可均可入脾肾两经补脾肺气虚，养阴生津；竹沥与大贝母清热豁痰；砂仁可化湿行气；红景天清肺止咳，活血化瘀，四药共同消除已生之痰，且红景天有健脾益气之功；三七活瘀，海浮石清热化痰（现在研究 30g 以上有抗癌作用），赤芍凉血不留瘀，活血不动血，五药共用可行气，活瘀，行血，有增强消除已生之痰的作用，纵观全方不仅考虑到对现有痰邪的清除，兼消除其再生的因素，甘草调和诸药。前四次治疗使标证缓解。第五次处方以温胆汤加味。本方在《备急千金要方》中用于治疗大病后胆寒痰热上扰，所致的虚烦不眠，胸闷口苦，痰涎。这里半夏用量加倍加强降气化痰的作用；枳实、陈皮理气和胃；茯苓健脾利湿以杜绝生痰之源，姜、枣、草调和脾胃。两次用方都为经方，虽与原来所治病状不同，但归根结底病机病因相似，所以略加减效果甚好。只要辨证准确，用药稳准狠，古方今用，对症治疗，仍具有强大生机。

胁 痛

肝郁气滞胁痛

郭某某，女，41 岁。2009 年 3 月 16 日初诊。

[主诉] 右胁部疼痛伴胃脘部不适半月余。

[现病史] 半月前因生气导致右胁部隐痛不适，牵引前胸及少腹，伴有胃部不适，嗳气、胃中灼热、吐酸。舌淡润苔腻略黄，脉弦略滑。

[诊断] 胁痛属肝气郁滞，胃气不和兼有湿热。

[治法] 疏肝和胃，祛湿止痛。

[方药]

青陈皮各 12g	赤白芍各 15g	郁金 12g	丹皮 12g
没药 9g	元胡 15g	浙贝母 15g	败酱草 30g
薏苡仁 30g	土茯苓 15g	连翘 15g	厚朴 12g
枳实 12g	大黄 6g	吴茱萸 6g	黄连 12g
甘草 6g			

6 剂，日 1 剂，水煎服。

二诊：2009 年 3 月 23 日。服上药后，胁痛、嗳气均减轻，守上方加陈皮 12g，生姜 3 片，继服 6 剂以巩固疗效。

三诊：2009 年 4 月 7 日。服药后症状基本消失，此次复诊以治黄褐斑为主，方略。

按：本案患者因生气后导致肝胆气机不畅，木不疏土，胃气不降，饮食积滞，湿热内生，故发为胁痛、痞满、嗳气诸证，方中以青皮、陈皮二药为君，调畅肝胆脾胃滞气，辅以郁金、丹皮、赤白芍疏肝理气止痛，厚朴、枳实、大黄通降肠腑，以助胃气通降，浙贝母、败酱草、薏苡仁、土茯苓、连翘诸药清利湿热，元胡、没药理气止痛，黄连、吴茱萸清肝和胃，诸药合用，肝胃同治，畅木气以止痛，理土气以疏木，肝气条畅则疼痛自除。

热结阴伤胁痛

孙某某，女，88 岁，2016 年 8 月 11 日初诊。

[主诉] 右胁部疼痛伴发热 2 个月余。

[现病史] 发热、胁痛 2 个月余，体温最高 39℃，B 超检查提示胆囊炎，住院给予抗菌消炎及对症退热治疗，效果一般，体温仍波动在 37~38℃，腹胀便秘，纳差，家属甚是焦虑，特请崔老会诊，刻诊：右胁部疼痛，压之痛增，体温 37.5℃，腹胀如鼓，纳差，口干，口苦，精神萎靡，少气无力，时而呻吟，大便 5 日未排。舌质暗红，光滑无苔，边有瘀点，脉浮弦略数。

[诊断] 胁痛属热结肝胆，气阴耗伤。

[治法] 清热疏肝，养阴通腑。

[方药] 柴胡 10g　生栀子 12g　生地黄 15g　玄参 20g
麦冬 15g　赤白芍各 15g　厚朴 12g　枳实 12g
薄荷 6g　大黄（后下）10g　甘草 6g

6 剂，水煎服，日 1 剂。

二诊：2016 年 8 月 18 日。服药 2 剂后大便通畅，腹胀顿轻，低热消退，体温 36.6℃，口干口苦减轻，面色转润，仍身乏力，胃纳欠佳，舌质暗红无苔，脉细弦。腑气已通，但久热气阴两伤，胃气待复，改用补气养阴，调和脾胃之剂。

[方药] 西洋参（另煎）4g　党参 20g　麦冬 12g　五味子 6g
沙参 15g　石斛 15g　玄参 15g　生地黄 15g
茯苓 15g　薏苡仁 30g　白豆蔻 6g　柴胡 10g
炒麦芽 12g　甘草 6g

3剂，日1剂，水煎服。

三诊：2016年8月22日。3日来体温正常，胁痛已止，腹胀消，大便每日1次，胃纳大增，常有饥饿感，舌质暗红光滑，边有瘀斑，但质已润，脉细弱，因其年事已高，久病气血双虚，今胃气初复，稍有不慎，即可犯食复、劳复，故应养治结合，改用补气养阴，调和胃气药物以收功。

［方药］党参15g　　麦冬12g　　五味子6g　　沙参15g

　　　　　石斛15g　　玉竹15g　　玄参15g　　生地黄15g

　　　　　丹参15g　　栀子10g　　甘草6g

6剂，日1剂，水煎服。

按：六腑以通为顺，肝胆有热，气逆上干于胃，胃气不得下行，故发热腹胀胁痛热盛伤津，大便因而燥结。舌光红无苔，脉有数象，是为阴伤之证，故初诊用柴胡以疏肝胆郁滞，栀子泄三焦火郁而除烦热，生地黄、玄参、麦冬养阴增液、润肠通便，因其胃气不降，又用大黄以泄热通便，厚朴下气除满，枳实行气消痞，三药合用，以开通肠道，承胃气以下行，胃肠一通，则胆腑之热当随之而下，诸症可减。经云"大毒治病，十去其六"又云："大积大聚，其可犯也，衰其大半而止，过者死。"患者年高之体，病情日久，数用抗菌消炎及退热药物治疗，其体虚可知也，然邪气一日不除，则人受一日之害，正气日益亏损，久则必然不治，故用大黄、枳实、厚朴荡涤内热，中病即止，二诊、三诊改用补气养阴、调和脾胃之剂以复人体正气，正所谓善后务细也。

肝郁气滞胁痛

李某某，女，85岁　2016年3月21日初诊。

［主诉］两胁肋疼痛1个月余。

［现病史］患者1个月前因生气出现两胁部疼痛不适，疼痛呈游走性，时轻时重，有时咳嗽，下肢肿，大便干，纳可。彩超示脂肪肝（中度），胆囊多发结石。脉弦略有力，舌质淡暗苔薄

［诊断］胁痛属肝郁气滞。

［治法］疏肝理肺，排石化瘀。

［方药］ 金钱草 30g　　鸡内金 15g　　金银花 20g　　郁金 12g

海金沙 15g　　厚朴 12g　　枳实 12g　　大黄（后下）7g

赤芍 30g　　青皮 12g　　陈皮 12g　　川楝子 9g

元胡 15g　　甘草 9g　　生姜 3 片

6 剂，日 1 剂，水煎服。

二诊：2016 年 3 月 28 日。服药后，诸症皆减，上方加川牛膝 20g 车前子15g，8 剂水煎服。

随访：2016 年 4 月 18 日。上述症状基本已无。

按：肝主情志，喜条达而恶抑郁，该患者有胆囊结石，肝胆之气不畅，再加之数日前生气，更加阻遏气机，故见两胁肋疼痛不适，方中用金钱草清热利湿，疏肝利胆，化坚活瘀，通淋排石为治肝胆及泌尿结石的常用药物，现代药理学表明金钱草具有促进胆汁分泌，使胆管泥沙结石易于排出，缓解胆管阻塞和疼痛减轻的作用；金银花主要取其清热解毒之功，湿热盛者必用；海金沙利尿通淋止痛，善泄小肠湿热，通利膀胱，泻下排石，为治诸淋涩痛之要药；鸡内金健脾胃消食积，消坚磨积，有化坚消石之功；郁金疏肝解郁，理气止痛；厚朴、枳实、大黄增强其泻下排石之力。青皮、陈皮增强其疏肝理气作用，青皮还有破气，散结止痛；赤芍清热凉血，散瘀止痛；川楝子、元胡行气疏肝止痛。二诊诸症皆减，加川牛膝引药下行，活血化瘀；车前子利尿通淋以增加排石之功。此方乃是崔老常用之五金承气汤，加减用于治疗各种结石证，每每疗效均佳。

眩　晕

肾虚肝旺之眩晕

黄某某，男，72 岁。2014 年 2 月 1 日初诊。

［主诉］头晕、头痛半月余。

[现病史] 患者诉近半月头胀疼痛，眩晕较重，睡眠欠佳，时有中满、气逆，目珠亦有胀感，血压：160/90mmHg。脉弦而数，舌质红润中后有腻苔。

[诊断] 眩晕属肾虚肝旺。

[治法] 滋肾平肝，息风清火。

[方药] 夏枯草20g　　菊花15g　　钩藤20g　　草决明20g
　　　　天麻6g　　　龙胆草6g　　桑寄生20g　　怀牛膝15g
　　　　枸杞15g　　　黄芩10g　　女贞子15g　　石决明（先煎）20g

3剂，日1剂，水煎服。

二诊：2014年2月4日。服药后症状大减，血压：150/85mmHg，守上方续服6剂。

三诊：2月13日。服上药后头疼、眩晕症状已消，精神、睡眠均佳，血压130/75mmHg。

按语：患者高龄，肾气亏虚，水不涵木，肝木风火炽盛，上扰清空，而致眩晕、头目胀痛，肝气上升太过，胃气不降，则中满、气逆，肝火扰心，神不守舍，则夜寐欠佳，治当以滋肾平肝，息风清火。方中夏枯草、菊花善清头目之火，黄芩清肝降火，龙胆草清泄肝胆之火，四药合用，直折肝胆实火，天麻、钩藤、石草决明平肝息风，桑寄生、怀牛膝、枸杞滋肾养阴以治其本，诸药合用，共成标本兼治之良方。

风痰上扰眩晕

欧某某，女，52岁，2015年12月10初诊。

[主诉] 头晕2天。

[现病史] 近2天来自觉头晕眼花，视物旋转，目胀，恶心，胃胀，食欲不佳，夜眠差，脉弦略数，舌边尖红，苔白腻，颈颅多普勒提示脑供血不足。

[诊断] 眩晕属风痰上扰。

[治法] 化痰息风，活血通窍。

［方药］半夏 18g　　　白术 15g　　　天麻 15g　　　川芎 20g

　　　　白芷 12g　　　蜈蚣 1 条　　　僵蚕 12g　　　丹参 20g

　　　　石菖蒲 12g　　夜交藤 30g　　合欢皮 20g　　天竺黄 12g

　　　　厚朴 15g　　　白蒺藜 15g　　甘草 6g　　　生姜 3 片

8 剂，日 1 剂，水煎服。

二诊：2015 年 12 月 20 日。服药后头晕明显减轻，睡眠改善，守上方再服 8 剂以巩固疗效。

随访：3 个月后。头晕未再发作。

按：中医认为"无痰不作眩""无虚不作眩"，眩晕为病，总不离风、火、痰、虚、瘀五种病理因素。本案患者脉弦且数，舌边尖红，乃是肝经风火之象，苔白腻，则提示体内痰湿较盛。痰湿内盛，流于经络，阻碍气血运行，头为清阳之腑，全赖脏腑清气以养之，今气血不行，头失所养，因虚生风，风痰内扰，故发为眩晕，正如《本经疏注》所说"头为诸阳之会，阳为阴格则眩"。故方中重用半夏为君，燥湿化痰、降逆止呕，臣以天竺黄清热化痰以助半夏化痰之功，白术、厚朴健脾和胃，配半夏能复脾胃之升降以绝痰之来源，亦为臣药；天麻、蜈蚣、僵蚕、白蒺藜平肝息风以止眩，丹参活血通络以助血行，取治风先治血，血行风自灭之意，川芎、白芷二药性味俱升，能升脏腑清气以濡养头面，且载诸药上行，是佐药兼使药之用，石菖蒲、夜交藤、合欢皮三药养心安神以助睡眠，睡眠充足，心血旺盛则自能供养脑部，眩晕可自除。

肝阳上亢眩晕

李某某，女，54 岁，2015 年 1 月 14 日初诊。

［主诉］头晕、头胀 3 年余。

［现病史］近 3 年来经常性头晕，头胀痛不适，口干、口苦，夜眠不佳，每日最多睡 4 小时，既往有高血压病病史 5 年余，现血压 173/87mmHg，脉弦有力，舌质红润，苔薄白。

［诊断］眩晕属肝阳上亢。

［治法］平肝潜阳，息风清火。

［方药］天麻 15g　　钩藤（后下）12g　　石决明（先煎）15g　　决明子 15g
栀子 12g　　黄芩 12g　　桑寄生 15g　　生杜仲 15g
夜交藤 30g　酸枣仁 30g　　怀牛膝 20g　　罗布麻 20g
丹参 20g　　红花 9g

6 剂，日 1 剂，水煎服。

二诊：2015 年 1 月 22 日。服药后头晕明显减轻，夜眠改善，测血压 160/83mmHg，仍口干、口苦，守方加珍珠母 20g，龙胆草 6g，8 剂。

三诊：2016 年 1 月 31 日。头晕消失，睡眠改善，每晚可睡 6 小时左右，血压 153/77mmHg，大便溏，守方去栀子、黄芩、龙胆草，加生龙牡各 15g，苍术 12g，再服 8 剂。

随访：半年后患者来诉服药后头晕未再发作，睡眠明显改善，心情甚佳。

按："诸风掉眩皆属于肝"，患者老年女性，年过七七，天癸已竭，肾水不足，无以涵养肝木，致肝经风火内盛，挟气血上攻头面，而发为眩晕，病已至此，当以息风、清火，镇摄肝阳，引气血下行，方能痊愈，且病情日久，又宜少佐活血之药以通畅血脉。方中天麻、钩藤、石决明决明子四药平肝潜阳而息内风，栀子、黄芩既能清肝泻火，又能清肺以使之下行，以达佐金平木之效，桑寄生、怀牛膝、生杜仲三药能补肝肾降血压，引血下行，夜交藤、酸枣仁养心安神，丹参、红花活血化瘀以助血脉流通，诸药合用，共奏平肝、清火、息风之效。二诊患者口苦、口干，加珍珠母以增强镇肝之效，龙胆草清肝胆之热，三诊症状基本消失，大便溏，故去苦寒之药加苍术以燥湿健脾止泻。

肝肾阴亏眩晕

邵某某，女，55 岁，2015 年 2 月 18 日初诊。

［主诉］头晕、耳鸣半月余。

［现病史］近半月来头晕，耳鸣，视物昏花，自汗、盗汗，大便溏泻，排泄不畅，脉细数，力差，舌体胖，质红，少苔。

［诊断］眩晕属肝肾亏虚。

［治法］补益肝肾。

［方药］熟地15g　杭菊花15g　枸杞12g　　　　磁石12g

　　　　当归12g　黄芪15g　五味子10g　　　　硃茯神15g

　　　　黄连6g　浮小麦30g　煅龙牡（先煎）各15g　炙甘草6g

　　　　生姜3片　大枣4枚

8剂，日1剂，水煎服。

二诊：2015年12月26日。服药后头晕大减，耳鸣、视物昏花均好转，仍自汗、盗汗，便溏，守上方加黄精15g，玉竹20g，太子参10g，10剂。

随访：服药后诸症消失。

按：《灵枢·海论》云："髓海不足，则脑转耳鸣，胫酸眩冒，目无所见，懈怠安卧。"肾主骨生髓，开窍于耳，肝主藏血，开窍于目，本案患者头晕、耳鸣、视物昏花，兼脉细而数力差，乃是肝肾亏虚、髓海不足之象，肝肾亏虚，精血不足，故而盗汗，兼有自汗者，乃是血虚兼有气虚，治疗当尊张景岳"滋其苗者必灌其根"之意，用熟地、枸杞、五味子大补肾水，当归、黄芪补气养血，肾水充足，气血旺盛，则大能充养髓海，髓海充足，则眩晕自止，用菊花、磁石者，取其聪耳明目之功，且能平肝潜阳而息风，合诸风掉眩皆属于肝之旨，浮小麦、煅龙牡收涩止汗，茯神养心安神，汗乃心之液，汗止则心血充足，心气旺盛，能鼓舞气血上达头面而濡养之，因其大便溏泻，且有排泄不畅之感，故稍用黄连以厚其肠胃而止泻，甘草、生姜、大枣能调中而益气血生化之源，方药对症，故服之效佳，二诊加黄精、玉竹、太子参亦是加强补肾气、养气血之意。

耳　鸣

肝肾阴亏、肝阳上亢耳鸣

彭某某，女，64岁，2015年12月21日初诊。

［主诉］右耳耳鸣2个月余。

［现病史］患者近2个月来自觉右耳耳鸣，时轻时重，曾服用西药（具体

不详）及中成药六味地黄丸无效。现头晕，口苦，下午较重，有时两胁部疼痛，夜眠尚可，大便溏结不调，舌淡润，苔腻微黄，脉沉弦。

[诊断] 耳鸣属肾虚肝旺。

[治法] 滋肾养肝兼清肝泄热。

[方药]

生熟地各 15g	山萸肉 18g	茯苓 15g	泽泻 15g
丹皮 12g	杭菊花 15g	枸杞 15g	石菖蒲 15g
远志 12g	磁石（先煎）15g	龙胆草 9g	柴胡 9g
栀子 9g	甘草 6g	薄荷 10g	

6 剂，日 1 剂，水煎服。

二诊：2015 年 12 月 27 日。服药后头晕、口苦大减，仍耳鸣，守方加蝉蜕 9g，知母 12g。6 剂。

三诊：2015 年 1 月 5 日。服药平平，两胁部疼痛，耳鸣，口苦，守上方去远志，加郁金 12g，元胡 15g，川楝子 12g。8 剂水煎服。

四诊：2015 年 1 月 14 日。服药后耳鸣、胁痛、口苦均明显减轻，守上方再服 8 剂。

随访：患者头晕、耳鸣、口苦均消失，右胁部偶有疼痛。嘱其调畅情志，清淡饮食。

按：耳鸣一证，如张景岳所言，有虚实之分，暴鸣而声大者属实，渐鸣而声细者属虚，实者，多责之肝胆之火或痰火循经上犯，虚者多由肾精不足或脾虚气血不旺，耳窍失养。然亦有虚实夹杂之证，如《素问玄机原病式》所云："水虚火实，热气上甚，客其经络，冲于耳中则鼓其听户，随脉气微甚而作诸声音。"是案即属虚实夹杂之证，经云："人过四十而阴气自半"，患者老年女性，肾水亏虚，而得沉弦之脉，是水不涵木之象，肝木失养，风阳携气血上冲耳窍，郁于其中，故而头晕、耳鸣，其胁痛、口苦者，不但肝阳上亢，而胆火亦随之上犯之象。因其乃是虚实夹杂之证，故治当培补镇摄兼用，其曾服六味地黄丸不效之因，即乃独重于培补而无镇摄之药，是以初诊变六味地黄丸为杞菊地黄丸，以熟地、山萸肉、枸杞大补肾水以涵养肝木，生地黄、丹皮清热凉血泄血中虚火，茯苓、泽泻既泄肾浊又防诸药滋腻太过，菊花重在清肝泄火，然单用菊花一味，其镇摄之力犹显不足，故又加栀子、薄荷、磁石三药清肝火、平肝阳，龙胆草泄胆经上犯之火，石菖蒲、远志二药安神开窍，可疗耳窍之闭塞，具有聪耳明目之功，用柴胡以解肝木之郁，顺其性情，则肝气调畅，自不独而上亢，服药之后，虽头晕、口苦等证大减，但耳鸣好转不甚理想，《素问·六元正纪大论》有云：木郁之发……甚则耳鸣旋……，而患者又有胁痛之证，是肝木郁滞太过，故而用元胡、郁金、川楝子三药加强疏肝解郁之力，疗效立见，数剂而愈。

头　痛

厥阴头痛

韩某某，女，30岁，2016年9月6日初诊。

[主诉]头痛3年余。

[现病史]患者3年来头顶部间断性疼痛，时轻时重，近日因生气、睡眠欠佳又有所加重，伴干呕，心慌、乏力，食欲尚可，夜眠差，大小便正常，月经量少，色暗红，刻下正值行经第3日，左脉略弦，右脉沉弱，舌淡润，苔薄白，行多普勒检查提示脑血管痉挛。

[诊断]厥阴头痛。

[治法]养血活血，祛风止痛。

[方药]

藁本 9g	川芎 20g	党参 15g	黄芪 20g
当归 15g	赤芍 20g	桃仁 12g	红花 9g
荆芥 9g	防风 9g	透骨草 15g	僵蚕 12g
天麻 15g	全蝎 12g	炒酸枣仁 20g	甘草 6g

6剂，日1剂，水煎服。

二诊：2016年9月13。服药后头痛大减，乏力、睡眠欠佳等均有好准，颈部自觉僵硬不适。守上方加葛根20g，红景天15g，6剂。

随访：半月后。上述症状基本消失。

按：头为诸阳之会，受诸脏腑清阳之气，手足三阳经与厥阴肝经俱上会与头，其癫顶者属厥阴，《伤寒论》论及厥阴头痛"干呕，吐涎沫，头痛"

与本案头痛、干呕颇为相似，故用藁本为君药，其性辛温芳燥，性味俱升，而能"疏达厥阴郁滞"，达颠顶而止痛，并引诸药归经。王肯堂云："浅而近者为头痛……深而远者为头风，其痛作止无常，愈后遇触复发。"说明内风在慢性头痛中扮演了重要的角色，故方中重用息风、散风之药如荆防、天麻、僵蚕、全蝎，当归养血以息风，又用川芎、赤芍、桃仁、红花、透骨草活血通络，以达通则不痛之效，酸枣仁养血安神，用党参、黄芪者，因其月经量少、乏力，故用之以益气养血而调经，二诊其颈项僵硬，加葛根以治之，又酌加具有抗疲劳作用的红景天以益气健脾，寥寥数剂，数年之病，豁然痊愈。

失　眠

阴虚内热、痰瘀内阻失眠

张某某，男，72岁，2010年2月27日初诊。

[主诉] 失眠1周余。

[现病史] 患者近1周来失眠，有时彻夜不寐，需服安定片方能入睡，既往有脑血栓、脑出血、糖尿病病史，现言语不利，左侧肢体不遂，大便干硬。脉弦数尺弱，舌边尖红，苔腻而滑。

[诊断] 不寐属阴虚内热，痰瘀内阻。

[治法] 养心安神，活瘀开窍。

[方药] 酸枣仁汤、定志丸加减。

生熟枣仁各30g	川芎15g	硃茯神15g	硃寸冬15g
知母12g	丹参30g	怀牛膝20g	半夏15g
远志9g	石菖蒲15g	生栀子12g	桃仁12g
红花6g	紫苏6g	百合30g	生龙牡（先煎）各15g
甘草6g			

6剂，日1剂，水煎服。

二诊：2010年3月5日。诉服药后睡眠明显好转，已不用服安定片，效不更方，上方继服6剂，服2天停1天以缓收其功。后随诊患者睡眠已安。

按：患者高龄男性，既往有中风病、消渴病史，肢体活动不利，大便干硬，脉弦数尺弱，苔腻，乃是阴亏火旺，痰湿瘀血阻络之象，阴亏火旺，心神不安，再加之痰湿蒙蔽心窍，故而失眠。故用酸枣仁汤为主方，养血安神，清热除烦；配以丹参、栀子凉血宁心安神；生龙牡镇心安神；怀牛膝导热下泄，以降上炎之虚火；紫苏、百合相伍，一理气解郁，一清心安神，是崔老治疗失眠常用的药物组合；石菖蒲、远志清心开窍，半夏化痰祛湿，对于痰热扰心之失眠疗效颇佳，再配以桃仁、红花活血通络，专为肢体活动不利而设。诸药相用，共奏养肝除烦安神，佐以化湿豁痰，活血开窍之药。方药对症，效果佳，睡眠自安。

中 风

气虚血滞中风

李某某，女，55岁，2015年9月18日初诊。

[主诉] 右侧肢体偏瘫、言语不清2个月余。

[现病史] 2个月前患者因劳累、情绪激动后突然出现右侧肢体软瘫、牙关紧闭、喉中有痰鸣声、烦躁不安，家人发现后迅速将其送至医院，经CT检查回示：脑出血，经治疗后上述症状得以缓解，现今遗留右侧肢体偏瘫无力、言语不清，自测血压波动在155/90mmHg左右，饮食、二便、睡眠均正常。脉细涩而弱，舌质暗红，边有瘀斑，苔薄白。

[诊断] 中风后遗症属气虚血滞，脉络瘀阻。

[治法] 益气活血通络，佐以化痰开窍。

[方药]
黄芪60g	赤芍15g	当归15g	川芎15g
桃仁12g	地龙12g	川牛膝15g	石菖蒲12g
杜仲15g	丹参20g	桑枝9g	红参9g

6剂，日1剂，水煎服。

二诊：2015年9月28日。患者右下肢活动较前明显改善，肌力达3级，言语渐清，自觉精神一般，无其他不适，舌质暗红，苔薄白，脉沉弱无力。服上方有效，效不更方，照服20剂，并嘱咐其按时服用药物，随时监测血压，并适当增加肢体活动锻炼，多食新鲜蔬菜水果，保持大便通畅，心情愉悦。

随访：2015年11月2日。患者家属代诉，右侧肢体活动较前明显有力，肌力达IV级，能从事一般活动，言语渐清，自觉精神佳，疗效佳，复查CT示：脑出血吸收70%以上，梗死灶明显减小。嘱咐其间断照服20剂，如有任何不适，随时就诊。

按：本案患者中风后遗症期，脉细涩而弱，乃是气虚络瘀之象。气血阻滞，血脉痹阻而发肢体偏废，兼痰邪阻窍，致言语不利。治疗上崔老运用《医林改错》王清任的补阳还五汤为主方以补气活血祛瘀。方中君药黄芪大补元气之虚，而奏益气行瘀之功；当归尾为臣，活血祛瘀而不伤正；桃仁、红花、川芎、赤芍、地龙为佐使，以活血化瘀通络。在原方基础上，添加丹参以活血行瘀，杜仲以补肾降压，石菖蒲以开窍醒神化痰，桑枝以疏肝活络，诸药合用，通过益气活血以祛除脑腑之瘀、改善脑部血液循环，以达扶正治本之功效，故此患者取得了较快很好的疗效。

消　渴

气虚消渴

高某，女，66岁，1999年6月10日初诊。

[主诉] 发现糖尿病2年余。

[现病史] 2年前因口渴、多饮、多食、多尿，身体逐渐消瘦，在市级某医院多次检测血糖均高于正常值，诊断为2型糖尿病。口服降糖西药后，诸证减轻，但空腹血糖一直在7.0mmol/L以上。刻下：周身乏力，精神不振，食

欲差，心慌气短、口干口渴，口鼻出气灼热，大便干，皮肤瘙痒较甚，夜间难入眠，皮肤瘙痒，可见有抓痕血痂，下肢尤甚，舌质红，苔薄，脉沉弱无力，测空腹血糖 7.1mmol/L。尿糖（++++）。

[诊断] 消渴属脾肾气虚，毒蕴肌肤。

[治法] 益气养血，活血解毒。

[方药]
生黄芪 15g	党参 15g	玄参 20g	黄连 6g
土茯苓 15g	丹参 15g	葛根 15g	太子参 12g
鸡内金 15g	附子 6g	甘草 6g	

4 剂，日 1 剂，水煎服。

二诊：1999 年 6 月 17 日。服药周身乏力，气短好转，大便已不干结，仍纳差，皮肤瘙痒，上方加神曲 15g，麦芽 15g，砂仁 6g，徐长卿 15g，鬼箭羽 15g，皂刺 10g，当归 12g。12 剂水煎服。

三诊：1999 年 7 月 8 日。身已基本不痒，精神振奋，昨日因饮食不洁导致腹泻，大便呈水样，日 4~5 次，上方去玄参、丹参、神曲、麦芽，加苍白术各 13g，陈皮 12g，厚朴 12g，猪苓 13g，泽泻 13g，肉桂 4g，生山药 20g。8 剂水煎服。

四诊：1999 年 7 月 17。泄泻已止，纳食增加，结痂脱落，皮肤光滑，复查空腹血糖 4.1mmol/L、尿糖（-）。上方继服 4 剂，以六味地黄丸，每次 6g，日 2 次，巩固疗效。嘱其控制饮食，适当活动，戒郁怒，定期复查。

按：本案患者精神不振、乏力、脉沉弱无力，乃是脾肾气虚之象，口干口渴，口鼻出气灼热，大便干，又为中焦热盛，津液亏虚，消渴日久，燥热伤津，络脉瘀阻，肌肤失养，故瘙痒不适，属于虚、热、瘀、毒共存，病机复杂。故治疗上以黄芪、党参、太子参、附子诸药健脾补肾，振奋精神，配以黄连、玄参、葛根甘苦并用，清中焦热邪，丹参活血通络，土茯苓渗湿解毒，鸡内金健脾强胃，以助运化。二诊加入当归、皂刺、徐长卿、鬼箭羽加强活血解毒止痒之功，其中徐长卿、鬼箭羽具有良好的祛风止痒，活络降糖之功，对糖尿病皮肤瘙痒者屡用有效，三诊因患者出现腹泻，故而暂去寒凉之药，加胃苓汤以渗湿止泄，经过治疗，血糖恢复正常，配以六味地黄丸滋肾阴以除燥热，调养收功。

阴虚燥热消渴

崔某某，男，28 岁，2015 年 9 月 4 日初诊。

[主诉] 发现血糖升高 2 年。

[现病史] 2 年前因体检发现空腹血糖 13.2mmol/L，餐后血糖 18mmol/L，糖化血红蛋白 7.3%，诊断为糖尿病，未接受药物治疗。刻下周身乏力，手足心热，视物昏花，口干苦，小便频数，色黄，大便正常，体重较前减轻 10 斤，平素偏爱肥甘厚腻之食，有饮酒史，舌质红、苔黄厚腻，脉弦而略数。

[诊断] 消渴属阴虚火旺，肺燥肝旺。

[治法] 益气养阴，清肝润肺。

[方药] 黄芪 20g　　　山药 30g　　　黄连 15g　　　生地黄 20g
　　　　玄参 20g　　　乌梅 15g　　　葛根 15g　　　天花粉 15g
　　　　苍术 12g　　　菊花 15g　　　枸杞 15g

8 剂，日 1 剂，水煎服。

二诊：2015 年 9 月 25 日。患者自觉诸症均较前明显减轻，测空腹血糖 9.7mmol/L，餐后血糖 21.5mmol/L。用上方改黄连 20g，玄参 30g，加川萆薢 12g，鬼箭羽 15g，12 剂水煎服。

并嘱咐其少食多餐戒酒，适当增加锻炼，多食新鲜蔬菜水果，注意劳逸结合，密切监测血糖变化。

三诊：2015 年 10 月 20 日。因患者饮食不节，自测空腹血糖 10.5mmol/L，口干，舌质红，苔微黄。用上方加黄连 5g，生地黄 10g。12 剂水煎服。

四诊：2015 年 11 月 6 日。患者自觉精神佳，无其他不适，自测空腹血糖 8.2mmol/L，餐后血糖 12.4mmol/L。效不更方，继服 15 剂。

随访：2015 年 12 月 20 日。患者诉血糖控制平稳，空腹血糖波动在 6.5mmol/L 上下，上方黄连减去 10g，并嘱咐其按时服药，注意饮食，密切监测血糖变化，如有不适，随时就诊。

按：糖尿病患者多以阴虚为本，燥热为标，方中以生地黄、玄参、天花粉、葛根养阴清热，润肺生津，为治疗消渴病的传统用药；黄芪、山药益气健脾；菊花、枸杞以清肝明目润燥；苍术、鬼箭羽、黄连清热利湿的同时，具有显著的降血糖的作用，诸药合用，收效甚佳。黄连是崔老治疗糖尿病的常用药物，崔老认为糖尿病的发展过程大致可分为郁、热、虚、损4个阶段。郁、热阶段以实证为主，火热偏盛，黄连用量宜大；虚、损阶段以虚证为主，或虚实夹杂，火热不甚，黄连用量宜偏少。糖尿病早、中期多处于郁热阶段，虚证不甚，表现为肝热、胃热、肠热、湿热、痰热、毒火等一派火热内盛之象，故治疗应以清泄火热为主。黄连清火泄热功著，同时兼具降糖功用，对于早中期肝胃郁热、胃肠实热、痰热互结、三焦火毒等火热炽盛者尤为合宜，一般用至30~45g。随着病情进展，火热之势渐消，虚象渐显，表现以气虚、津亏、阴虚等虚证为主，甚则病至晚期，可见一派阳虚内寒之象。因此，糖尿病后期，火热不甚者，黄连一般用15g左右。现代药理研究中也发现，黄连的主要有效成分是小檗碱型生物碱，包括小檗碱、黄连碱，此外还含有人体必需的大量元素和有关的微量元素，所含的生物碱具有抗病原微生物、抗心律失常、降血压、降血糖、抗炎、抑制血小板聚集、增强免疫功能、抗癌、保护胃黏膜等广泛的药理功效。

厥　证

风痰上扰厥证

周某某，女，44岁，2006年3月2日初诊。

[主诉] 发作性昏厥1个月余。

[现病史] 患者诉近1个月来频繁出现发作性昏厥，每3~5天发作一次，平素失眠、头晕，中满、纳差，当地县医院考虑为癫痫，以癫痫经治疗半月未见明显好转，建议进一步检查，遂转中医诊治。脉细弦，舌质淡润苔薄白。

[诊断] 厥证属风痰内动，上扰清窍。

[治法] 镇肝息风，豁痰开窍。

[方药] 天麻 15g　　天南星 12g　　胆南星 12g　　蜈蚣 1 条

全蝎 6g　　白附子 6g　　僵蚕 12g　　钩藤 12g

磁石 20g　　生龙齿 15g　　珍珠母 20g　　石菖蒲 12g

远志 9g　　大黄（后下）6g　　甘草 6g

8 剂，日 1 剂，水煎服。

二诊：2006 年 3 月 13 日。服药后昏厥未发作，仍有中满，纳差，睡眠欠佳，上方加厚朴 12g，枳实 12g，炒枣仁 30g。8 剂，水煎服，日 1 剂。1 个月后来电，各症均愈，厥证未在发作。

按：顽痰内阻，引动肝风，风痰上蒙清窍，心脑神机失用，则频发癫痫，痰阻中焦，脾胃气机不利，则中满纳差，痰火扰心，神不守舍，则头晕，失眠，治疗当针对风、痰两种病理因素给予以平肝息风、化痰开窍。方中天麻、钩藤平肝息风，天南星、胆南星、白附子祛风化痰解痉止厥，全蝎、蜈蚣性善走窜，息风镇痉，磁石、龙齿、珍珠母三药质重，具有镇惊安神、平肝潜阳之效，石菖蒲、远志二味是常用组合，化痰开窍，宁心安神，关键是大黄一味，荡涤痰热，开痰火下行之路，诸药合用，共奏镇肝息风、豁痰开窍之功，二诊患者仍有中满纳差，六腑以通为用，加厚朴、枳实与大黄共为小承气汤之意，加强泻火逐痰之功，并加炒枣仁以养心安神。药切病机，应手而愈。

癫　证

痰郁化火癫证

程某某，女，37 岁，2014 年 3 月 24 日初诊。

[代主诉] 沉默痴呆，情绪低落 2 个月余。

[现病史] 患者 2 个月前因生气而致情绪低落，沉默痴呆，神志欠清，不食不眠，烦躁不安，经多方求医治疗，效果不佳，故前来诊治，刻下患者神志欠清，精神恍惚，语言不清且无伦次，不食不寐，身灼热，面赤如火，胸闷，咽喉如物堵，大便秘结，脉沉弱欲绝，舌质红体胖苔黄腻。

［诊断］癫证属痰郁气结，蒙蔽心神，日久化火。

［治法］镇心涤痰，清热凉血。

［方药］黄连 6g　　川芎 6g　　　生地黄 15g　　　玄参 20g
　　　　栀子 10g　麦冬 15g　　青礞石（先煎）6g　石菖蒲 10g
　　　　远志 10g　朱砂（冲）2g　琥珀（冲）2g　　大黄（后下）10g
　　　　路路通（引）5g

4 剂，日 1 剂，水煎服，配服中成药安宫牛黄丸，早晚各半丸，冲服。

二诊：2014 年 3 月 31 日。服上药 4 剂症状略减，大便已通，仍以不食不寐为主，上方加生龙牡各 20g，炒枣仁 30g，麦芽 15g，减大黄 4g，再服 4 剂，仍配服安宫牛黄丸。

三诊：2014 年 4 月 14 日。今日来诊，精神稍有好转，身热退，语言清，神志渐清，仍眠欠佳，饮食不化，咽喉有阻塞感，胸闷不适，脉细弱，舌尖红苔薄白，改用养心安神之剂，停服安宫牛黄丸。

［方药］朱砂（冲）2g　　生地黄 15g　　当归 13g　　黄连 14g
　　　　夜交藤 30g　　合欢皮 15g　　甘松 6g　　　炒枣仁 15g
　　　　柏子仁 13g　　白芍 20g　　　枳实 13g　　远志 10g
　　　　石菖蒲 10g　　甘草 10g

4 剂，日 1 剂，水煎服。

四诊：2014 年 4 月 21 日。上方服 4 剂，症状大减，脉仍细弱，上方加党参 13g，再服 5 剂，另服安神补心丸，每次 1 丸，每日 3 次。此后患者未再来求治，其介绍一患者前来医治，代其告之痊愈。

按：情志不遂，伤其肝气，肝气横逆克脾犯胃，脾胃升降失调，聚湿生痰，痰蒙心神，则情绪低落，沉默痴呆；痰郁久化火，则痰火内蕴，以致失眠、躁扰不宁、身灼热、面赤，气机不畅则喉中如有物堵，舌脉均为痰郁化火之象，治当以清心涤痰，清热凉血。方中黄连、栀子二药入心经，善清心火；生地黄、玄参、麦冬三药滋阴生津，以防火盛伤阴之弊；石菖蒲、远志化痰开窍，宁心安神；朱砂、琥珀镇心安神，青礞石一味，质重性烈，坠痰下气，平肝镇惊，可祛郁结之顽痰；大黄泄火逐痰，使邪热从大便而去；川芎辛温走窜，上行头目、中开郁结、下调经水，为血中之气药，畅肝木郁滞之气，同时以防诸药过于寒凉，凝滞肝气。安宫牛黄丸主治芳香化浊之品，可清心开窍，用治邪热夹秽浊蒙蔽清窍之神昏、谵语、大便秘结有良效。二诊患者症状略减，大便已通，邪热有外出之势，故守方加生龙牡、酸枣仁镇心安神，麦芽健脾和胃。三诊时患者身热已退，神志清，热久伤及阴血，心血不足，神不归舍，故仍夜眠不佳，气机不畅，胸闷仍有气郁之象，故改用补血养心安神之剂，四诊稍有加减，病情痊愈。

小儿惊吓证

小儿惊吓证

周某，女，5岁，2015年12月5日初诊。

[主诉] 精神异常1个月余。

[现病史] 患者1个月前因受惊吓后开始出现哭闹不安，如见鬼状，日夜不能安睡，间断发作10余次，不发时表情淡漠，不愿与人交流，并伴有遗尿，便秘，食欲差，时恶心欲吐，于当地医院就诊，行脑电图检查：出现癫痫样波，初步诊断为"癫痫"，建议其住院观察治疗，家长拒绝，给予口服药物（卡马西平、丙戊酸钠），效果不理想，随来崔老处就诊，察其舌红，略歪向右侧，苔黄腻，脉弦数有力。

[诊断] 痫证属肝风内动，痰迷心窍。

[治法] 平肝息风，化痰开窍。

[方药] 柴胡6g　　黄芩6g　　太子参9g　　　　姜半夏6g
　　　　黄连5g　　肉桂3g　　生龙牡（先煎）各12g　大黄（后下）6g
　　　　茯苓9g　　石菖蒲6g　远志6g

6剂，日1剂，水煎服。

二诊：2015年12月11日。服药后患者已能入眠，大便正常。夜间仍惊恐不安，遗尿。用上方加益智仁6g，生姜3片，6剂。

随访：半月后。患者诸症悉除，未再复发。

按：小儿脏腑娇嫩，神怯胆虚，骤受惊吓，导致气机逆乱，生痰生风，风痰化火扰心，故心神不安，不能安睡。治疗以柴胡加龙骨牡蛎汤为主方，柴胡加龙骨牡蛎汤出自《伤寒论》，原方主"伤寒八九日，下之，胸满烦惊，小便不利，谵语，一身尽重，不可转侧"。现代多用之治疗少阳枢机不利之抑郁、失眠等，效果良好。方中以小柴胡汤和解少阳，清胆热，醒神智；大黄泻火通腑，涤荡痰热，使热有出路。交泰丸交通心肾，使肾水升腾心火下降，五脏得养；石菖蒲、远志醒神开窍，化痰交通心肾；龙骨、牡蛎重镇安神，潜心敛阳；茯苓利水渗湿，宁心安神。诸药合用，使少阳得合，三焦得通，痰热除，心神安宁。

盗　汗

阴虚内热盗汗

李某某，女，82岁，2016年10月20日初诊。

[主诉]盗汗、自汗1个月余。

[现病史]患者夜间盗汗，汗出多时淋漓如水洗样，白天烦躁时也汗出，睡眠欠佳，心烦心慌，上脘部不适，难受，有时口干，吐白痰。脉浮数，舌淡苔黄燥。

[诊断]盗汗属阴虚内热，卫表不固。

[治法]清热滋阴，固表止汗。

[方药]

当归12g	炙黄芪20g	黄芩12g	黄连9g
黄柏9g	生熟地各15g	麻黄根12g	生龙牡（先煎）各15g
丹参20g	玄参15g	党参15g	麦冬15g
五味子12g	炒枣仁20g		

6剂，日1剂，水煎服。

二诊：2016年10月27日。服药后，盗汗、失眠均好转，仍感心悸发慌，出汗后怕冷，白天烦躁后汗出。脉浮略数尺弱，舌淡润少苔。用上方麻黄根改为9g，生龙牡改为煅龙牡，加白术12g，防风9g，6剂。

三诊：2016 年 11 月 3 日。服药后盗汗自汗均大减，刻下仍感胃脘部不适，难受，失眠，心悸发慌，口干。脉略浮而弦尺弱，舌淡润苔白而不匀净。证属：心胃气虚，兼心肾不交，改用养心和胃佐以安神之剂。

丹参 20g	檀香（后下）8g	砂仁（后下）8g	石菖蒲 12g
远志 9g	白芍 15g	木香（后下）9g	香附 15g
炒枣仁 30g	川芎 12g	茯苓 15g	煅龙牡（先煎）各 15g
知母 9g	百合 20g	苏叶 6g	甘草 6g

生姜 3 片

8 剂，日 1 剂，水煎服。

随访：半月后。上述症状基本消失。

按：《医宗金鉴》云"阳盛阴虚不能中守故盗汗"指出盗汗的发生的原因乃是阴虚有火，故方以当归六黄汤为主，用当归以养血，生熟地以壮水制火，黄芩、黄连、黄柏清三焦虚火，炙黄芪固表止汗，此乃标本兼治之法，然固表之力犹显不足，故又加麻黄根、生龙牡、五味子增强止汗之功。盗者盗人血气，况汗乃心之液，盗汗日久，最伤心之阴血，导致心阳虚亢，神不守舍，出现心悸、烦躁、失眠诸症，故又加丹参祛瘀生新，养血安神，玄参滋阴降火，直折上亢之心火，党参益心气，麦冬养心阴，酸枣仁养血安神，二诊诸症好转，白天亦有烦躁汗出，故又加白术、防风合原方中黄芪为玉屏风散，增强固表止汗之力，三诊盗汗、自汗明显好转，舌苔不匀净，乃是胃气不和之象，故改用养心安神佐以和胃之剂以收功。

视物不清

肝肾阴亏复视

曹瑞永，男，62 岁，2014 年 11 月 11 日初诊。

[主诉] 视物重影 2 个月余。

[现病史] 患者双侧眼睑水肿，左右视物重影，经西医穴位注射维生素 B_{12}、

维生素 B_1 之后症状时轻时重。刻下：上述症状再次出现，上下视物重影（上下楼梯后症状加重），自测血压 150/90mmHg，大便干，1~2 天 1 次，溲黄。脉浮弦数有力，舌质红，中有裂纹，苔薄黄。

[诊断] 复视属肝肾阴亏，肝火上炎。

[治法] 滋阴补肾，清肝明目。

[方药] 杭菊 15g　　熟地 20g　　　生地黄 15g　赤芍 15g
　　　丹皮 12g　　石草决明各 15g　夏枯草 20g　密蒙花 15g
　　　车前子（包）15g　黄芩 12g　　栀子 12g　　磁石（先煎）15g
　　　神曲 15g　　朱砂（冲）0.5g　枸杞 15g　　甘草 6g

5 剂，日 1 剂，水煎服。

二诊：2014 年 11 月 16 日。服药 5 剂后大便较前明显顺畅，仍视物重影。血压波动在 150/90mmHg。用上方加罗布麻 20g，生杜仲 15g。6 剂。

三诊：2014 年 11 月 25 日。患者继服 6 剂，复视症状较前缓解，脉仍浮弦有力，舌质红绛，无苔。用上方加生龙牡各 15g，怀牛膝 20g，水牛角 10g。6 剂。

四诊：2014 年 12 月 2 日。患者服药 6 剂后视物重影消失，测血压 150/80mmHg，脉仍浮弦，舌质红，苔薄白。用上方加沙白蒺藜各 12g，10 剂，嘱咐其隔日 1 剂，少食辛辣刺激，注意劳逸结合。

[结果] 1 个月后电话随访，患者复视症状未再出现，血压控制平稳。

按：复视在中医学又称"视一为二症，"《灵枢》云："精散则歧视，视歧见两物。"《审视瑶函》曰："视一为二症，此症为目视一物而为二也，乃光华耗衰，偏隔败坏矣。病在胆肾，胆肾真精不足，而阳光失其主倚，故错乱而纱视为二。"本例患者老年男性，视物重影且伴有大便偏干，血压偏高，脉浮弦而有力，乃是肝肾阴亏，虚阳上扰、血分有热之象。故以枸杞、地黄滋补肝肾之阴，菊花、夏枯草、决明子平肝潜阳，赤芍、丹皮、黄芩、栀子清热凉血活瘀，车前子利小便使邪热下行而有出路，配以磁朱丸安神潜阳之法，治目疾，之后又先后加入杜仲、罗布麻、水牛角、龙骨、牡蛎等加强平肝潜阳清热凉血之功，四诊加入沙苑子和白蒺藜，具有清肝明目的作用。诸药合用，补肝肾、益精血、凉肝息风、聪耳明目，方药对症，药尽而愈。

肝肾亏虚视物昏花

陈某某，女，50岁，2016年3月29日初诊。

[主诉] 视物昏花1个月余。

[现病史] 患者1个月来视物不清，在强光下尤为严重，素则月经基本规律，量色均可，无腹疼，白带不多，行经前后有时腹泻。刻下：月经40余日未至，手足冰凉，腰酸，纳可，二便调。脉沉略细尺弱，舌淡，苔微黄腻，边有齿印。

[诊断] 视物昏花属肝肾不足。

[治法] 滋补肝肾明目。

[方药]

生地黄15g	熟地15g	杭菊15g	黄精15g
玉竹20g	沙苑子15g	白蒺藜15g	当归15g
赤芍10g	白芍10g	制首乌15g	枸杞15g
茯苓15g	山药30g	怀牛膝15g	杜仲15g
甘草6g			

6剂，日1剂，水煎服。

二诊：2016年4月12日。服药后，诸症皆减，月经已至，刻下仍眼模糊（自觉已好大半），有时心慌，右脉弱甚，舌淡略燥而薄。用上方加桑椹子20g丹参20g，决明子15g，8剂。

三诊：2016年5月6日。服药后，诸症皆减，心慌好转，刻下仍有时视物不甚清晰，效不更方，8剂。

随访：1个月后。上述症状基本已无。

按：肝开窍于目，肝血不足，其窍失养，故视物不清；妇女月经以血为本，肝血不足，则经少或闭经；肝肾同源，精血互生，肝血虚则肾精亦虚，肾虚则腰膝酸痛，四肢发凉，神疲乏力。方中以生熟地、当归、赤白芍、制首乌滋补肝血，杜仲、牛膝、枸杞、玉竹、黄精填精补肾，茯苓、山药健脾气以滋化源，肝肾精血充足则目有所养，菊花、沙苑、白蒺藜清肝肾虚热而明目之功强；二诊诸症皆减，加桑椹子增强其滋补肝肾作用，决明子增其明目作用，丹参活血调经，有改善微循环的作用；三诊患者症状逐减，效不更方，继续服用，药尽而愈。

水　肿

风水相搏水肿

张某，女，54岁，2015年11月3日初诊。

[主诉] 颜面浮肿1周。

[现病史] 患者10天前因受风寒出现发热恶寒、头痛，咽干、咽痛，咳嗽、咯黄痰，肢体关节酸困疼痛，自服清开灵颗粒后减轻，1周前出现眼睑、颜面浮肿，面部瘙痒，咽部不适，小便量少、色黄，乏力，纳差，舌质红，苔微黄，脉浮数。

[诊断] 水肿属风水相搏。

[治法] 疏风清热，宣肺利水。

[方药]

麻黄9g	连翘15g	炒杏仁12g	赤小豆30g
桑白皮15g	茯苓15g	白术15g	黄芪20g
车前子（包）15g	白茅根15g	荆芥9g	防风9g
徐长卿15g	苦参12g	乌梅10g	桔梗10g
甘草6g	生姜3片	大枣4枚	

6剂，日1剂，水煎服。

二诊：2015年11月10日。眼睑、颜面浮肿均较前明显减轻，咽痛消失，小便不黄，效不更方，守方照服6剂。嘱咐患者注意保暖，及时增减衣物，避免再次感冒，多饮温开水，多食新鲜蔬菜水果，控制食盐摄入，不食辛辣、鱼虾等物。

随访：患者已愈。

按：本案患者受风寒后出现颜面部浮肿，脉浮而数，属于中医"风水"的范畴，《内经》"开鬼门、洁净腑"，《伤寒杂病论》"腰以上肿，当发汗乃愈"

均指出本病的主要治疗方法乃是发汗、利小便。本案患者由于受风寒之邪伤及肺气，肺失宣降，通调水道之功能失常，致水液停聚，与风搏于面部，故颜面浮肿、发痒，尿量减少。治疗当疏风、利水同用，方中以麻黄连翘赤小豆汤为主方，此方出自张仲景《伤寒论》，主治"伤寒瘀热在里，身必发黄"，方中麻黄开郁宣肺，使邪从表而解；连翘、赤小豆苦寒清热解毒利湿；杏仁润肺止咳，桑白皮清热利水，宣达肺气，使湿热从小便而解；甘草、大枣顾护胃气，使土旺而能制水，诸药共奏解表散邪，祛湿消肿之效。在此基础上加荆芥、防风、徐长卿、乌梅、苦参等祛风脱敏之药以增强疏风之力，黄芪、茯苓相配利水而不伤气，方药对症，疗效如神。

淋　证

湿热下注淋证

孙某，男，55 岁，2015 年 12 月 28 日初诊。

[主诉] 尿频、尿急半月余。

[现病史] 患者近半月来无明显诱因出现尿频，尿急，小便有灼热感，阴部发痒，大便溏泻，查支原体（±），脉略有力而滑，舌淡，苔根部黄腻。

[诊断] 淋证属下焦湿热。

[治法] 清热泄火，利水通淋。

[方药]
当归 12g	栀子 12g	赤茯苓 20g	赤芍 20g
川草薢 20g	萹蓄 15g	瞿麦 15g	金钱草 20g
白茅根 30g	滑石 15g	木通 6g	金银花 20g
连翘 15g	甘草 9g		

6 剂，日 1 剂，水煎服。

二诊：2015 年 1 月 4 日。阴痒已消失，大便成型，小便微黄，尿略急，守方加太子参 15g，8 剂水煎服。

按：淋之所成，因热着居多，其病变脏腑在肾与膀胱，《诸病源候论》

中说"诸淋者，皆肾虚而膀胱有热故也"，朱丹溪亦云"淋虽有五，皆属于热"。发病者多因下阴不洁，秽浊之邪从下侵入机体，上犯膀胱，湿热毒邪结聚，故而小便频数、尿急、有灼热感，治当以利尿通淋，清热解毒，方中以五淋散为主方，配以白茅根、滑石、萹蓄、瞿麦、川草薢、木通等大量利尿通淋之品，佐以金银花、连翘清热解毒，诸药合用，共奏利尿通淋，清热泻火之效，二诊患者症状大减，惟虑其日久伤正，故酌加太子参一味再服 8 剂痊愈。

癃　闭

气虚兼瘀癃闭

阮某某，男，80 岁，2015 年 10 月 26 日初诊。

[主诉] 小便不畅 5 年余。

[现病史] 患者诉近数年来小便频数，夜尿多，5~6 次／夜，排泄不畅，有尿不净感，每次小便时甚为痛苦，严重影响睡眠。经泌尿科检查提示有前列腺肥大增生，建议手术治疗。患者因年事已高，拒绝手术。今特求崔老诊治，脉略虚而滑，舌质暗红，苔白。

[诊断] 癃闭属气虚夹瘀。

[治法] 益气补肾兼活血化瘀行气。

[方药] 黄芪 30g　党参 20g　覆盆子 20g　桑螵蛸 15g
　　　　当归 12g　赤芍 20g　益智仁 12g　土茯苓 15g
　　　　乌药 9g　砂仁（后下）6g　川草薢 30g　川牛膝 20g
　　　　熟地 20g　柴胡 6g　升麻 9g　甘草 6g

10 剂，日 1 剂，水煎服。

二诊：2015 年 11 月 20 日。患者服药后夜尿次数减少，2~3 次／夜，刻下仍有时排尿困难，改用丸剂已调服。

［方药］覆盆子 120g　　桑螵蛸 100g　　当归 60g　　　　赤芍 90g

益智仁 100g　　土茯苓 120g　　乌药 120g　　　山茱萸 100g

熟地 120g　　　五味子 60g　　　砂仁（后下）60g　　知母 60g

川牛膝 90g　　　升麻 90g　　　　柴胡 60g　　　　川萆薢 90g

甘草 60g

上药共为细面，水泛为丸，日服 2~3 次，每次 6~9g。

三诊：2015 年 12 月 30 日。患者服药后诸症好转，近些时日又出现夜尿频数症状，排尿困难，仍用初方给予 8 剂煎服，丸药方加丹参 120g，红参60g，继续服用。

四诊：2016 年 2 月 3 日。患者服药后排尿已通畅，夜尿次数明显减少，1~2 次 / 夜，已能入睡 3 小时以上，精神状况已有好转，患者及家属均感满意，丸药方继服 1 料。

随访：2016 年 4 月 12 日。患者诸症均明显减轻，仍间断服用此方以固疗效。

按：患者年事已高，病程数年，三焦之气化，不升则降，脾肾亏虚，清气与湿邪下陷，滞其升降流行之机，日久瘀血内阻，气滞血瘀，脉络瘀阻，日积月累，凝结成块，形成前列腺增生、肥大。肾气虚、脾气弱与瘀阻是发生癃闭的三个关键病理因素。故治疗拟益气补肾健脾，活血化瘀行气为原则，以达到标本兼治之目的。方中仿补中益气汤之意，以黄芪、党参、当归大补气血，配以少量升麻、柴胡升提下陷之清气，乌药理下焦滞气，赤芍活血化瘀改善局部血液循环，川萆薢、土茯苓祛下焦湿浊，崔老经验，重用萆薢，对于治疗前列腺增生及肥大有显著疗效，如此清升浊降，气、水流行复常，则小便可通，配以熟地滋补肾阴，与黄芪相配，取其阴中求阳之功，又用砂仁，乃去其黏腻碍胃之弊；桑螵蛸、覆盆子、益智仁、牛膝功专强肾固精缩尿，与萆薢、土茯苓合用，一涩一利，相互制约，互制其短而展其长，固下元、利小便、去湿浊甚效。因患者病程日久，年老气虚，难以速效，改用丸药长期服用以缓图之，配以汤药间断服用，疗效堪称满意。

痹　证

气虚血瘀痹证

张某某，男，61岁，2007年12月25日初诊。

[主诉] 下肢左侧髋关节疼痛2个月余。

[现病史] 患者自述2个月前突然出现左侧髋关节疼痛，活动后加重，因未及时治疗，出现局部肌肉坏死，遂去某医院住院治疗半月余，局部肌肉组织渐好。刻下：左下肢疼痛、肿胀，走路酸沉，呈间歇性跛行，严重时活动受限。脉沉紧略滑，舌质淡润苔白。

[诊断] 痹证属气血不足，经络痹阻。

[治法] 补气养血活血，宣痹通络止痛。

[方药]
黄芪 45g	当归 15g	川芎 12g	赤芍 15g
鸡血藤 30g	川木瓜 15g	川牛膝 15g	五加皮 15g
威灵仙 12g	穿山甲 6g	地龙 12g	没药 9g
川萆薢 15g	丹参 20g	五灵脂（包）9g	红花 9g

8剂，日1剂，水煎服。

二诊：2008年1月3日。服药后下肢肿胀疼痛均减，效不更方，照服6剂。

三诊：2008年1月10日。胀痛大减，水肿已消，在上方基础上略有进退，继服6剂，间断服用，以巩固疗效。

随访：数月后。症状基本已愈合，行如常人。

按：正气虚弱，肌表腠理不固，邪气客于肌肤，留而不去，日久闭阻经络，不通则痛，经云："风寒湿三气杂至，合而为痹，其风气盛者为行痹，寒气盛者为痛痹，湿气盛者为着痹。"经络不通，局部气血运行不畅，则活动无力，肌肉坏死。因此，治疗当以补气养血活血为本，使气行则血行，局部气血旺盛，营养充足，正气旺盛，同时对症选用通络止痛祛湿之品以治标，使经络通畅，气血畅达，则痛自止。方中重用黄芪大补脾肺之气，一则固其肌表，防止邪气内侵，二则以资化源，使气旺则血生，配当归养血活血，二药合用，使气血旺盛；川芎、赤芍、丹参、红花活血化瘀，促进血液流通；威灵仙、穿山甲、地龙、鸡血藤四药，走窜之性强，可畅达经络，搜风止痛；川木瓜味酸入肝，舒筋活络，祛湿除痹；五加皮、川牛膝补肾强筋健骨，祛湿除痹，三药尚可引药下行；没药、五灵脂活血止痛力强，诸药合用，共奏补气养血，通络止痛之功。

寒凝气滞痹证

崔某某，女，50岁，2016年3月28日初诊。

[主诉] 双手麻木2个月余。

[现病史] 近2个月来双手麻木、发凉，晨起较重，时有心悸、头晕，测血压163/100mmHg，脉沉略紧弦，舌淡，苔薄白。

[诊断] 痹证属寒痹。

[治法] 温经通脉。

[方药]

当归12g	党参15g	桂枝12g	细辛6g
赤芍20g	木通6g	通草6g	生黄芪30g
丹参20g	活络草15g	桑枝12g	川芎12g

8剂，日1剂，水煎服。

二诊：2016年4月8日。服药后双手麻木消失，仍时有心悸、头晕，改用养心活血，清上止眩之剂以治之。

按：《素问·逆调论》"营气虚则不仁"，可见麻木形成的原因多因气血不足，经脉滞涩，气血不能荣于皮肤所致，《景岳全书·非风》更是详细提出"气虚则麻，血虚则木"的观点，故治疗治法当补气血而流通之，使气血充足，畅通无阻，肌肤末梢得到充分的濡润，方可除病。本方中以当归四逆散为主方，温经散寒，养血通脉，辅以黄芪、党参，气血双补，丹参、桑枝、川芎、活络草皆活血通络，诸药合用，气血充足，经脉通畅，肌肤得养，故一诊而愈。

湿瘀内阻鹤膝风

李某某，女，50岁，2015年5月26日初诊。

[主诉]右膝关节疼痛半年余，加重10余日。

[现病史]右膝关节疼痛、肿胀半年余，近10余日加重，活动后疼痛加重，X线片提示右膝关节骨质增生，关节腔积液，纳眠可，二便调，脉滑，舌红润苔黄边有齿痕。

[诊断]鹤膝风属湿瘀内阻。

[治法]活血止痛，佐以利湿。

[方药]

鸡血藤 30g	忍冬藤 40g	青风藤 20g	络石藤 15g
石楠藤 15g	威灵仙 12g	淫羊藿 15g	没药 9g
木瓜 12g	川牛膝 20g	活络草 15g	苍术 12g
薏苡仁 30g	川萆薢 15g	红花 6g	甘草 6g

10剂，日1剂，水煎服。

二诊：2015年6月10日。服药后右膝关节痛减大半，肿胀消失，守方加天仙藤15g，10剂水煎服。

三诊：2015年1月21日。膝关节轻微疼痛，余无明显不适，守方加黄柏9g，五灵脂9g，12剂。

随访：服药后诸症皆除。

按：膝关节肿胀疼痛者，中医称为鹤膝风，《医宗金鉴》认为其病机为"足三阴虚，风寒湿邪趁虚而入"，足三阴者，太阴脾、厥阴肝、少阴肾也，脾主肌肉，肝主筋，肾主骨，关节为经筋之所聚，内有骨，外包皮肉，中有血脉以行其中，脾虚则肌肉失养，肝肾虚则筋骨失养，邪之所凑，其气必虚，三脏亏虚，肌肤筋骨失其所养，则风、寒、湿之邪趁虚而入，结于关节而成痹，痹则血脉不通，气血津液运行不畅，血不利则为水为痰，津液停则为痰，日久痰浊、瘀血、水湿结于关节，而成肿胀、疼痛之弊。本病本为脏腑亏虚，标为痰湿、瘀血，关键在于血脉不通，故而治疗上当以通利经脉，养血活血为主，兼以疏风、散寒、祛湿之品，使血脉通畅，则关节自能"清利"。故而方中用大量藤类药物联合威灵仙、活络草舒筋活络，畅通经脉，淫羊藿补肝肾、强筋骨、散寒气，苍术、木瓜、薏苡仁、草薢分别入中下二焦，以燥湿、渗湿，没药、红花活血化瘀止痛，川牛膝补肝肾兼引诸药之力下行。诸药合用，使血脉通畅，肌肉筋骨得以濡养，邪气外除，而病告痊愈。

肝肾亏虚、经络不通颈痹

胡某某，男，53 岁，2016 年 3 月 14 日初诊。

[主诉] 颈项酸沉疼痛 2 个月余。

[现病史] 颈项酸沉疼痛，时轻时重，双手时发阵颤，言语蹇涩，血压偏高（收缩压最高 150mmHg，舒张压最高 90mmHg），纳寐可，二便调，脉浮略弦沉取有力，舌淡苔薄。

[诊断] 颈痹属肝肾亏虚，经络不通。

[治法] 活血祛瘀，通经活络。

[方药]

葛根 20g	桂枝 9g	赤芍 20g	川芎 15g
天麻 15g	白芷 12g	蜈蚣 1 条	生杜仲 15g
桑寄生 15g	怀牛膝 20g	桃仁 12g	红花 9g
丹参 30g	丹皮 12g	甘草 6g	

8 剂，日 1 剂，水煎服。

二诊：2016 年 3 月 28 日。服药 8 剂后，血压恢复正常，颈部疼痛减轻，仍言语謇涩不利。用上方加钩藤 15g，僵蚕 12g。10 剂。

随访：1 个月后。症状基本消失。

按：颈部乃太阳经及督脉所过，随着人体年龄的增长，肝肾亏虚，卫表不固，易受风寒湿邪侵袭，久则气血不通，痰湿瘀血内阻，经络阻塞，导致颈部酸沉疼痛，发为痹证。桂枝加葛根汤出自《伤寒论》，原方主治"项背强几几，反汗出恶风"之证，崔老以此为主方治疗颈痹，常能收到较好疗效，本案患者颈部酸沉疼痛，无汗出恶风之证，故以桂枝加葛根汤去麻黄，易白芍为赤芍，再加以丹参、红花、川芎、丹皮、桃仁之类，以振奋气血，疏筋活络；经络通畅，气血调和，则痹痛自除，患者同时还具有双手震颤、血压升高、言语謇涩，乃是肝肾亏虚，肝阳上亢之象，故又用天麻、钩藤、蜈蚣、僵蚕、白芷等平肝息风通络，怀牛膝、桑寄生、杜仲补肝肾强筋骨，现代药理学研究此三药均具有良好的降压作用。方药对症，数剂而症状缓解。

湿热瘀阻脉痹

宋某某，女，72岁，2010年4月24日初诊。

[主诉] 右侧足背疼痛伴膝关节以下肿胀1个月余。

[现病史] 患者右侧足背部疼痛，局部有热感，右膝关节以下肿胀，已有月余，有双下肢经脉曲张病史，足背动脉搏动减弱，足背部凹陷性水肿，舌淡，苔略燥，中间有裂纹，脉沉紧。查彩超提示：右下肢动脉粥样硬化并股动脉内粥样斑块形成，右下肢浅静脉瓣膜功能不全。

[诊断] 脉痹属湿热瘀阻。

[治法] 祛湿活瘀，通络止痛。

[方药]
忍冬藤30g	鸡血藤30g	青风藤30g	石楠藤15g
赤芍20g	地龙15g	穿山甲6g	土鳖虫9g
没药9g	五灵脂（包）15g	木瓜15g	川牛膝20g
防己15g	红花9g	威灵仙15g	淫羊藿15g

6剂，日1剂，水煎服。

二诊：2010年5月9日。右足背疼痛大减，稍肿胀，守上方去五灵脂，加黄芪30g，丹参15g，当归15g，6剂水煎服。

三诊：2010年5月17日。右侧足背疼痛消失，水肿亦消，守方去穿山甲，6剂，间断服药以调理。

随访：2个月后。右侧膝关节以下轻度肿胀，有沉重感，但行走自如。

按：《内经》云"痹在于脉则血凝而不流"，本案患者因年老气虚，无力推动血液运行，至脉络阻塞不通，不通则痛；络道阻塞，营血回流受阻，水津外溢，流注下肢，而发为水肿，津液壅塞局部，化湿生热，故局部有热感。崔老选用自拟五藤二仙汤为基础方治疗，方中诸藤通经络、行血气、清湿热、补肝肾，辅以益肝肾、强筋骨之淫羊藿，性善走而不守，通行十二经络之威灵仙，大能通利血脉，宣痹祛邪，更辅以赤芍、红花、没药、五灵脂活血祛瘀止痛，穿山甲、土鳖虫、地龙通利血脉，防己、木瓜清湿热，川牛膝补肝肾兼引诸药下行直达病所。二诊时加补气行血活血之品，是乃标本兼治之法，如是则血脉通利，疼痛、水肿诸症均消。

湿热痹证

赵某某，男，83 岁，2013 年 9 月 25 日初诊。

[主诉] 双下肢肿胀疼痛 1 周余。

[现病史] 患者自述 1 周前无明显诱因出现下肢肿胀、疼痛，夜间尤甚，活动受限，触之局部有热感，下肢重着，屈伸不利，行走困难，左足大拇指部位疼痛较重，局部皮肤发红，小便黄，大便干结。既往有心脏病、尿酸增高等病史，脉沉弦有力而滑，舌边尖红苔腻。

[诊断] 痹证热痹属脉络痹阻，湿热下注。

[治法] 清热利湿，活血通络止痛。

[方药]

苍术 15g	黄柏 15g	川牛膝 20g	怀牛膝 20g
薏苡仁 30g	木瓜 30g	川萆薢 20g	威灵仙 12g
没药 6g	当归 15g	鸡血藤 30g	旱莲草 30g
丹参 20g	红花 9g	车前子（包）15g	

4 剂，水煎服，日 1 剂，药渣加水再熬熏洗。

二诊：2013 年 9 月 29 日。服药后下肢肿胀、疼痛大有好转，效不更方，守方继服 6 剂。

随访：半月后。症状基本消失，行如常人。

按：崔老认为本病的病机为心脉血瘀，脉络不活，兼尿酸偏高，有时久立过劳等导致湿热内盛，下注肢体关节经络，气血经脉痹阻，壅滞不畅，故出现下肢肿胀、疼痛。湿甚则肿，热甚则灼热，瘀滞则痛，故而湿热下注，脉络瘀阻是引起本病的基本病机。湿为阴邪，易阻滞气机，导致全身气血运行不畅，故出现肢体重着，屈伸不利，间歇性跛行；另外，根据经络理论而言，足大拇指为足太阴脾经与足阳明胃经相交接之处，湿性趋下，且湿邪易困阻脾胃，从而导致经脉不通则痛，并以足大拇指肿胀疼痛较甚；再者，湿热之邪蕴结膀胱，热灼津液，膀胱气化不利，故见小便黄；小肠主液，大肠主津，肠道失其濡润，传导失司，故见大便干结。对于本病崔老拟四妙散加入活血通络之品治疗本病疗效显著。四妙散组方精炼，仅有苍术、黄柏、牛膝、薏苡仁四味药材，其以清热利湿、通利筋脉见长，特别适用于湿热下注，足膝红肿，筋骨疼痛者。方中苍术辛苦而温，最宜燥湿强脾；黄柏性味苦寒，苦能燥湿，寒以清热，善清下焦之湿热；牛膝活血化瘀，引药下行，补益肝肾利关节；重用薏苡仁以健脾利湿，清热除痹，使湿去热清，瘀行脉通，诸药相合，标本同治，共奏清热利湿，舒筋利痹之功。针对此患者的情况，紧扣病机，木瓜、川萆薢、威灵仙利湿、通络止痛，且木瓜、川萆薢可引药下行，使药物直达病所，提高疗效；没药、红花、活络草可活血化瘀止痛，瘀祛络通，新血渐长，疼痛自除；湿热内盛，伤及阴液，阴虚血少，筋脉失养，"不荣则痛"，故又配以养血活血之品，当归、鸡血藤以补虚止痛；此外，车前子可渗湿泄热，导湿热下行从水道而去，使邪有出路。最后，崔老建议患者采用中药熏洗之意在于：药物熏洗可使局部血管扩张，血流量增加，从而改善局部血液循环，增强毛细血管的通透性，提高新陈代谢，改善局部组织的营养状态，使药物通过皮肤渗透、吸收，直接进入病变部位发挥治疗作用。综观分析，崔老辨证准确，组方严谨，其运用四妙散加味治疗多例此种患者，每获奇效。

荨 麻 疹

气虚受风荨麻疹

郑某，女，50岁，2015年1月7日初诊。

[主诉]慢性荨麻疹半年余。

半年前患荨麻疹，经久不愈，时发时止，发时身痒不适，周身起风疹块，近1个月来发作频繁，大便不畅，食鱼虾可至发作，脉濡弱，舌淡润，苔滑腻。

[诊断] 瘾疹属营卫气虚，兼受风邪。

[治法] 祛风活血，调理营卫。

[方药] 荆芥9g　　　防风9g　　　太子参15g　　　黄芪15g
　　　　柴胡9g　　　徐长卿20g　　当归12g　　　土茯苓15g
　　　　蝉蜕9g　　　赤芍20g　　　白蒺藜15g　　皂角刺12g
　　　　生地黄15g　　甘草6g

6剂，日1剂，水煎服。

二诊：2015年1月13日。服药后诸症好转，身痒减轻，守方加绞股蓝15g，10剂。

三诊：2015年1月25日。服药后荨麻疹发作次数明显减少，守方加丹皮12g，10剂。

随访：服药期间荨麻疹发作1次，之后未再发作。

按：《诸病源候论·卷二·风瘙身体隐疹候》曰："邪气客于皮肤，复逢风寒相折，则起风瘙隐疹。"是以荨麻疹从风论治，诸医皆知，谓风邪郁与腠理，营卫失和而发病，所以用疏风散邪之剂如消风散之属以治之，多能取效，然亦有不效之时，特别对于慢性荨麻疹来言，服药则好转，停药又复发，甚为难治，究其病因，唯《医宗金鉴》言之最确，其《外科心法要诀·卷七十四》曰："由汗出受风或露卧乘凉，风邪多中表虚之人，是以风邪为一方面，为外因，内因则为表虚，表者，肌肤，为卫气所行之处，又为营血所滋养，营卫充盛，则肌肤坚固，腠理固密，开合有度，能拒外邪与肌肤之外，自不发病，倘若脏腑亏虚，气机失调，不能达营卫之气与肌肤之中，则肌肤失养，腠理不密，血虚生风，内风与外风相引，同气相求，正是"两虚相得，乃客其形"，王清任对此颇有认识，是以《医林改错》中有助阳止痒汤以补气养血之药以治疗痘疹作痒，崔老治疗本病，对于发病日久或新发而有气虚之象者，多仿助阳止痒汤之意，于疏风发表之剂中加入补养气血之药，如本方中参、芪、归之类，以达气旺血生，充养肌表以助邪气外达。

血热受风荨麻疹

陈某，女，71岁，2016年12月6日初诊。

[主诉] 周身起丘疹，瘙痒不适1年余。

[现病史] 患者1年来周身反复出现丘疹，高出皮肤，抚之碍手，曾在皮肤科诊断为荨麻疹，多次治疗效果欠佳，近数日诸症加重。其疹色鲜红，夜眠欠佳，纳可，二便调。脉浮数，舌边尖红，苔薄白。

[诊断] 荨麻疹属血热受风。

[治法] 凉血祛风脱敏。

[方药]

荆芥 12g	防风 12g	鬼箭羽 15g	生地黄 15g
赤芍 15g	丹皮 12	乌梅 12g	徐长卿 20g
蝉蜕 9g	皂刺 12g	全当归 12g	酸枣仁 20g
柴胡 12g	升麻 9g	红花 6g	甘草 6g

6剂，日1剂，水煎服。

二诊：2016年12月22日。服药后，丘疹、瘙痒均大减，现自觉白天病症较轻，夜晚仍有时起丘疹，睡眠欠佳，入睡困难，运动后双下肢肿胀。用上方酸枣仁改为30g，另加夜交藤30g，黄芪15g。6剂。

嘱其忌食辛辣，海鲜等。

随访：半月后。上述症状基本消失。

按：该患者出疹色红，瘙痒难耐，脉浮而数，舌红，乃是血分有热兼受风邪之象，治疗当以祛风脱敏，兼清血分之热，方中以荆芥、防风、乌梅、徐长卿、蝉蜕、皂角刺祛风止痒，生地黄、丹皮、赤芍凉血活瘀以祛血分邪热，柴胡、升麻解表透疹，使热有出路，书云："治风先治血，血行风自灭。"故方中又用当归、红花、鬼箭羽活血解毒。二诊患者症状明显减轻，虑其年事已高，气血亏虚，又加黄芪，配合当归，补气活血以扶正气，患者睡眠欠佳，加酸枣仁、夜交藤养心安神。寥寥数剂，疗效如神。

湿 疹

湿疹气虚血瘀兼有湿热

于某某，女，54岁，2015年12月29日初诊。

[主诉] 面部、颈部红斑3年余。

[现病史] 患者因工作原因常处潮湿之地，近3年来面部出现红斑，发痒，反复发作，曾于皮肤科诊断为湿疹，多次治疗，效果欠佳，脉弱略浮，舌体胖，边尖红，苔黄腻。

[诊断] 慢性湿疹属气虚血瘀兼有湿热。

[治法] 补气活血兼清湿热。

[方药] 助阳止痒汤加味。

黄芪30g	桃仁12g	红花9g	赤芍20g
皂刺12g	穿山甲4g	蝉蜕6g	紫草12g
乌梅15g	太子参15g	丹皮12g	柴胡6g
土茯苓15g	荆芥9g	防风9g	甘草6g

4剂，日1剂，水煎服。

二诊：2015年1月3日。服药面部红斑明显好转，瘙痒减轻，自觉乏力，迎风流泪，守上方加野菊花15g，枸杞12g，浮萍9g，白蒺藜15g，3剂。

此后又以此方为基础共服用20余剂，面部红斑完全消失。

按：助阳止痒汤乃是清代王清任治疗痘疹后瘙痒的名方，王氏认为其痒乃因"正气不能达痘中行浆、化脓、结痂，以致瘟毒外不得出肤，内不得入皮，毒在皮外肤里，故作痒"。然气虚不达皮肤，单用补气则有壅塞之弊，导致"气愈补而血愈瘀，血瘀，气更不能外达皮肤"，单用凉血活瘀之剂，又恐"克伐生气，不但作痒不止，胃气转伤"，因立助阳止痒汤以补气破血，通开血道，使气直达于皮肤，以达到止痒之功。本例患者久处湿地，湿邪浸淫皮肤，阻塞气血流通，停而为瘀，故面部红斑，气血不荣皮肤，腠理空虚，风邪趁虚而入，与气血相搏，故瘙痒；反复发病，乃是脾气为湿邪所困，正气不足之象，所以据王氏助阳止痒汤之意，方中重用黄芪佐以太子参以补气固表，配合桃仁、红花、赤芍、皂刺、紫草、丹皮活血解毒，合用以补气破血，以使血道开而气直达皮肤，肌表正气充足，腠理致密，则拒风邪于外，蝉蜕、荆芥、防风疏风透表止痒，土茯苓解毒渗湿，柴胡清热解毒。乌梅一味，既可敛肺以固表，又防诸药辛燥太过，诸药合用，共奏益气固表，活血解毒，祛风止痒之功，故收效迅速。

肌 衄

脾肾两虚肌衄

窦某，男，60岁，1961年8月14日初诊。

[主诉] 间断皮下瘀斑60年。

[现病史] 患者自幼皮下常出紫斑，不易消失，身体若轻微碰撞即出多大片紫斑或出血，数日方止。曾在市级某医院诊断为"血友病"。平素神疲乏力，气短纳差，口干不欲饮，大便溏泄。刻下患者右下肢有一片紫斑若掌大，皮下时有渗血，左臂部因注射药物而成为溃疡。舌质淡红，脉沉细数。

[诊断] 肌衄属脾肾两虚，气不摄血。

[治法] 健脾补肾，益气摄血。

[方药] 炒白术30g　　炒党参21g　　炒扁豆15g　　　　建莲肉15g
　　　　生黄芪24g　　绿升麻24g　　山萸肉24g　　　　生熟地炭各15g
　　　　炒山药30g　　炒丹皮9g　　龟甲胶（烊化）9g　大枣10枚

7剂，日1剂，水煎服。

二诊：1961年8月21日。服药出血明显减轻，食纳好转，大便已调，体力渐增，效不更方，再进7剂。

三诊：1961年8月28。服药出血已止，脉静身安。在此方基础上加重补肾药力量，间断服药，共服药25剂，出血已止，溃疡愈合。

按：血友病，现代医学认为是遗传病。从临床表现看，当属中医"肌衄"范畴。血液渗出毛孔或溢于肌肤，《诸病源候论》称为"汗血"或"发斑"，《辨证要诀》始称"肌衄"。崔老认为，此病病机属于脾肾两亏，气不摄血。因肾为先天之本，主藏精，精能化血，脾主统血，脾肾功能正常则血有所统，不至溢于脉外而成为出血之患。因此治疗以培补脾肾，益气摄血为大法。用生熟地炭、山药、山萸肉、龟甲胶滋补肾精。土炒白术、土炒党参、炒扁豆、建莲肉、生黄芪培补后天，使气血生化有源，血有所统。党参、白术土炒可增强健脾之力，生熟地用炭，取"血见黑则止"之意。丹皮止血兼能化瘀。妙在一味升麻，《本草纲目》谓其"消斑疹，行瘀血"，朱肱《南阳活人书》认为治疗衄血，升麻可代替犀角。纵观全方，不专用止血药而血自止，与辨证论治、治病求本有很大关系。此方用于原发性血小板缺少性紫癜及偏虚型过敏性紫癜，亦有良效。

紫 癜 病

血热受风紫癜

于某，男，53岁，2014年12月24日初诊。

[主诉]周身起瘀点、瘀斑20余日。

[现病史]患者平素嗜烟好酒，喜食辛辣，20天前无明显诱因周身出现鲜红色米粒状瘀点、瘀斑，压之不褪色，下肢明显，不痛不痒，时轻时重，有时腹痛，查血常规提示血小板正常范围，脉略浮滑，舌边尖红，苔薄白。

[诊断]紫癜属血热兼受风邪。

[治法]清热祛风，凉血活瘀解毒。

[方药]

生地黄 15g	赤芍 30g	丹皮 15g	紫草 20g
柴胡 9g	升麻 15g	蝉蜕 9g	白茅根 30g
金银花 20g	连翘 15g	土茯苓 20g	水牛角 15g
徐长卿 20g	当归 12g	甘草 9g	

6剂，日1剂，水煎服。

二诊：2014年12月31日。腹痛好转，紫癜较前减少，颜色变暗，守方加太子参15g，五爪龙15g，6剂。

三诊：2015年1月7日。紫癜已无，自觉稍感乏力，守上方去水牛角、五爪龙，加黄芪20g，白术15g，大枣4枚，15剂。

随访：半年后。紫癜未再发作，身体无不适。

按：紫癜一证，《血证论》称之为血瘙，《医宗金鉴》称之为血风疮、葡萄疫，其发病多为脏腑功能失调，血分有热，外为风热或疫疠之气所扰，至血溢脉外，结于皮肤肌肉而成。《内经》云："中焦受气取汁，变化而赤，是谓血。"本案患者平素嗜好烟酒，喜食辛辣，致中焦湿热壅盛，浸入血分，血分有热，外为风邪所郁，至血凝而不行，热聚成火，损伤皮肤络脉，血液溢出脉外而成紫癜，正所谓阳络伤则血外溢。故治疗当谨守病机，给予凉血、透热、祛风，兼以解毒散结以治之，方中以犀角地黄汤为主方，以生地黄、丹皮、赤芍、紫草、水牛角凉血活瘀解毒，柴胡、升麻二药辛凉以透，使火热从皮肤外出，白茅根凉血利尿，使火热从小便而出，如此清之、透之、利之，则火热之邪自可消弭而无动血之患；蝉蜕、徐长卿、金银花、连翘诸药疏风散热，以开肌肤之郁，土茯苓利湿解毒，以消中焦之湿热，当归养血活血以祛风，且疗火热耗血之弊，二诊、三诊邪气渐消，正气受损，故用参、术、芪之类固护正气以收功。

脱　发

肝肾阴虚兼受风邪斑秃

李某，女，36岁，工人，1999年9月20日初诊。

[主诉] 左鬓角脱发3天。

[现病史] 3天前晨起发现左鬓角处头发脱落一片，不痛不痒。因担心脱发进一步扩展，非常焦虑。素则性情急躁易怒，头痛，头皮屑多，失眠多梦，

大便干。月经提前，量多。左侧鬓角处有一铜钱大脱发区，中间皮肤光滑。舌边尖红，苔少，脉沉细而数。

[诊断] 斑秃属肝肾阴虚，血虚受风。

[治法] 滋肾养肝，凉血祛风兼以安神。

[方药] 夜交藤 30g   何首乌 20g   生熟地各 15g   当归 13g
　　　　川芎 12g   白芍 15g   女贞子 15g   茯苓 10g
　　　　白芷 13g   侧柏叶 15g   栀子 6g   甘草 6g

10 剂，日 1 剂，水煎服。另用鲜侧柏叶一把，煎水外洗患处，日 2 次。

二诊：1999 年 10 月 4 日。服药头发不再脱落，头皮屑减少，新发已长出，细而柔软，淡黄色，睡眠较好。现略感乏力，腰酸腿沉，上方加黄芪 20g，川牛膝 15g，木瓜 20g 10 剂，隔日 1 剂。外洗同前。

[结果] 共服药 20 余剂，新发变粗黑，斑秃痊愈。

按：斑秃因发病突然，多在晨起后发现，民间又叫"鬼剃头"，轻者成片，重者全脱。多因肝肾亏虚，血热风邪上扰所致。肝主藏血，发为血之余，肾主藏精，其华在发，精血不能上荣，发失所养，可致脱发；或情志不畅，肝郁化火，扰及营血，血热受风，根基不固，亦可突然脱发。方中何首乌、女贞子、熟地、白芍、川芎、当归滋养肝肾，白芷活血祛风，侧柏叶、栀子凉血清热。脱发患者，睡眠多不佳，佐入安神之品，用夜交藤、茯苓安神定志。用药紧扣病机，故获效甚佳。另侧柏叶清香味辛，煎水外洗，疏通经络，促进局部血液循环，也有助于新发生长。崔老用此方曾治疗多人，皆获疗效。亦可用老姜局部涂擦疗效更佳。

精亏血热脱发

张某某，男，36 岁，2014 年 8 月 19 日初诊。

[主诉] 脱发 4 年，再发并加重 2 个月。

[现病史] 患者 4 年来因工作压力较大，情绪不稳，经常熬夜等原因导致头发大量脱落，服用养血生发胶囊、中药洗发液等效果不佳，近 2 个月来脱发呈进行性加重，头顶明显，可见淡红色头发，头皮微热，轻微瘙痒，大便

干。舌质红，苔薄白，脉细数。

［诊断］脱发属肝肾受损，气血不和。

［治法］调补肝肾，凉血补血，益精生发。

［方药］
生熟地各 30g	玄参 25g	制首乌 35g	旱莲草 30g
女贞子 20g	桑椹子 30g	枸杞 30g	山茱萸 18g
当归 25g	防风 12g	青蒿 15g	黑芝麻 30g
炙甘草 9g			

8剂，日1剂，水煎服。另用新鲜侧柏叶200g，煮水洗发用。嘱其调节工作压力，适度放松，按时睡眠，适当增加户外活动，劳逸结合。

二诊：2014年8月30日。患者自述头发脱落减少，头皮热痒感消失，心理压力随之减轻，刻下时有腰膝酸痛，大便先干后稀，其他无明显不适，守上方加炒杜仲15g，续断15g，8剂。

三诊：2014年9月15日。头发脱落较前明显减少，可见散在新生头发，仍有腰膝酸痛，但较前减轻，舌质红，苔薄白，脉缓和。效不更方，守上方继服10剂。

四诊：2014年10月10日。患者基本不再脱发，可见大量新生头发，嘱患者用上方制成药丸长期间断服用，次固疗效。

按：脱发在古代医籍中称之为"毛拔""发落""发坠"，中医学认为头发的浓密与否与肝、脾、肾关系最为密切，肾藏精，主骨生髓，其华在发，肝主藏血，头发的生长与脱落、润泽与枯槁，主要依赖肝血的润养。崔老认为：随着社会竞争的激烈，工作生活节奏的加快，生活方式的改变，脱发不仅由虚而致，更是由于精神压力过大及饮食结构的不合理导致一种虚实夹杂的脱发病症，因此，治疗脱发应从肝脾肾入手，生血，凉血，补肾，养肝贯穿始终，围绕着以血为本，肝肾为主，五脏相关的原则，随症加减，疗效显著。方中生熟地、玄参、何首乌清热凉血，活血补血，旱莲草、女贞子滋补肝肾，养血荣发；桑椹子、枸杞、山茱萸、当归滋阴补血，活血生精，诸药合用，共奏调补肝肾，凉血补血，益精生发的作用，侧柏叶味苦、涩，性微寒，归肺、肝、大肠经，有益阴、清热、凉血之效。上述方药间断服用，并外加食疗及适当锻炼，可起到事半功倍的作用。

疳 证

脾肾双虚疳证

胡某，男，6岁，2010年2月24日初诊。

[主诉] 纳差、消瘦半年余。

[现病史] 患儿半年来食欲较差，形体消瘦，头发稀疏，色黄质脆，夜间磨牙，时有遗尿，脉滑尺弱。舌淡苔薄黄。

[诊断] 疳证属脾肾双虚。

[治法] 消积健脾，益气固肾。

[方药]

焦三仙各6g	厚朴4g	枳实4g	鸡内金6g
穿山甲4g	鳖甲（先煎）5g	大黄（后入）3g	槟榔6g
苍术5g	陈皮5g	益智仁6g	覆盆子6g
甘草4g	生姜3片		

6剂，日1剂，水煎服。

随访：患儿家长代述患儿服药后夜间磨牙大减，饮食渐增，遗尿次数较前减少，继服4剂以固疗效。

按：患儿脾胃虚弱，如喂养不当，常易导致脾胃损伤，食积胃腑，日久成疳，影响脾胃运化，气血亏虚，形体消瘦，发黄质脆，积滞在中，故夜间磨牙，幼儿肾气未充，又兼后天脾胃运化力差，不能充养肾气，则时有遗尿。清《幼幼集成·诸疳证治》认为疳证乃虚实夹杂之病，并提出了"壮者先去其积而后扶胃气，虚者先扶胃气而后去其积"的治疗观点，本案患儿虽形体消瘦，但尚未出现肚腹胀大、青筋暴露、皮肤干枯，极度消瘦等疳积重症，故尚可攻之，方中以陈皮、苍术、焦三仙、鸡内金诸药健脾开胃，配以厚朴、枳实、大黄开通小肠，以理脾胃滞气，在此基础上用穿山甲、鳖甲、槟榔等药物破气消积以除中焦积滞，因其有遗尿症状，加益智仁、覆盆子温肾固精缩尿；诸药合用，共奏消积通腑，健脾固肾之功。服后饮食渐增，磨牙减少，乃是胃气渐开之佳象，故守方继服以竟全功。

食 积

湿热中阻食积

郑某某，男，7岁，2013年5月30日初诊。

[主诉] 纳差5天。

[现病史] 患儿5天前进过量进食后，致食欲差，纳少。脉滑略数。舌质淡，苔白厚。

[诊断] 食积属湿热中阻。

[治法] 清热化积，消食健脾。

[方药] 焦三仙各6g　　厚朴5g　　　枳实5g　　　鸡内金6g
　　　　穿山甲4g　　　鳖甲（先煎）5g　大黄（后下）4g　槟榔6g
　　　　炒莱菔子5g　　连翘5g　　　陈皮5g　　　甘草3g
　　　　生姜1片

5剂，日1剂，水煎服。

随访：患儿服药后腹中觉舒，饮食复常。

按：该患儿为胃气羸弱，复因饱食，运化失常，经云"饮食自倍，脾胃乃伤"食积胃肠，郁而有热。六腑以通为用，故方中用大黄、枳实、厚朴、焦三仙通腑食积；复加炒莱菔子、槟榔行气助运；鸡内金、穿山甲软坚消积；连翘清热；陈皮健脾；生姜温胃；甘草和中；共奏清热化积，消食健脾之功，故能药到病除。

崩　漏

肾虚兼瘀崩漏

朱某某，女，36岁。1986年2月3日初诊。

[主诉] 月经淋漓不断20余日。

[现病史] 患者自述月经淋漓不断已有20余日，时多时少，少腹微痛而不适，经色暗，腰酸，头晕，周身乏力，胃纳欠佳，曾经某医治疗，用补肾健脾止血之剂，初服经量减少，继则又淋漓不止，自前日经量又多，色暗，有小血块，少腹压之有痛感，精神倦怠。脉细而弦，舌淡润而薄。

[诊断] 崩漏属虚中夹实。

[治法] 活瘀，止血，益气，固肾。

[方药] 大黄炭6g　　生熟蒲黄各6g　　生熟地炭各15g　　炒白芍13g

　　　　当归10g　　　香附13g　　　　仙鹤草20g　　　　生黄芪10g

　　　　白术10g　　　巴戟天10g　　　田三七3g　　　　　红花3g

3剂，日1剂，水煎服。

二诊：1986年2月6日。经水初多，现已无，精神好，胃纳增加，改用益气健脾，固肾调经之剂。

[方药] 生黄芪15g　　白术13g　　　熟地15g　　　　茯苓13g

　　　　当归10g　　　砂仁6g　　　　旱莲草30g　　　女贞子15g

　　　　巴戟天10g　　桑寄生15g　　　炒杜仲15g

3剂，日1剂，水煎服。

三诊：1986年2月10日。服药后精神大好，上方照服5剂而愈。

按：患者月经淋漓不断20余日，来时诉腰酸，头晕，纳差，乏力，一派脾肾两虚之象，然患者月经淋漓不断，又数用止血之剂，经色暗，行经少腹微痛，有血块，提示患者体内有瘀血残留于胞中，此时单用补虚，收涩之品，必难获效，崔老亦常云，患者行经腹痛，色暗有血块，提示体内有瘀，即使属虚，也应尽量少用单纯补虚之药，多采用补血活血类药物，本案采用朱南山先生的将军斩关汤，其内大黄一药，具有止血、化瘀、凝血之功，一药数效，正对其本，再加用香附理气活瘀，仙鹤草止血兼有补虚的功效，诸药合用，止血、化瘀、补虚均备，塞流、澄源、复旧三者兼顾，疗效如神，待经水止后，再改以益气健脾、固肾调经之剂以收其功。

痰瘀互结崩漏

吕某某，女，47岁，2003年8月9日初诊。

[主诉] 月经淋漓不断10余日。

[现病史] 患者自述月经淋漓不断已10余日，量少、色暗，有时呈块状。伴腹胀，心慌，乏力，睡眠欠佳，腰酸困。脉沉滑，舌质淡，苔厚腻。

[诊断] 崩漏属痰瘀互结，血不循经。

[治法] 健脾利湿，调经活瘀。

[方药] 苍术12g　　　陈皮12g　　　厚朴12g　　　茯苓15g
　　　　泽泻15g　　　猪苓12g　　　桃仁13g　　　红花9g
　　　　益母草20g　　薏苡仁30g　　莪术15g　　　川怀牛膝各15g

6剂，日1剂，水煎服。

二诊：2003年8月13日。患者述服药后月经仍淋漓未断，但量减少，现腹胀、头晕、四肢乏力、心慌。改用补肾健脾，佐以疏肝和胃之剂为主。

[方药] 生熟地炭各15g　地榆炭15g　　贯众炭15g　　白术12g
　　　　枳实12g　　　　神曲15g　　　麦芽15g　　　太子参12g
　　　　仙鹤草30g　　　炒荆芥6g　　　砂仁8g

3剂，日1剂，水煎服。

三诊：2003年8月18日。患者述服上药3剂后月经已止，仅有轻度腹胀感觉，用上方继服3剂，1个月后复诊病情已愈。

按：本案患者脉沉滑有力，舌苔黄腻，经量少，色暗有血块，乃为痰瘀互结，血不循经外溢所致之崩漏，治疗当以健脾利湿，活血调经为主。脾主运化水湿，脾虚失运，则痰湿自生，故以健脾利湿治其本。然而患者虚实夹杂，内有瘀生，离经之血便成瘀，故在方中加入活血化瘀之品，虽疗效满意，然患者淋漓不尽数日，气血亏耗，二诊、三诊时故以澄源复旧之法，补先天养后天以治其源。崔老治病求本治疗本病，抓其病机，故能取得满意效果。

肾虚血热崩漏

汪某某，女，38岁，2003年7月5日初诊。

[主诉]月经淋漓不断20余日。

[现病史]患者本次来月经淋漓不断已20余日，至今未止，色鲜红量少，无血块，有时腰酸，以前亦有淋漓不断现象，但以本次时间较长，其余症状不明显。脉沉滑有力，舌质淡苔薄。

[诊断]漏证属肾虚血热。

[治法]滋肾固冲任，佐以清下。

[方药]
生熟地炭各15g	地榆炭15g	贯众炭15g
炒黄芩20g	旱莲草30g	女贞子20g
海螵蛸15g	川断15g	桑寄生15g
生龙牡（先煎）各15g	炒荆芥9g	白芍15g
仙鹤草30g	炙甘草6g	

3剂，日1剂，水煎服。

二诊：2003年7月10日。患者述服药后，月经将尽，有时仍点滴不断，腰酸，余无不适。用上方改生熟地炭为生熟地各15g，炒黄芩减5g，加生山药15g，继服3剂。

随访：2003年7月23日。服药后月经已止，腰酸已无，精神见好。

按语：本案为肾虚血热型崩漏，中医学认为肾为先天之本，肾气虚则气不摄血，以致血液不循正常道路而溢出，血流不止；又患者体内热蕴于胞宫致血热妄行，故经水淋漓不止，治宜补肾固冲任，佐以清下焦热邪，肾气足，气以统血摄血，经水不致淋漓，冲任固，下焦热清，则血不妄行。

肾虚血崩

杜某某，女，46岁，2013年10月7日初诊。

[主诉] 月经量多1周余。

[现病史] 患者近数月月经不规律，时前时后，行经量多，经色暗红，有血块，伴有倦怠乏力，头晕目眩，腰膝酸软，耳鸣；现又行经1周余，量大下不止，血块较多如核桃大，伴少腹疼痛不适感，面色萎黄，患者甚为恐惧，前来就诊。脉浮而芤，舌质淡暗苔薄白。

[诊断] 崩证属肾虚冲任不固，有将脱之势。

[治法] 补肾固冲，养血止血。

[方药] 生熟地炭各15g　　贯众炭15g　　地榆炭15g　　阿胶（烊化）9g

　　　　山萸肉15g　　　　海螵蛸15g　　煅龙牡各15g　　杜仲15g

　　　　川断15g　　　　　炒荆芥6g　　　仙鹤草20g　　　旱莲草30g

2剂，日1剂，水煎服。

二诊：2013年10月10日。服上药1剂后，出血量大减，2剂药后出血已止。刻下：头晕，腰酸，乏力，此乃失血以后气血不足，脾肾亏虚所致，守上方去贯众炭、地榆炭，生熟地炭改为生熟地，加五味子10g，女贞子15g，党参12g，白术12g，继服3剂以补益气血，益肾健脾而调理善后。

随访：10月14日。该患者症状皆无，精神好转。

按：本案患者月经量大下不止，局部病变在于子宫、冲任收涩无力，有将脱之势；其整体因素责之于肾气亏虚，封藏失职，导致经血量多不止。肾藏精，精生髓，髓化血，肾虚致经血衰少，不能上荣空窍，故头晕目眩，耳鸣；"腰为肾之府"，精亏血少，不能濡养外府，故腰膝酸软；精血不能上荣于面，故面色萎黄；脉浮而芤此乃失血过多，脉道失于充盈所致。治疗上急用止血之剂以塞其流，以防晕厥虚脱，待血少或血止后，给予扶正固本之品，防止复发。方中生熟地炭既可凉血止血，又可滋阴补血以养胞宫；贯众炭、地榆炭、旱莲草为微寒之品，可凉血止血，引血归经；"血得寒则凝，得温则行"故用山萸肉、海螵蛸、炒荆芥性味微温之品以收涩止血；且山萸肉、旱莲草又有滋补肝肾之功，标本兼治；煅龙牡、仙鹤草味涩性平，加强收敛止血之功；此外，崔老认为在治疗崩漏过程中要审因辨证，澄源施治，方中阿胶为血肉有情味厚之品，既能养血止血，又能补虚填精，固冲任；杜仲、川断补益肝肾以复旧固本。

二诊患者因失血过多出现头晕、腰酸、乏力等症，故又用五味子、女贞子、党参、白术以补益脾肾、调理善后。诸药相合，全方具有塞流、澄源、复旧治崩三法联合运用等特点，此乃崔老用方独特之处！

气虚兼瘀崩漏

王某某，女，41岁，2011年12月20日初诊。

[主诉] 月经淋漓不断10余日。

[现病史] 患者月经素则后错，本次行经少腹胀痛，经色黑，有大量血块，淋漓不断已10余日。去西医院就诊，诊断为功能性子宫出血。治疗无效，经人介绍来崔老处就诊。舌淡红苔白，脉沉细数。

[诊断] 漏证属气血双虚，冲任不固。

[治法] 益气补血，收涩固冲任。

[方药] 黄芪30g　　　党参15g　　　白术12g　　　当归15g

川芎12g　　　赤芍20g　　　丹参20g　　　益母草20g

桃仁12g　　　红花9g　　　炮姜6g　　　炙甘草6g

6剂，日1剂，水煎服。

二诊：2011年12月27日。自述服药效果一般，各症无明显改变，仍淋漓不断。改用固涩止血之剂：五炭三草汤加味（此为崔老治崩漏经验方）。

[方药] 生熟地炭各20g　　　贯众炭12g　　　棕榈炭15g

地榆炭15g　　　仙鹤草30g　　　益母草15g

田三七（冲服）6g　　　煅龙牡（先煎）各15g　　　党参20g

白术15g　　　杜仲15g　　　五味子10g

红参6g　　　炙甘草6g

4剂，日1剂，水煎服。

三诊：2012年1月3日。服药后效果平平，少腹仍痛，淋漓不止已有20余日，经色黑有血块，量时多时少，患者痛苦至极。查其舌质红苔薄白，脉弦涩细数。考虑瘀血阻于冲任，以至冲任受损。改用活血行瘀，止血止痛之剂。

[方药] 酒大黄6g　　　　　炮姜6g　　　　　　没药9g
　　　　生熟蒲黄（包）各6g　五灵脂（包）10g　益母草15g
　　　　当归12g　　　　　白芍20g　　　　　熟地15g
　　　　仙鹤草30g　　　　田三七（冲服）6g

3剂，日1剂，水煎服。

四诊：2012年1月6日。自述3剂药后各症大减，腹部不痛，经血量不多，血块已无。舌淡苔薄白，脉仍有数象，改用固本止漏之剂，固本止崩汤加味。

[方药] 炒白术45g　　党参30g　　　生熟地炭各20g　当归12g
　　　　炮姜9g　　　炒黄芩30g　　贯众炭15g　　　仙鹤草30g
　　　　炒荆芥6g　　山萸肉18g

4剂，日1剂，水煎服。

五诊：2012年1月13日。自述病已愈，甚喜。现脉沉缓无力，舌淡红苔薄。为巩固疗效，再服3剂。

随访：2012年2月3日。熟人诊病告知王女士病愈，月经恢复正常。

按：本证以瘀血下漏为主，初用益气补血之剂圣愈汤加味效果不佳。又用固涩止血之剂，仍未达到满意效果。血瘀下漏，血凝阻滞，血不循经而外溢。所以表现出黑色血块，腹胀痛，淋漓不止。前期由于辨证失当，误补仍将瘀残滞留，迁延不愈。所以三诊中首用大黄，《本草纲目》云："大黄下瘀血闭，寒热，女子寒血闭胀，小腹痛，诸老血留结。通女子经候。"取大黄祛逐生新，攻逐积滞之巧，配失笑散助其活瘀之力，又用炮姜，温经止血。《得配本草》云：炮姜守而不走，暖心气，温肝经，去恶生新，使阳生阴长。炮姜配大黄，一寒一温，一通一收，一走一守起到破瘀行血，固涩止血，平调阴阳的疗效。三七与益母草，调经养血又活血止血。熟地黄、仙鹤草补肾气止血，没药止痛。诸药配伍攻补兼有，活血，止血，养血皆存，故能治愈此病。可谓巧妙至深。后又复旧固本，彻底治愈该病。

血分有热之漏证

周某某，女，33 岁，1986 年 1 月 25 日初诊。

[主诉] 月经淋漓不断 20 余日。

[现病史] 患者经来 20 余日，淋漓不断，时多时少，色红略暗，少腹有疼痛之感，头晕，腰酸困，面色欠华。脉略数而弦，舌淡润。初诊认为患者经来较久，冲任即虚，肾气不固，且兼少腹有疼痛感，诊为肾不固摄，兼有血瘀；用固本止崩汤加失笑散，2 剂，少腹疼痛略减，经量不减，再用原方照服 2 剂。1 月 29 日再诊，脉数略芤，沉取不弱，舌质红润，经量不减，其色鲜红，详问其证，患者诉口干苦，诊其脉略数，虽有芤象但沉取不弱，舌质红润，此为热迫血下行之象，遂改用奇效四物汤加减治之。

[方药] 生地黄 20g　　熟地炭 15g　　当归 10g　　生白芍 13g

　　　　川芎 3g　　　　炒黄芩 30g　　炒地榆 20g　　炒栀子 10g

　　　　桑寄生 15g　　益母草 15g　　仙鹤草 20g　　阿胶（烊化）9g

2 剂，日 1 剂，水煎服。

二诊：1986 年 1 月 31 日。经量大减，身乏力，上方加党参 13g，山萸肉 15g，3 剂。

三诊：1986 年 2 月 3 日。据云服第 2 剂时经水基本已无，3 剂服完经水已净，为固疗效，拟滋阴固肾、益气补血之剂。

[方药] 旱莲草 30g　　女贞子 15g　　山萸肉 15g　　生熟地黄各 15g

　　　　桑寄生 15g　　生黄芪 15g　　当归 10g　　太子参 15g

　　　　白术 10g　　　党参 15g　　　炙甘草 6g

3 剂，隔日 1 剂。

半月后相见，精神甚好，已无所苦。

按：崩漏原因众多，有脾虚、肾虚、血热、血瘀等原因，治疗方法亦有不同，正如《景岳全书·妇人规》中云："凡治此之法，宜审脏器，宜查阴阳。无火者求其脏而培之、补之；有火者查其经而清之、养之"。本案中患者月经淋漓不断，诉腰酸困，头晕，面色欠华，考虑患者肾虚不固，给予固本止崩汤以益气固肾，效果欠佳，后详问其症，患者诉口干，口苦，详查其舌，虽润但有红象，脉沉取不弱，乃血热损伤冲任，迫血妄行，故加生地黄、炒黄芩、炒栀子、地榆清热泻火，凉血止血，效果立至，待经净之后在给予滋阴固肾、益气补血之剂以治其本。

漏证兼痤疮

李某某，女，26 岁，2016 年 9 月 5 日初诊。

[主诉] 月经淋漓不断 20 余日。

[现病史] 患者素则月经基本规律，本次行经无明显诱因出现 20 余日不止，月经量不多，色黑，无血块，无腹疼，口周有红色痤疮。脉略弦尺弱，舌体胖苔滑润。

[诊断] 漏证之肾虚血热证。

[治法] 滋肾凉血解毒。

[方药] 生熟地各 15g　　金银花 20g　　连翘 15g　　白芷 12g
　　　　蒲公英 20g　　　地榆炭 15g　　炒黄芩 15g　　煅龙牡各 15g
　　　　海螵蛸 15g　　　茜草 12g　　　浙贝母 15g　　仙鹤草 30g
　　　　三七 6g　　　　甘草 6g

6 剂，日 1 剂，水煎服。

二诊：2016 年 9 月 12 日。服药后，月经已无，素则白带量多，有时呈黄色，有异味，脉仍有数象。改用滋肾健脾以固疗效。

[方药] 生熟地各 15g　　生山药 30g　　白术 15g　　煅龙牡各 15g
　　　　海螵蛸 15g　　　茜草 9g　　　浙贝母 15g　　旱莲草 30g
　　　　女贞子 20g　　　仙鹤草 30g　　炒黄芩 15g

6 剂，日 1 剂，水煎服。

随访：半月后。上述症状基本已无。

按：患者平素喜食辛辣，口周起痤疮，尺脉弱，此为肾虚血热之象，治用滋肾凉血解毒之剂，方中用生地黄、连翘、炒黄芩凉血清热，金银花、蒲公英清热解毒，地榆炭、仙鹤草止血，三七、茜草化瘀止血，茜草大剂量活血，小剂量止血，故止血宜少用，煅龙牡、海螵蛸均具有收敛固涩作用；二诊服药后，月经已无，白带量多，有时呈黄色，仍有余热，兼有脾虚，用二至丸滋肾清热止血，白术、山药健脾止带，以巩固疗效。

月经不调

月经先期之肾亏血热

严某某，女，32 岁，2014 年 11 月 25 日初诊。

[主诉] 月经提前 4 个月余。

[现病史] 患者 4 个月来 20 余日行经 1 次，经量多，每次经至，须频换纸巾，甚感不便，平素经常头晕，腰酸困，有时烦躁；脉细弦，舌淡红而润。

[诊断] 月经先期属肾虚血热。

[治法] 补肾凉血。

[方药]

生熟地各 15g	生山药 20g	桑寄生 15g	山萸肉 15g
生栀子 10g	黄芩 10g	五味子 10g	女贞子 15g
生白芍 15g	当归 10g	甘草 6g	

6 剂，日 1 剂，水煎服。

随访：患者自服上药后近 3 个月，经量不多而规律。

按：《傅青主女科》中指出妇人月经先期而量多乃是肾中水火两旺之故，并提出"火不可任其有余，而水断不可使之不足。治之法但少清其热，不必泄其水也"的治疗大法。故本案以补肾水、清血热为主，用生熟地、白芍、山萸肉、生山药、当归补肝肾之精血以达壮水之主以制阳光之效，又用栀子、黄芩清血分热邪，桑寄生、女贞子、五味子补肾固冲任，诸药合用，共奏补肾水，清血热之效，服之疗效立见。

湿瘀内阻，月经延期

王某某，女，35 岁，2009 年 3 月 6 日初诊。

[主诉] 月经近 2 个月未至。

[刻下] 白带多，色白无异味，形体偏胖，四肢不温，大便日 2 次，舌质淡润，苔略腻，脉濡细。

[诊断] 月经延期，湿瘀内阻。

[治法] 健脾燥湿，活血调经。

[方药]

苍术 12g	陈皮 12g	厚朴 12g	茯苓 15g
泽泻 15g	当归 20g	川芎 15g	赤芍 20g
木香 6g	香附 15g	桃仁 12g	红花 9g
益母草 20g	三棱 20g	莪术 20g	炙甘草 6g
生姜 3 片			

6 剂，日 1 剂，水煎服。

二诊：2009 年 3 月 12 日。服药平平，月经未至，守方加水蛭 15g，6 剂。

三诊：2009 年 3 月 20 日。服药后月经已至，量一般，患者形体丰腴，体内湿邪较重，且要求服药物减肥，守上方去破血之品，加怀牛膝、车前子、猪苓等补肾利湿之品，间断服用。

随访：数月后。月经周期基本规律。

按：肥胖之人，多湿多痰兼有气虚，痰湿之邪壅滞胞宫，血海不畅，或为月经错后，或为闭经，本案患者形体肥胖，白带量多，均乃体内湿邪较重之表现，正如傅青主所云：带下俱是湿证，故治疗当以健脾燥湿为主，辅以活血通经之剂，方中苍术、陈皮、厚朴燥湿健脾，脾气旺，运化有权，以杜痰湿之源，茯苓、泽泻健脾利水渗湿，使湿邪从小便而出，归、芍、芎养血活血，佐以桃仁、红花、益母草、三棱、莪术等药物以活血通经，二诊时加入水蛭更增强了活血之功，气行则血行，气滞则血瘀，故又配以木香、香附理气调经，辨证准确，用药恰当，湿邪除，瘀血化，经水自通。

瘀阻冲任，月经延期

郭某，女，16 岁，2010 年 9 月 6 日初诊。

[主诉] 月经延期半年，加重 2 个月。

[现病史] 患者半年前出现月经延期，量少，近 2 个月来月经一直未至，无明显其他不适，面色红润，脉略滑，舌淡润，苔薄。

[诊断] 月经延期属冲任不通。

[治法] 养血活瘀。

[方药]
当归 30g	党参 20g	川芎 15g	怀牛膝 20g
赤芍 20g	肉桂 6g	黄芪 20g	丹参 20g
三棱 30g	莪术 30g	桃仁 12g	红花 9g
水蛭 5g	大黄（后下）7g	炙甘草 9g	生姜 3 片

6 剂，日 1 剂，水煎服。另配合大黄䗪虫丸 1 盒，按说明服用。

随访：服药后月经已至，量、色均正常。

按：女子二七天癸至，任脉通，太冲脉盛，月事以时下，本案患者年方二八，面色红润，发育正常，乃是肾气充盛之表现，其月经不调，多由冲任不畅所致，故方以四物汤去熟地之滋腻，配合三棱、莪术、丹参、水蛭、大黄、桃仁、红花等大剂量活血化瘀药物，活血养血以畅冲任，冲任通盛则月经自调，又用怀牛膝引血下行并引诸药归经，肉桂温经活血，取血得热则行之意，配合大黄䗪虫丸以加强活血通经之功，党参、黄芪既能健脾胃以资气血生化之源，又能防止诸药活血太过伤人正气，乃是攻补兼施，标本兼治之剂，加之女子年幼，身体强健，故能数剂而愈。

气虚月经过多

马某某，女，20 岁，2010 年 2 月 24 日初诊。

[主诉] 月经量多 4 个月余。

［现病史］患者近 4 月来每次行经 10 余日方止，量大，查血常规提示重度贫血，并因此输血 3 次，经人介绍到崔老处就诊。刻下：月经已无，面色苍白，纳差，乏力，脉浮虚大，舌质淡润，苔滑。

［诊断］月经过多属气血虚弱，血不归经。

［治法］补血养血。

［方药］
生地黄 15g	熟地 15g	天冬 12g	党参 20g
黄精 15g	黄芪 30g	当归 6g	龟甲胶（烊化）9g
阿胶（烊化）9g	旱莲草 30g	女贞子 12g	五味子 10g
山茱萸 18g	砂仁（后下）6g	橘红 12g	炙甘草 6g
大枣 4 枚	生姜 3 片		

6 剂，日 1 剂，水煎服。

二诊：2010 年 3 月 1 日。服药后头晕、心慌、乏力症状大减，食欲好转。刻下月经已至，量较前减少，自觉咽干，有痰咳吐不利，舌质淡红，脉细弱。守上方加当归 12g，丹参 15g，浙贝母 15g，半夏 12g，桔梗 10g。6 剂。

三诊：2010 年 3 月 8 日。服药期间行经 5 天，量一般。刻下月经已净，稍感头晕，白带多，外阴瘙痒，舌质淡，苔略腻，脉虚略数，改用健脾补肾佐以清热利湿之剂。

［方药］
生山药 30g	海螵蛸 15g	茜草 12g	煅龙骨 15g
煅牡蛎 15g	苍术 12g	黄柏 12g	生地黄 15g
熟地 15g	砂仁（后下）6g	党参 20g	炒白术 20g
陈皮 9g	白芍 15g	西洋参 6g	阿胶（烊化）10g
甘草 6g			

6 剂，日 1 剂，水煎服。

四诊：2010 年 3 月 20 日。白带正常，外阴瘙痒已无，稍有头晕，乏力，以首诊方略有加减，以补血养血，益气健脾，间断服用以固疗效。

随访：月经此后正常。

按：本案患者因行经量多，耗伤精血，故面色苍白、纳差、乏力、脉浮虚大，一派气血虚弱之象，治疗之法当尊傅青主"大补血而引之归经"之意，方中熟地、天冬、党参三药乃《证治准绳》之三才丹，能滋阴生血，又用当归补血汤补气生血，其中黄芪、当归用量当尊原方 6:1 之例，方能起到良好效果；黄精为治病后虚损，精血不足之良药；旱莲草、女贞子、五味子、山萸肉四药补肾精而具有收涩之能，是为肾气不固而设，龟甲胶、阿胶为血肉有情之品，补血之功甚大且能固冲任，血得热则行，故又用生地黄补肾水兼清血分虚热，橘红、砂仁、甘草、生姜、大枣健脾气以使血之生化有源，且能防诸药之滋腻，诸药合用，具有补气血、健脾气、固肾、固冲、清虚热之效，故服药后气血不足之象大有好转，经量亦减，二诊、三诊又据证酌加健脾燥湿清热化痰之药，疗效甚捷，显示出辨证用药之妙。

月经过多

李某某，女，38岁，2009年6月9日初诊。

[主诉] 月经过多半年余。

[现病史] 患者近半年来行经时间长，经量多，周期尚规律，有时腹痛，形体消瘦，刻下又行经10余天不止，脉浮略数，舌质红，苔微黄。

[诊断] 月经过多属肾虚血热冲任不固。

[治法] 补肾清热凉血。

[方药]
生地黄15g	熟地黄15g	地骨皮15g	青蒿20g
旱莲草30g	女贞子20g	白芍15g	炒杜仲15g
桑寄生15g	川续断15g	生山药30g	煅龙骨15g
煅牡蛎15g	海螵蛸15g	茜草12g	五味子10g

6剂，日1剂，水煎服。

二诊：2009年6月13日。服药后月经基本已无，白带偏多，守方加苍术12g，继服3剂以巩固疗效。

三诊：2009年7月2日。患者月经将至，守初方加益母草20g，3剂。

四诊：2009年7月10日。服药后本次行经时间缩短为6天，经量基本正常。

按：本案患者脉浮而数，舌质红，苔黄，乃是血分有热之象，血热迫血妄行，冲任不固，故经来量多，方中用生地黄、地骨皮、青蒿清血分热邪，旱莲草、女贞子、生山药、熟地补肾壮水以制阳光，桑寄生、续断补肝肾以固冲任，煅龙牡、海螵蛸、茜草、五味子收涩止血，以清热为主，佐以补肾、固冲、收涩之剂，方药对症，效若桴鼓。

冲任虚寒闭经

高某某，女，18岁，2003年6月23日初诊。

[主诉] 月经3个月未至。

[现病史] 患者平素月经后错，数月一行，此次月经又3个月未至，面色无华，四肢冰凉，食欲欠佳，脉沉细无力，舌质淡苔白腻。

[诊断] 闭经之冲任虚寒，瘀血阻滞。

[治法] 温经散寒，养血祛瘀。

[方药]

当归15g	党参15g	太子参12g	川芎12g
怀牛膝15g	赤芍15g	肉桂4g	丹皮12g
三棱20g	莪术20g	鸡内金9g	水蛭9g
益母草20g	香附15g	炙甘草6g	

6剂，日1剂，水煎服。

二诊：2003年6月30日。服药后月经仍未至，无其他不适症状，按上方加桃仁12g，红花9g加强活血通经力量，继服5剂。

三诊：2003年7月6日。服药后月经仍未至，诊其仍脉沉细无力乃为气血虚弱，冲任不足之象，月经乏源，用上方去桃仁、红花，加生黄芪15g以补气生血。6剂。

四诊：7月20日。患者已间断服药月余，月经已至，量一般，改用调经散加强理气活血通经。

[方药]

当归15g	丹皮12g	赤芍15g	吴茱萸6g
桂枝6g	党参15g	炒桃仁12g	红花9g
益母草20g	香附15g	木香6g	砂仁6g
炙甘草6g			

6剂，日1剂，水煎服。

五诊：2003年7月27日。服药尚可，月经已净，改用益气养血活血之剂。

[方药] 生黄芪 20g　　党参 15g　　熟地 15g　　当归 15g

川芎 12g　　赤芍 12g　　益母草 20g　　太子参 12g

砂仁 6g　　　木香 9g　　　香附 15g　　　炙甘草 6g

吴茱萸 6g　　鸡内金 9g

10 剂，水煎服，隔日 1 剂。

随访：月经周期恢复正常。

按：本案患者素则月经稀发，伴有面色无华，四肢冰凉，舌淡苔白腻，脉沉细均冲任虚寒之象，故治法：《金匮》温经汤，温经散寒，养血祛瘀兼调理脾胃以资气血化源，同时加三棱、莪术、水蛭、益母草破血通经，以使经水速至，怀牛膝补肝肾，同时引血下行，香附疏肝理气，以使气行则血行，鸡内金健脾和胃，增进食欲，以益经血之源；二诊加桃仁、红花二药后月经仍未至，脉仍沉细，考虑患者气血亏虚较甚，有形之血不能速生，故加黄芪以补气生血，经过治疗，患者月经至，据崔老经前理气，经期活血，经后补虚之意，改用调经散加味应用，补血而不滞血，行血而不破血，补中有活，散中有收；五诊患者月经已净，血海空虚，故采用益气养血活血之剂以善后。对于闭经日久而有虚象的患者，一定要注重益气以求其本，否则单用活血化瘀药物，则疗效不佳，本案中初方中加有党参、太子参以健脾补气，二药补益之功虽强，但守而不走，三诊中加黄芪一味，性甘、温，具有补气生血，辅助正气的作用，黄芪配当归则为当归补血汤之意，具有补气生血之功，正所谓"有形之血不能自生，生于无形之气也"。故疗效甚佳。

痛 经

湿瘀下阻之痛经

李某，女，22 岁，未婚，2000 年 4 月 13 日初诊。

[主诉] 行经腹痛多年余。

[现病史] 素则行经腹痛，持续至经净，经血色暗，有血块，少腹痛拒

按，周期尚规律。1个月前，因痛经剧烈、腰酸痛、尿频、尿急、小便混浊，在市级某医院诊断为"子宫内膜异位证""肾结石伴肾积水"经对症治疗后疼痛缓解。刻下月经甫净，腰酸痛，小便频数，色黄，大便干，舌质暗，苔根部黄腻。X线腹部平片示：右肾结石3cm×5cm，伴肾积水。彩超示：子宫内膜异位，左侧附件巧克力囊肿，直径约3cm。

［诊断］经行腹痛属瘀阻胞宫，下焦湿热。

［治法］活血化瘀，清热利湿。

［方药］

桂枝 9g	茯苓 20g	赤芍 20g	桃仁 13g
丹皮 15g	香附 15g	薏苡仁 30g	川牛膝 20g
车前子（包）30g	金钱草 30g	郁金 12g	大黄（后下）9g
甘草 6g			

10剂，日1剂，水煎服。嘱其多饮水，多活动。

二诊：2000年5月9日。上方共服药20剂，X线拍片复查结石已下移至输尿管下端，接近膀胱。现将至经期，少腹有痛感，上方加红花13g，王不留行15g，厚朴12g。5剂。

三诊：2000年5月17日。服药月经来潮，腹痛大减，腰痛基本消失。彩超提示右侧肾结石均消失。现经净3日，自觉口臭、口干，大便干，脉弦略数，舌质红，苔薄白，治法以清热调经之剂巩固善后。

［方药］

生地黄 15g	当归 13g	川芎 12g	赤芍 20g
丹皮 13g	栀子 12g	大黄（后下）9g	益母草 12g
桃仁 13g	红花 10g	麦冬 13g	浙贝母 15g
甘草 6g			

10剂，水煎服，间日1剂。

随访：3个月后，病情基本稳定，行经时有轻微腹痛，不影响生活和工作。

按：子宫内膜异位症属于中医"血瘀痛经""血瘕"范畴，《证治准绳》："血瘕之聚……腰痛不可俯仰……小腹里急苦痛……此病令人无子。"是目前比较难以根治的疾患，本例患者又合并肾结石，治疗更为棘手，崔老从整体着眼，认为此病总的病机是瘀血阻滞胞宫，湿热蕴结下焦，治当尊《内经》"结者散之，留着攻之"之旨。用桂枝茯苓丸方消瘀散结利湿，合以自拟治结石五金承气汤加减，其方由金钱草、海金沙、金银花、鸡内金、郁金、大黄、厚朴、枳实组成，对胆结石、肾结石辨证加减，皆有疗效。鸡内金善化结石，又消瘀血，张锡纯谓其善通血脉，可治男子痃癖，女子癥瘕。二诊将至经期，加入红花、王不留行、厚朴活血通经理气。服药 25 剂，瘤消石排，继以清热调经之剂善后，疗效得以巩固。

带 下 病

湿 热 带 下

葛某某，女，37 岁，2009 年 6 月 30 日初诊。

[主诉] 白带量多 3 周。

[现病史] 患者平素性情急躁易怒，近 3 周来，白带量多，色黄，有异味，伴有双侧乳腺增生。脉细弦，舌质淡而滑。已将至经期。

[诊断] 黄带属肝郁脾虚，湿热下注。

[治法] 化湿止带，佐以活瘀消癖。

[方药]

白术 12g	山药 30g	党参 15g	白芍 15g
柴胡 9g	车前子 20g	陈皮 12g	荆芥 9g
鹿角霜 15g	天花粉 15g	皂刺 12g	浙贝母 15g
生龙牡各 15g	薏苡仁 30g	茜草 12g	桃仁 12g
红花 9g	甘草 6g		

6 剂，日 1 剂，水煎服。

二诊：2009 年 7 月 14 日。服上药后症状无明显减轻。刻下月经已净，守上方去桃仁、红花，加苍术 12g，黄柏 12g，海螵蛸 15g，虎杖 15g。6 剂。

三诊：2009 年 7 月 21 日。服药后黄带大减，效不更方，继服 6 剂以固疗效。

按：本案患者平素性情急躁易怒，白带量多、色黄，兼有乳腺增生，乃是肝郁化火，脾土亏虚，肝火挟脾湿流注下焦，损伤冲任二脉，而致带下过多、色黄，傅青主云："夫黄带乃是任脉之湿热也"，治疗当以清热燥湿为主，因患者将至经期，故寒凉之药，暂且不用，以白术、芍药、车前子之属，健脾化湿止带，配以柴胡、白芍、荆芥疏肝解郁，鹿角霜、天花粉、贝母、龙骨、牡蛎消癖散结，因经期将至，稍加活血之品以活血通经。二诊患者症状无明显减轻，所幸月经已净，故加苍术、黄柏合薏苡仁以成三妙丸，清下焦湿热，方药对症，数剂而愈。

肝肾阴亏之带下过少

金某某，女，54 岁，2015 年 12 月 25 日初诊。

[主诉] 白带量少半年余。

[现病史] 近半年来白带量少，几近于无，阴道干涩、疼痛，有时发痒，腹胀，便秘，月经已断 6 年余，西医诊断为"老年性阴道病"，经治疗后疗效欠佳，随来崔老初就诊，脉沉弦有力，舌淡润，苔微黄略腻。

[诊断] 带下过少属肝肾亏虚。

[治法] 滋养肝肾，润燥止痒。

[方药] 生熟地各 15g　　肉苁蓉 15g　　制何首乌 20g　　当归 15g
　　　　枸杞 15g　　　桑椹子 20g　　火麻仁 20g　　郁李仁 20g
　　　　厚朴 12g　　　枳实 12g　　　大黄（后下）7g　槟榔 15g
　　　　白芍 15g　　　炙甘草 6g

8 剂，日 1 剂，水煎服。

二诊：2015 年 1 月 6 日。服药后阴道干涩疼痛明显减轻，有少许白带，仍便秘，守方改肉苁蓉为 25g，厚朴 15g，枳实 15g，生姜 3 片。10 剂。

随访：1 个月后。患者有少许白带，阴道干涩、疼痛之感消失，大便通畅。

按：患者老年女性，年过七七，天癸衰竭，冲任虚损，肝肾阴亏，精血不足，故带下量少，精血无以濡润阴道肌肤，血虚生风，故发为阴痒、阴痛，正如《诸病源候论·妇人杂病诸候》曰："肾荣于阴器，肾气虚……为风邪所乘，邪客腠理，而正气不泄，邪正相干，在于皮肤故痒。"且本病患者大便秘结，耗损肠道津液，更加重了病情，故治疗当以滋补肝肾兼通便泻热，方中以生熟地、肉苁蓉、何首乌、枸杞诸药补肾填精兼可润肠通便，当归、白芍养肝生血，更用火麻仁、承气汤诸药理气润肠通便，如是则肝肾精血充足，自可濡润阴道，而风自灭，诸症皆除。

妇 科 杂 病

湿热瘀阻之少腹痛

刘某某，女，32 岁。2010 年 2 月 24 日初诊。

[主诉] 腹痛间断发作 3 个月余。

[现病史] 患者曾数次人工流产之后数年不孕，现少腹疼痛不适 3 个月余，时有腹胀，白带多，有异味，彩超提示：盆腔积液，宫颈肥大。本次月经提前 7 天，量少，面部有痤疮。舌淡润微红略胖，脉弦滑。

[诊断] 腹痛属湿热瘀阻。

[治法] 清热祛湿解毒，佐以清上活瘀。

[方药] 当归芍药散加味。

当归 15g	赤芍 20g	川芎 12g	泽泻 15g
白术 9g	菊花 15g	双花 20g	连翘 15g
公英 30g	白芷 12g	虎杖 15g	徐长卿 15g
千里光 15g	生地黄 15g	丹皮 12g	皂刺 12g
没药 9g	薏苡仁 30g	土茯苓 30g	甘草 6g

8 剂，日 1 剂，水煎服。

二诊：2010 年 3 月 13 日。服药后腹痛减轻，刻下外阴部瘙痒不适。内服方药续用，另加外洗方。

[方药] 蛇床子 60g	苦参 45g	地肤子 45g	黄连 15g
川椒 30g	艾叶 30g	荆防各 30g	枯矾 13g

3剂，水煎外洗，隔日一用，每周1剂，经期停用。

三诊：2010年3月17日。刻下正值经期，量少，伴腰酸乏力，月经来前2日腹痛。于守初方减公英10g，去双花、连翘，加柴胡12g，莪术15g，桂枝9g，桃仁12g，红花9g，益母草20g。6剂。

四诊：2010年3月20日。经期已过，腹痛，腹胀症状消失，患者自觉甚好，疗效佳，现稍有腰酸。守初方加柴胡12g，怀牛膝15g。6剂。

随访：4月1日。患者精神大好，各症悉除。

按：本案患者多次人工流产，导致胞宫损伤，外邪内侵，日久失于调治，瘀血与湿热毒邪内结，冲任脉络阻滞，故而数年不孕，少腹疼痛，白带偏多。故方用当归芍药散补血祛湿，疏通经脉，加上清热解毒之双花、连翘、公英、虎杖以祛湿毒；菊花、白芷、徐长卿、千里光以清上祛痤疮；生地黄、丹皮、皂刺、没药以凉血活瘀，消肿止痛；薏苡仁、土茯苓健脾除湿热；甘草调和诸药。共奏补血祛湿，解毒止痛之效。二诊时根据患者情况，崔老选用家传秘方之阴痒外洗方数剂而愈。三诊时患者正值经期，故去寒凉之双花、连翘，减公英量，以避血遇寒则凝之弊，酌用活瘀行气之剂，崔老常说：痛在经前多实，痛在经期多有虚有瘀血，痛在经后多虚。该患者经前腹痛乃气郁有瘀而致，故加入疏肝活瘀行气之品。四诊时加牛膝以固疗效且补肾壮骨，活血通经，嘱患者服2剂停1天以缓补渐治而愈。

瘀热互结腹痛

张某某，女，30岁，2003年5月24日初诊。

[主诉] 腹痛半月余。

[现病史] 患者半月来常感少腹疼痛不适，初时轻时重，后疼痛逐渐加重，就诊时少腹疼痛不适，左侧较甚，下腹部压痛阳性，无反跳痛，脉紧弦略数，舌苔黄腻。彩超检查提示：左侧附件囊肿。

[诊断] 腹痛属瘀热互结。

[治法] 清热活瘀，通腑泄热。

[方药] 败酱草20g   蒲公英30g   薏苡仁30g   元胡15g

丹皮 12g	没药 9g	赤白芍各 10g	浙贝母 15g
连翘 15g	双花 20g	厚朴 12g	枳实 12g
大黄（后下）6g	甘草 6g		

3 剂，日 1 剂，水煎服。

二诊：2003 年 5 月 28 日。服药 3 剂后，腹痛减轻，余症均减，效不更方，给予上方继服 3 剂。

三诊：2003 年 5 月 31 日。少腹痛大减，压之稍有疼痛感，余无不适症状。脉数力差，舌淡润少苔。

[方药] 薏苡仁 30g	赤芍 20g	丹皮 12g	元胡 12g
没药 9g	败酱草 15g	蒲公英 15g	双花 15g
连翘 15g	党参 12g	海螵蛸 15g	茜草 12g
甘草 6g			

3 剂，服药 3 剂后，患者诸症消失，彩超检查提示左侧附件囊肿已消失。

按：本案患者少腹疼痛较甚，脉紧弦而数，舌苔黄腻，是湿热瘀阻下焦之象，故方中重用清热除湿解毒、凉血散瘀之品，配以厚朴、枳实、大黄泄热逐瘀，荡涤下焦湿热之邪，三诊患者疼痛减轻，黄苔已退，脉象虽数，但有虚象，是余热未清，正气亏虚之象，故减小承气汤加党参以辅助正气，清除余邪，辨证明确，用药得当，药到病除。

中气下陷之阴挺

李某，女，70 岁，2014 年 9 月 26 日初诊。

[主诉] 间断性阴部有下坠感伴有疼痛 45 年。

[现病史] 患者 45 年前产后出现便秘症状，因排便用力过度而造成子宫脱垂，经治疗后症状时轻时重，现间断性阴部有下坠感伴有疼痛，活动后尤甚，自觉周身乏力，少气懒言，有时腰部酸痛，纳差，尿频，大便溏，舌质淡红，苔薄白。脉细软无力。妇检：子宫脱垂 II 度，伴阴道壁膨出。

[诊断] 阴挺属中气下陷。

[治法] 补气升提，益气固脱，健脾补肾。

［方药］黄芪 30g　　白术 20g　　党参 15g　　当归 12g

　　　　陈皮 9g　　　柴胡 9g　　　升麻 15g　　枳壳 30g

　　　　太子参 15g　杜仲 15g　　桑寄生 15g　炙甘草 9g

　　　　生姜 3 片　　大枣 4 枚

8 剂，日 1 剂，水煎服。

二诊：2014 年 10 月 15 日。服药后患者自觉阴部下坠感及疼痛较前明显减轻，腰酸痛、纳差、尿频、大便溏症状均明显改善，舌质淡红，苔薄白。上方效果佳，效不更方，12 剂，水煎服，日 1 剂。并嘱咐患者适当活动，如腹部运动、提肛肌的锻炼等，以增强肌肉张力，饮食均衡，多食新鲜蔬菜水果，保持大便通畅，注意劳逸结合。

随访：2014 年 11 月 20 日。患者述阴部下坠感及腰酸痛、尿频、大便溏症状均已无，精神佳，自觉药效佳。

按：子宫脱垂是指子宫从正常位置沿阴道下降，宫颈外口达坐骨棘水平以下，甚至子宫全部脱出于阴道口以外。属于中医"阴挺下脱"范畴。该患者子宫脱垂伴有周身乏力，少气懒言，腰部酸痛等症状，舌淡苔薄，脉缓弱，是典型的脾肾两虚，中气下陷之象。因此治疗以补益脾肾，益气升提为治法，以补中益气汤为主，加杜仲、桑寄补益脾肾，升阳举陷。另外，崔老在治疗中气下陷性疾病如子宫脱垂、脱肛等常在补中益气汤的基础上重用枳壳，一般用 30~40g，现代药理研究枳壳可增强子宫韧带、子宫原韧带和提肛肌的收缩，促使膀胱括约肌的兴奋，使膀胱得以气化，而其他肌肉松弛的作用，对于子宫脱垂、脱肛等具有良好的疗效。

肝肾亏虚、湿热下注之阴痛

孙某某，女，43 岁，2009 年 7 月 6 日初诊。

［主诉］阴道干涩疼痛半年余。

［现病史］患者半年来自觉阴道干涩，同房时有疼痛感，有时阴痒，经妇科检查提示：宫颈炎、细菌性阴道炎，形体偏胖，月经素则规律。脉沉紧略滑，舌质淡苔薄。

［诊断］阴痛属肝肾亏虚，胞宫湿热。

［治法］除湿清热，凉血解毒。

［方药］黄柏 9g　　　黄连 12g　　　苦参 20g　　　双花 20g

　　　　连翘 15g　　　公英 30g　　　赤芍 20g　　　丹皮 12g

　　　　土茯苓 30g　　薏苡仁 30g　　生山药 30g　　海螵蛸 15g

　　　　茜草 12g　　　瞿麦 15g

6 剂，日 1 剂，水煎服。

二诊：2009 年 7 月 13 日。服上药 6 剂后，阴道干涩疼痛感减轻，守上方加生地黄 15g。继服 6 剂。

三诊：2009 年 7 月 20 日。服药后，症状基本消失。刻下：腹部略有痛感，守上方加没药 9g，元胡 15g。再服 8 剂以巩固疗效。

按：本案患者阴道干涩，乃是肝肾亏虚、阴精不足之象，再加之素体肥胖，胖人多湿，肝经郁热与湿邪相搏，流注下焦，下焦湿热则易导致感染病虫，虫蚀则发阴痒。故治疗上用大队清热解毒药物杀虫止痒，配以健脾除湿、清热逐瘀之剂改善局部湿热环境，促进血液循环，增加对病虫的抵抗能力，二诊加生地黄以滋养肝肾，三诊加没药、元胡以止痛，如此则湿热清，虫毒消，阴精充足，则阴道干涩、阴痛、阴痒诸症悉除。

血瘀痰凝之乳癖

彭某某，女，58 岁。2009 年 3 月 30 日初诊。

［主诉］双乳胀痛不适 5 个月余。

［现病史］自述近 5 个月来双侧乳房时常疼痛，触之内有花生仁大小结节，压之痛，推之可移。每遇情志不遂，则胸闷胁痛，乳房胀痛难忍，并感乳中结节渐硬。舌淡暗，脉略弦。查彩超提示：双侧乳腺条索样增生。

［诊断］乳癖属肝郁气滞，血瘀痰凝。

［治法］理气、活瘀、祛痰。

［方药］忍冬藤 20g　　大贝母 15g　　天花粉 15g　　青皮 12g

　　　　防风 9g　　　　白芷 12g　　　当归 12g　　　赤白芍各 20g

没药 9g　　　　元胡 15g　　　　五灵脂（包）10g　　　双花 20g

连翘 15g　　　　公英 30g

6 剂，日 1 剂，水煎服。

二诊：2009 年 4 月 6 日。乳房疼痛略减，上方加穿山甲 6g，继服 6 剂。

三诊：2009 年 4 月 13 日。疼痛大减，结节变小，守上方加生地黄 15g，8 剂。

三诊：2009 年 4 月 27 日。服药后，乳房疼痛基本消失，结节已缩小，照上方继服 6 剂以固疗效。

按：乳腺增生即中医之乳癖。临床多由于肝郁气滞，疏泄失职，痰浊凝结，瘀阻乳络而致。崔老常采用疏肝理气、活血消痰散结之剂以治之。方中忍冬藤入肺胃经，清经络风热而止疼痛；浙贝母、双花、连翘、公英可清热散结消肿；天花粉健脾散结绝生痰之源；防风、白芷通络止痛；因气滞多兼有血瘀，故用当归、赤白芍活血化瘀；青皮、没药、元胡、五灵脂理气化瘀止痛为主。综观全方，能使肝气疏，痰结除，瘀血散，癖自消。

妇人脏躁

张某某，女，38 岁，2015 年 3 月 2 日初诊。

[主诉] 情绪焦躁，悲忧欲哭半年余，加重 1 周。

[现病史] 患者于半年前无明显诱因出现情绪焦躁、抑郁、悲忧欲哭，沉默寡言，不愿与外人接触沟通，头晕，胸闷，急躁易怒，心悸，失眠，纳差，体重减轻，曾于医院查心电图、脑电图、头颅 CT、肝胆脾胰彩超等均未发现明显异常，口服黛力新、谷维素片等药物，效果欠佳，1 周前再次出现上述症状，伴有倦怠乏力，失眠，每晚最多睡 3 小时，大便偏干，随找崔老诊治，就诊时突然号啕大哭，不能自制，舌质淡红，苔白腻，脉弦细。

[诊断] 脏躁属心阴不足，肝郁脾虚。

[治法] 疏肝健脾，养心安神。

[方药] 炙甘草 10g　　　　小麦 20g　　　　大枣 15g　　　　柴胡 9g

当归 15g　　　　赤白芍各 10g　　　白术 12g　　　　茯苓 15g

薄荷 6g	党参 15g	砂仁（后下）6g	法半夏 12g
枳壳 12g	酸枣仁 45g	合欢皮 20g	夜交藤 30g
生姜 3 片			

8 剂，日 1 剂，水煎服。

二诊：2015 年 3 月 12 日。患者自觉心中舒畅，不再落泪，夜卧安稳，精神状态及胸胁胀满情况均较前明显好转，同别人交谈已不觉心烦急躁，脉沉弦，舌质淡红，苔薄白，效不更方，继服 8 剂，并嘱其注意调节情绪，消除紧张心理，清淡饮食，适当运动。

三诊：2015 年 4 月 2 日。患者诉情绪焦虑，悲忧欲哭等症状已无，睡眠较前明显改善，头晕、胸闷胸胁胀满等症状均已无，服药期间体重增加 3 公斤，刻下大便干，日 1 次，乏力，舌质红，边有齿痕，苔薄微腻，脉细微略弦，在处方的基础上，党参改为 20g，加黄芩 12g，6 剂。

四诊：2015 年 4 月 12 日。患者大便正常，食欲可，每晚入睡 7 小时左右，未再出现情绪焦虑，悲忧欲哭等症状，舌质淡红，苔薄白，脉沉细弦，为巩固疗效，嘱其再服用 8 剂，放松心情，适当增加锻炼，注意劳逸结合，多食新鲜蔬菜水果。

随访：2015 年 4 月 25 日。患者情绪平稳，无明显不适，嘱其可间断服用上述汤药，2 日服用 1 剂，1 个月服用 10 剂即可，必要时可改做丸剂，方便服用。

按：《金匮要略》云"妇人脏躁，喜悲伤欲哭，象如神灵所作，数欠伸"。本案患者临床表现颇符合脏燥之诊断，故用《金匮》中治疗脏燥之甘麦大枣汤为主方，方中小麦为君药，养心阴，益心气，安心神，除烦热；甘草补益中气，和中缓急为臣药；大枣甘平质润，益气和中，润燥缓急为佐使药。三药合用，甘润平补，养心调肝，使心气充，阴液足，肝气和，则脏躁诸症自可解除。崔老在此方的基础上，又加入柴胡、白芍以疏肝解郁，养阴柔肝，当归以补血养血，茯苓以健脾益气，酸枣仁、夜交藤、合欢皮以养心安神，疏肝镇静，党参、砂仁以益气健脾，养胃和胃，诸药共奏疏肝健脾，养心安神之效，肝郁得疏，血虚得养，脾虚得复，气血兼顾，心血充足，神有所归，其病痊愈。

围绝经期综合征

王某某，女，56，2009年2月6日初诊。

［主诉］心烦、失眠3年余。

［现病史］患者自3年前绝经后每晚盗汗、心烦、失眠、急躁易怒，症状逐渐加重，脉弦数，舌质红润，苔薄白。

［诊断］围绝经期综合征。

［治法］滋肾阴，补肾阳，交通心肾。

［方药］
全当归15g	生熟地各15g	白芍15g
柴胡12g	生龙骨（先煎）15g	生牡蛎（先煎）15g
巴戟天12g	仙茅6g	淫羊藿15g
知母15g	黄柏12g	夜交藤30g
合欢皮20g	栀子12g	黄连9g
甘草6g		

6剂，日1剂，水煎服。

二诊：2009年2月12日。服上药后，患者精神良好，原方加柏子仁12g。

按：妇人年至七七，天癸竭，月经断绝，肾阴阳失衡，肝血亏虚，心肝火旺，心肾不交，常会导致一系列不适症状，如烘热、烦躁、盗汗等，如持续不能缓解，则为病理现象，须用药给予调理，本案属于典型的绝经前后综合征，在治疗上，崔老以当归、生熟地、白芍大补阴血，滋阴涵阳，柴胡疏肝解郁，龙骨、牡蛎镇心安神，配以巴戟天、仙茅、淫羊藿补肾壮阳，知母、黄柏清肾中虚火，栀子、黄连清心泄火配以夜交藤、合欢皮养心安神助眠，全方滋肾阴，补肾阳，清心火，安心神，交通心肾，调和阴阳，平衡机体正常功能，药中病机，则病症自消。

不孕症

宫寒不孕

李某，女，27 岁，2016 年 1 月 25 日初诊。

[主诉] 婚后 2 年未孕。

[现病史] 患者结婚后 2 年来未怀孕，性生活正常，平素月经后错，40~60 日一行，量色均可，无腹疼，白带多，怕冷，形体丰腴，纳、眠可，二便调。脉紧弦略滑，舌淡苔薄白。

[诊断] 不孕症属寒湿血瘀。

[治法] 温经健脾祛湿。

[方药] 当归 20g	党参 15g	川芎 12g	赤芍 20g
怀牛膝 20g	肉桂 6g	丹皮 12g	丹参 20g
三棱 15g	莪术 15g	桃仁 12g	红花 9g
山药 30g	白术 20g	吴茱萸 6g	甘草 6g
生姜 3 片			

8 剂，日 1 剂，水煎服。

二诊：2016 年 2 月 22 日。服药后，月经已至，此次行经 7 日，刻下净尽 1 日，脉略滑尺弱，舌淡润苔薄。改用温经除湿助孕之剂。

[方药] 苍术 12g	附子 6g	香附 15g	茯苓 15g
熟地 20g	当归 15g	川芎 12g	赤芍 20g
淫羊藿 15g	仙茅 9g	菟丝子 20g	紫石英 15g
吴茱萸 6g	桔梗 10g	枳壳 12g	甘草 6g
生姜 3 片			

10 剂，日 1 剂，水煎服。

随访：3 月 21 日患者告知已孕。

按：崔老常云"不孕不育先调经，经调自孕"，本案患者素则月经错后，带下量多，畏寒怕冷，体内寒湿之邪较盛，故首诊以《金匮》温经汤为主方，加活血通经、健脾渗湿之剂，促进月经来潮；二诊患者月经顺利来潮，进入排卵期，故用温肾健脾之剂为主，稍佐活血理气，以促进排卵，寥寥数剂，顺利怀孕。

产 后 病

产 后 发 热

谭某某，女，28岁，2010年6月2日初诊。

[主诉] 产后20余天，发热、咳嗽10天。

[现病史] 患者新产后10天感冒风寒致发热，最高体温39.2℃，咳嗽、吐黄痰，颈部淋巴结肿大，经用头孢唑啉注射后治疗体温由39.2℃降至37.2℃，痰由黄变白。刻下：咳嗽有痰，色白而黏，咽干，大便干，纳差，自汗，血常规示：白细胞3.9×10^9/L。X线示：双肺纹理紊乱增粗。

[诊断] 产后郁冒，咳嗽。

[治法] 和解清热，理肺祛痰。

[方药] 柴胡18g　　黄芩15g　　党参15g　　半夏15g
　　　　胆南星12g　鱼腥草30g　百部12g　　当归12g
　　　　金银花30g　连翘15g　　杏仁12g　　浙贝母9g
　　　　甘草6g　　生姜3片　　川贝母（冲）9g

3剂，日1剂，水煎服。

二诊：2010年6月5日。诉服药后发热已止，咳嗽症状大减，刻下偶有咳嗽，吐白痰，大便稍干，遂改用益气清热，佐以理肺通乳之剂。

[方药] 黄芪30g　　当归15g　　白芷12g　　木通6g
　　　　王不留行15g　穿山甲6g　鹿角霜15g　甘草6g
　　　　大枣4枚　　生姜3片

6剂，日1剂，水煎服。

随访：2010 年 6 月 12 日。服药后病已痊愈。

按：新产妇人有三病，一者病痉，二者病郁冒，三者大便难。此病例即为"郁冒"，郁者郁闷不舒；冒者昏冒而目不明。"产妇郁冒，其脉微弱，呕不能食，大便反坚……大便坚，呕不能食，小柴胡汤主之"。是故产后郁冒用小柴胡汤治之，古方今用，随症加减，本着"勿拘于产后，亦勿忘于产后"之旨故加清热解毒化痰之剂以祛邪，邪祛药停，中病即止，及时去苦寒之药以免伐胃而改益气清热，通乳温肾之剂；随访疾病已除，纳可、乳通。综观治疗，实乃诊断正确，治疗选用经方。崔老常说："产后郁冒，每用小柴胡汤，屡用屡验。"

产后腹痛

刘某，女，36 岁，2015 年 12 月 3 日初诊。

[主诉] 腹痛半月余。

[现病史] 患者半月前流产后，出现少腹部疼痛不适，腰酸，失眠，白带多，色黄，脉略弦寸浮尺弱，舌质淡苔略黄。

[诊断] 腹痛属肾虚血瘀，湿热互结。

[治法] 补肾活瘀，清热利湿。

[方药]

柴胡 9g	赤芍 15g	白芍 15g	枳壳 12g
炒枣仁 40g	川芎 12g	知母 9g	苍术 12g
黄柏 12g	薏苡仁 30g	海螵蛸 15g	茜草 9g
杜仲 15g	硃茯神 15g		

7 剂，日 1 剂，水煎服。

二诊：2015 年 12 月 10 日。服药后疼痛较前稍有减轻，仍腹痛，白带发黄，腰酸，失眠，腹胀，泛酸，脉数略滑，舌淡苔燥。守上方加赤白芍各 5g，五灵脂（包）12g，炒蒲黄（包）9g，黄连 12g，双花 20g，连翘 15g，败酱草 20g，去川芎、知母。

三诊：2015 年 12 月 17 日。服药后诸症好转，守上方加当归 12g，党参 15g。

四诊：2015 年 12 月 24 日。服药后排出条状浊物，诸症消失。

按：肝为刚脏，性喜调达而恶抑郁，少腹为足厥阴肝经循行之处，该患者小产之后，气血亏虚，胞宫内瘀血浊液停留，阻滞气机，影响肝气疏泄，不通则痛，故腹痛，肝藏魂，今肝气不畅，气血亏虚，则魂无所归，故失眠，气血不通，瘀久生湿化热，则带下色黄，脉弦乃是血虚肝旺之象，故用四逆散疏肝健脾，理气止痛，散内在之郁热，方中赤白芍并用，赤芍取其清热凉血之效，白芍取其补血柔肝之功，合甘草乃为芍药甘草汤以缓急止痛。又用酸枣仁汤养血安神，清热除烦，以改善睡眠，四妙散清燥下焦湿热，合蘬茹丸以除湿止带，杜仲一味，乃是因产后伤肾，故用之以补肾气。诸药合用共奏补肾活瘀，清热利湿之效。二诊患者脉数略滑，舌苔转燥，乃是热与湿合，蕴结于内，伤及阴液，故去知母之滋腻，川芎之辛燥，加失笑散以行瘀止痛，黄连苦寒以制酸，双花、连翘、败酱草清热解毒。服完诸症好转，加当归、党参以补气养血，乃因产后血虚之故也。

产后恶露不净

孔某某，女，31 岁，2016 年 7 月 29 日初诊。

[主诉]引产后浊物排泄不畅 1 个月余。

[现病史]患者妊娠 23 周，因胎儿膈疝严重而引产，引产中出血量较多。刻下引产后 1 个月，仍有少量褐色恶露，有腥臭味，腹部稍有不适，畏寒怯冷，乏力，口腔溃疡，食欲一般，睡眠、二便均正常。脉略浮数，力差，舌质暗红，苔黄厚而燥腻。

[诊断]产后恶露不净属气血亏虚兼虚而夹热。

[治法]补益气血，佐以活血清热活瘀。

[方药]

生黄芪 15g	党参 15g	当归 12g	川芎 10g
赤芍 12g	炒桃仁 12g	益母草 15g	丹皮 12g
海螵蛸 15g	茜草 12g	赤茯苓 12g	金银花 15g
连翘 12g	白蔻 6g	佩兰 6g	甘草 6g

5 剂，日 1 剂，水煎服。

二诊：2016年8月2日。患者服药后口腔溃疡好转，刻下恶露量较前明显减少，仍畏寒怯冷，易感冒，脉沉弱，舌质暗红，苔微黄腻。改用益气调营卫佐以活瘀之剂。

［方药］黄芪30g 当归12g 赤芍12g 川芎9g
    益母草15g 党参15g 海螵蛸15g 茜草12g
    佩兰6g   砂仁6g   炮姜6g   丹皮12g
    红花9g   甘草6g

5剂，日1剂，水煎服。

随访：2016年8月9日。患者恶露已无，畏寒怯冷症状较前明显减轻，自觉精神佳，嘱咐其注意劳逸结合，避风寒，规律饮食，保持心情愉悦，待身体调养数月后，再行孕育之事。

按：崔老认为产后恶露不净病因有虚实两端，以气虚、血热、血瘀为主，三者往往相互交错，虚实夹杂，互为因果，兼夹为患。故治疗当以补益气血为本，佐以活血祛瘀、清热之剂，以达除瘀生新之目的。正如朱丹溪曰："产后有病，先固气血，故产后以大补气血为主，虽有杂症，以末治之。"方中黄芪甘温，补气升阳，益气固表，党参甘温补中，和脾胃，促健运，益气生血，两药合用，一表一里，一阴一阳相互为用，益气之力更宏，共奏补气以养血、摄血、扶正祛邪之功；当归、川芎、赤芍养血活血祛瘀，使补而不滞；益母草为经产要药，直入胞宫，去积血、化瘀滞，有兴奋子宫平滑肌，促进宫缩之功效；丹皮凉血活血，使凉血而不留瘀，血活而不妄行；海螵蛸为收涩之品，有止血之功，茜草有行血活血之效，两药合用，活血而不伤正，止血而不留瘀；金银花、连翘二药清热解毒，白蔻、佩兰清热化湿，醒脾开胃；诸药合用，共奏益气养血生新、活血化瘀通经、滋阴清热止血之功，寓虚实兼顾，标本同治，攻补兼施之意。

附：诗词选刊

崔老幼读诗书，15岁随父习医，在父亲指导下背诵《药性赋》《汤头歌诀》《濒湖脉诀》等中医入门读物，都是歌诀式韵文，与诗词相近。受此影响，他在精研医道的同时，养成了用诗词记述自己生活经历与感悟的习惯，后结集成《感遇随笔》一书，于2014年8月由中国诗书画出版社出版。今选其自作有关学习中医、防病治病、养生保健、自勉兴怀、心得感悟、酬唱奉和等诗词数十首，以展现其人格、气质、情趣、志向、心态、追求等。

而立之年

虚度韶华三十秋，医学成就有何收？
任重道远须鞭策，东方医学是主流。
继承发展平生事，弘扬创新矢志求。
上工良医奋力争，终身做好孺子牛。

1959年5月

防病归来

迎着朝霞奔前程，送走瘟神志气宏。
但求人民除病疾，何惧雪雨凛冽风。
提高技术受锻炼，笑攀科研路不平。
每日只恨光逝早，归来万家灯火红。

1973年

自　嘲

自知非是百里才，恐难称职辞登台。

心为形役非所欲，志没千里是驽骀。

胸无为相伊萧略，心有行医华孙怀。

良工医疾承家训，晚年不书《归去来》。

注：河南省卫生厅中医药管理处韩俊钦处长今年三次商谈调

　　余至河南中医研究所任职，自知才疏学浅，不堪重任，

　　乃婉言谢绝。

1980 年

治疗慢性气管炎体会

急则开胸豁痰，缓则治肾纳气。

热痰清肺通腑，寒痰温药和之。

痰色认真观看，黄白治法迥异。

脉涩唇暗活瘀，痰多辛温健脾。

肿胀温肾泻肺，勿忘固表益气。

新咳禁用补收，久咳苦寒慎之。

咯血忌使辛温，痰多且勿镇止。

治咳要明标本，新感内伤须知。

饮食不宜辛辣，甘润平淡为宜。

1980 年

颂华佗

清明佳节至许昌，华公墓前奠酒浆。

饮恨青囊未传世，所喜五禽保健康。

甘为黎庶广医疾，不为权贵一人忙。

医术精湛齐景仰，医德山高共水长。

1985 年 4 月

六十一岁初渡

六一初渡体健康，整理得失费思量。

四十余载医林事，批阅研讨求妙方。

患者垂危忧心重，患者得救喜欲狂。

恨无著手皆成春，却有活人新一腔。

山川原野蕴珍宝，认识验证与发扬。

勤求博采寻致理，温故原为写新章。

1990 年 2 月

生命在于运动

饮食注意勿过饱，多吃素食少肥甘。

早晚一次勤运功，寒暑不停常锻炼。

周身血脉得流通，四肢关节能舒展。

脂肪减少身灵活，肌腱增多体型坚。

力争不使过丰腴，康寿道路靠登攀。

1992 年 6 月 10 日

动静结合话养生

养身宜运动，养心应清静。

动静相结合，气血乃流通。

动能生阳气，阳旺形体挺。

静则育阴津，阴平神自清。

运动生命源，恬淡出精灵。

阴阳若平衡，身心自康宁。

1999 年

题六事斋

最乐事，读书学习。

有趣事，几局弈棋。

高兴事，患者痊愈。

得意事，科研证实。

努力事，余热生辉。

夙愿事，经验传世。

皓首所为循六事，丹心伏枥志清淳。

古稀不觉桑榆晚，老树著花更报春。

注：住所书室名六事斋

1999 年 10 月中浣

行医五十年有感

医林步入知非年，历经各种顺逆险。

著手覆杯略有志，误诊失治常钻研。

继承弘扬臻仁术，从心所欲探医源。

1999 年 10 月 28 日重阳节

带教学生心愿

传医传方传精神，解难解惑解病因。

杏林代有英才出，一代新人超前人。

2001 年 3 月

养　生

摊破——浣溪沙

不拜耶稣不参禅，骑车散步练点拳，平衡心理很泰然，常乐观。

莫寻长生不老药，常研祛疾探病源，恬淡虚无养天年，法自然。

2001 年 7 月 18 日

咏 菊 花

金秋菊蕊花飘香，人值此时赏花忙。

无意群芳争艳丽，岂望他人来赞赏。

入药能医多种疾，甘愿祛病保健康。

清热解毒养肝肾，味甘微苦性略凉。

品种若异性不同，各有疗效不一样。

白色入肺可止咳，流行热毒爆眼良。

清上收泪除翳膜，目赤视昏能明亮。

黄花除热医头风，可祛眩晕与眼胀。

疔疮肿毒痤痱疖，内服外用法甚广。

绿似碧玉清肝胆，理气利胆养肝强。

紫色理气能活血，逐瘀行滞血流畅。

墨菊色黑血可止，澄源塞流能阻挡。

野菊辛苦性寒凉，清热排毒治疮疡。

真菊养人野菊泄，若要内服细酌量。

贡菊爽口利咽喉，怀菊明目降压良。

滁菊内外皆可用，杭菊沁心品茗尝。

清香芳冽味美醇，菊酒堪称是佳酿。

花蜜外涂治鼻炎，花枕明目眩晕匡。

也可作为美食用，落叶黄英供餐享。

药食酒茗多用途，品高傲世堪颂扬。

2004 年 10 月

医生十字令

一心为医病，两眼察色情。

三指辨阴阳，四季药不同。

五脏治病本，六腑顺与通。

七情平衡调，八纲八法精。

九候要详辨，十分护生命。

2007 年 2 月

养生随感

坦荡之气可养生，知足无求心自平。

笑看追逐名利者，"芝麻""蝇头"苦钻营。

贪得无厌拼命取，欲壑难平奋力争。

耗神伤气形体衰，富贵浮云尽是空。

2008 年 4 月

医海行舟六十春抒怀

六十年来立志医，一往无前独心知。

心存岐黄思济世，继承国粹欲腾飞。

2008 年 4 月

读晁恩祥教授《谈咳嗽变异性哮喘》论文有感

十年未相见，一头乌发现。

议论有见的，科研独占先。

辨证治变异，"黄苏"平哮喘。

肺系领军人，率众再登攀。

注：1991 年 11 月晁恩祥教授聘请我为中华全国中医内科学会肺
系病专业委员会顾问。晁恩祥教授是第三届国医大师。

2008 年 4 月

获河南省中医事业终身成就奖有感

六轶为医躬临床，八旬获得成就奖。

科研望能创新说，传道只为扬岐黄。

竹头木屑仍积累，散金碎玉勤诵藏。

自知终身奉献少，老牛奋蹄求补偿。

2009 年春

满江红·八十抒怀

幼读诗书，承庭训，研习岐黄。屈指数，悬壶六旬，为民健康。每念痌瘝解病痛，常思苍生济世方。耄耋年，温故览新知，敬业忙。

发余热、常临床、传薪火、倾箧囊。勤求索，只望人人寿长。喜看橘井润神州，乐见桃李正芬芳，逢盛世，愿中华医药，五洲扬。

2009 年 5 月

养生自律

心 境

防痴养性勤用脑，读书益智可延年。
活老学老无止境，增知增技永向前。
诊病疗疾双喜悦，笔耕会心一欣然。
知足无求心常泰，富贵名利视云烟。

饮 食

早饱午好晚饭少，戒烟限酒适量茶。
少糖淡盐常有醋，荤素合理要配杂。
莫贪口腹食自倍，切忌损伤脾和胃。
三餐定时亦定量，少吃佳肴和美味。

健 身

清晨骑车太极拳，午间休息一钟点。
傍晚睡前多散步，持之以恒常锻炼。
虚邪贼风避有时，未病早防法自然。
周身筋脉时活动，气血通畅体自健。

2009 年 12 月 22 日

治疗宫血病验案有感

治水湮疏法不同，医疾更须辨补攻。

谙练日久精得失，临症施治达变通。

2012 年 2 月 13 日

读书有感

耄耋之年常温经，因感少时读未精。

此时更悟悔迟语，愿得其要一言终。

2012 年 12 月

为医感悟 二首

一

青衿博学审慎思，皓首明辨笃行之。

手不释卷常参研，只祈黎元登寿域。

二

对人诚信克己廉，常为患者疾早痊。

勤勉操业永不止，精神内守顺自然。

2013 年 9 月

致围绝经期综合征患者

一

更年烦躁苦伤神，出汗失眠头眩晕。

症状繁多莫悲惧，转眼即到第二春。

二

遇事冷静要乐观，心理平衡胸腹宽。

经常锻炼多嘻笑，吾诗读罢自醒然。

2013 年 12 月 23 日